Anita Runggaldier

Hebamme Klara

Sarner Frauengeschichten

Mit freundlicher Unterstützung der Raiffeisenkasse Sarntal, der Gemeinde Sarntal, der Autonomen Region Trentino-Südtirol und der Autonomen Provinz Bozen – Abteilung Deutsche Kultur über das Südtiroler Kulturinstitut

Raiffeisen
Raiffeisenkasse Sarntal

Gemeinde Sarntal

REGIONE AUTONOMA TRENTINO-ALTO ADIGE
AUTONOME REGION TRENTINO-SÜDTIROL
REGION AUTONOMA TRENTIN-SÜDTIROL

AUTONOME PROVINZ BOZEN SÜDTIROL
PROVINCIA AUTONOMA DI BOLZANO ALTO ADIGE
Deutsche Kultur

Südtiroler KULTURinstitut

2. Auflage

Umschlaggestaltung: Dall'O & Freunde
Grafisches Konzept und Druckvorstufe: Typoplus, Frangart
Korrektur: Ex Libris Genossenschaft, Bozen
Umschlagbild vorne: Klara Thaler Stuefer beim Einkleiden eines Neugeborenen, 1959
Umschlagbild hinten: Anna Unterkalmsteiner Thaler mit zwei ihrer Kinder bei einem Ausflug, Anfang der 1960er-Jahre

ISBN 978-88-7283-514-2

Unser Gesamtprogramm finden Sie unter www.raetia.com
Für Fragen und Anregungen wenden Sie sich bitte an info@raetia.com

Wir danken Ingeborg Stadelmann für ihr Vorwort.

Anita Runggaldier

Hebamme Klara

Sarner Frauengeschichten

Edition RÆTIA

Vorwort

Ein Buch voller Wahrheit und berührender Frauengeschichte

Die Südtiroler Hebamme Klara lebte im vergangenen Jahrhundert im Sarntal, einem Seitental unweit von Bozen. Das klingt, als läge es lange zurück, dabei war es fast gestern. Es war ein beschwerliches Hebammenleben. Heute sind 20 km Entfernung nicht der Rede wert. Damals, von 1953 bis Anfang 1980, während der Berufsjahre von Klara, war es eine mühevolle Wegstrecke für die freiberufliche Hebamme und vor allem im winterlichen Schneetreiben oft eine unmenschliche Herausforderung. Manchmal gab es nicht einmal Schlaf zwischen der einen und der nächsten Geburt. Außerdem mussten die Frauen ja auch im Wochenbett betreut werden, das war für Klara Ehrensache und nicht nur ein Pflichtdienst. Für die Wöchnerinnen war es oft ein lebenswichtiger Schutz.

Klara war damit aufgewachsen, ja fast dazu geboren, Lebensprobleme zu meistern, denn als ungewolltes Kind wurde ihr nichts in die Wiege gelegt, sondern sie musste sich alles hart erarbeiten. Ihr Leben war geprägt von Armut und Gottesfurcht, aber auch von Gewissenhaftigkeit und Ehrgeiz. Nur so erreichte sie, die Deutsch sprechende Bauernmagd, ihr Hebammendiplom an der italienischen Hebammenschule in Padua. Auch hier wurde ihr nichts geschenkt, im Gegenteil. Sie erlebte am eigenen Leib Belästigung und Schikane. Angesichts von Missbrauch und Gewalt, die viele Frauen heute noch prägen, blieb Klara jedoch nicht still, sie stellte sich schützend vor die Frauen und erreichte sogar, dass die hochgeachtete Kirche Entschuldigungen aussprechen ließ – kein wirklicher Trost angesichts des großen Unrechts, das die Frauen erdulden mussten und das durch nichts zu entschuldigen war. Zu erschreckend war das, was ihnen von Würdenträgern der Kirche angetan wurde, aber auch die Gewalt der Ehemänner, die die Frauen oftmals schon kurz nach der Geburt und im frühen Wochenbett zu ihren „ehelichen Pflichten“ zwangen.

Das Wichtigste für Klara war, „immer für die Frauen zu arbeiten“. Nicht selten war die Hebamme die einzige Vertrauensperson für die Schwangeren und Mütter, die sie betreute. Klara kannte nie ein Klagen oder Jammern. Sie übte ihren Beruf trotz aller Widrigkeiten mit viel Liebe und Achtung für all die ihr anvertrauten Frauen aus. Ihrer Demut gebührt allerhöchster Respekt.

Die Lebensgeschichten von Klara und den anderen Sarner Frauen in diesem Buch sind spannend zu lesen, sie wühlen auf und gehen zu Herzen. Und sie sind ein Zeitzeugnis der Frauen- und Hebammengeschichte. Schon allein deshalb verdienen die Erzählungen eine große Leserschaft weit über die Südtiroler Landesgrenzen hinaus.

Die Geschichten zeigen aber auch, wie wichtig der Beruf der freiberuflichen Hebamme ist – und dass eine Geburt im häuslichen Umfeld leistbar ist! Möge das Buch dazu beitragen, dass sich weltweit, nicht nur in Südtirol, die derzeitige Situation der Hausgeburtshilfe und der Hebammenbetreuung verbessert und der Staat seiner Verpflichtung nachkommt, alle Geburten zu finanzieren, wo auch immer sie stattfinden. Es kann nicht angehen, dass im 21. Jahrhundert eine hebammengeleitete Geburt Privatsache ist.

Ingeborg Stadelmann
Autorin des Bestsellers „Die Hebammen-Sprechstunde“

Einleitung

„I bin froh, dass i net in dr heinting Zeit meine Kindr hobn müess, i hat an Grausn vör die gonzn Untrsüchingn und i glab es isch net schlecht gwen, dass mir net olls gwisst hobn und a net wissen hobn gwellt.“[1]

Karolina Gasser Stofner

War es wirklich Unwissenheit oder nur großes Vertrauen in den eigenen Körper? War es ein anderes Erleben der eigenen Weiblichkeit oder eine vertraute Hebamme? War es das eigene Durchhaltevermögen, das man durch schwere körperliche Arbeit schon von klein auf gewohnt war, oder etwa ein absolutes Gottvertrauen? Ich kann nicht mit Sicherheit sagen, was den Frauen von damals ihre Geburten erleichtert hat – wahrscheinlich war es von allem ein bisschen.

Den Beruf der Hebamme habe ich, ohne es immer schon gewollt zu haben oder eine genaue Vorstellung davon gehabt zu haben, ganz spontan und mit viel Glück auserwählt. Durch die drei Jahre Ausbildung, die Geburt meiner Tochter und die folgenden ersten Jahre Berufserfahrung hat sich meine Einstellung zu einer Geburt im Laufe der Zeit immer wieder verändert – bis hin zur Geburt meines Sohnes zu Hause.

Der Gedanke, unser Kind im trauten Heim zur Welt zu bringen, ließ mich nicht mehr los. Mein Vorhaben, mit einer mir vertrauten Hebamme eine Hausgeburt zu machen, stieß auf viel Unwissenheit und sogar auf Widerstand bis hin zum Vorwurf der Verantwortungslosigkeit. Als Hebamme weiß man um die vielen Komplikationen, die auftreten können, jedoch weiß man auch, wie natürlich und problemlos Gebären sein kann. Meine Gedanken kreisten in

1 „Ich bin froh, dass ich meine Kinder nicht heutzutage bekommen muss, ich hätte ein Grausen vor all den Untersuchungen und ich glaube, es ist nicht schlecht gewesen, dass wir damals nicht alles gewusst haben und auch nicht alles wissen haben wollen.“

der Schwangerschaft oft um die Frauen von früher und ich dachte mir: Wenn sie es geschafft haben, wieso sollten wir es heutzutage nicht auch hinbekommen? Spontan gebären hat sich doch seit Jahrtausenden und seit Menschengedenken nicht verändert.

Meine Neugier für jene Zeit, als noch der Großteil der Frauen ihre Kinder zu Hause zur Welt brachten, wurde durch die erste zufällige Begegnung mit Klara noch verstärkt. Als *Hebomm*[2] Klare ist sie vielen Sarnern bestens bekannt. Sie genoss großen Respekt und Ansehen – und so ist es immer noch. Klara muss man besser kennen, denn auf den ersten Blick wirkt sie etwas distanziert. Viele Begegnungen mit Menschen und verschiedene Lebenssituationen haben sie wohl gelehrt, nicht jedem sofort blind zu vertrauen. An ihre ersten Worte, als ich sie fragte, ob ich sie interviewen dürfe, erinnere ich mich noch gut: *„Wos wilsch?“*[3] Es war ihr anfangs nicht geheuer, dass sich jüngere Generationen für ihre Erlebnisse als Berg- und Talhebamme interessieren könnten. Doch mit jedem meiner Besuche bei ihr wurden unsere Gespräche lockerer und vertrauter. Ich fing an, mir Notizen zu machen, denn ich kam durch die interessanten Erlebnisse von Klara immer mehr zur Überzeugung, dass es für uns und für weitere Generationen unheimlich wichtig ist, jene Zeit festzuhalten. Ich konnte mich immer mehr in die Zeit hineinversetzen, erkannte Gemeinsamkeiten, jedoch auch unbekannte Bräuche und erfuhr Unvorstellbares. Klara, die mit ihrem Beruf schon lange abgeschlossen hatte, tat es sichtlich gut, über manche Ereignisse in ihrem arbeitsreichen Leben nochmals oder auch zum ersten Mal zu sprechen. Sie blühte förmlich auf. Ihre Erinnerungen halten die damalige Zeit für sie lebendig und ließen mich in eine zwar nicht so lange vergangene, jedoch völlig fremde Zeit eintauchen.

Ich hatte die Idee, einen Erzählabend zu organisieren, an dem Frauen, die größtenteils zu Hause entbunden haben, von ihren Geburten damals öffentlich erzählen sollten. Ganz ungeniert sprachen diese Frauen über ihr Erlebtes und nach jenem Abend wurde

---

2 Hebamme

3 „Was willst du?“

von mehreren Personen der Wunsch geäußert, das Erzählte für alle zugänglich zu machen – und zwar in Form eines Buches. Eingestreut zwischen die Kapitel, die Klaras Leben und Beruf beschreiben, ergeben sie ein vollständiges Bild der damaligen Lebensumstände einer Frau.

Am meisten beeindruckt hat mich, wie Klara, aber auch die anderen Frauen, ihren verschiedenen Lebenslagen begegneten. Ihre Geburten, ihre oft viel zu harte Arbeit und auch ihre Verluste nahmen sie mit Selbstverständlichkeit, Natürlichkeit und großem Gottvertrauen hin. Alles was ihnen widerfuhr, lag in Gottes Hand und war von ihm gewollt – Hilfe erhofften sie sich im Gebet. Wie aus ihren Erzählungen immer wieder hervorgeht, war es oft eine schwere, entbehrungsreiche Zeit, die jedoch durch Zufriedenheit und Bescheidenheit geprägt war. *„Des isch holt asöi gwen. Entwedr ischs gongn ödr a net.“*[4] Im Nachhinein muss ich mir eingestehen, dass die Gespräche mit Klara und den anderen Frauen entscheidend dazu beigetragen haben, dass ich mich intensiv mit dem Thema Hausgeburt auseinandergesetzt habe und mich immer mehr in meinem Vorhaben, zu Hause zu gebären, gestärkt fühlte.

Ich möchte mit diesem Buch Erinnerungen an die Zeit der Hausgeburten für Frauen, besonders auch für uns Hebammen, festhalten und in unser Gedächtnis rufen, dass die Geburt zwar ein einschneidendes, aber auch ganz natürliches Ereignis im Leben einer Frau ist. Zu dessen gutem Verlauf tragen wir als Frauen, aber auch als betreuende Hebammen, als Vertrauens- und Fachpersonen der Geburt, entscheidend bei.

Ich bin Klara und den Frauen für ihr entgegengebrachtes Vertrauen, ihren Einblick in zum Teil intime und ergreifende Erlebnisse zu tiefem Dank verpflichtet. Es hat mich in meinem Beruf um vieles reicher und ehrfürchtiger werden lassen.

4 „So war es halt. Entweder es ging oder eben auch nicht.“

Ein liebevolles Dankeschön gilt meiner gesamten Familie für ihre große Geduld während meines Schreibens und meiner Freundin Irmi für ihre hilfreichen Ratschläge.

Anita Runggaldier

Klaras frühe Kindheit

Dass so manche Lebensgeschichte eines Menschen schon lange vor seiner Geburt beginnt, ist vielen nicht bewusst. Es sind bestimmte Geschehnisse oder Schicksalsschläge, die ohne unser Zutun passieren und den Verlauf der Geschichte für immer ändern. In die Wirren der Nachkriegszeit des Ersten Weltkrieges hineingeboren, fängt auch Klaras Geschichte bereits vor ihrer eigenen Geburt an, mit den Lebensgeschichten ihrer Eltern.

Klaras Vater, Stanislaus Thaler, wurde sofort mit Kriegsbeginn im Jahre 1914 in den Krieg einberufen. Stanis, der mit seiner Frau Anna Moser und vier kleinen Kindern – das letzte war erst 1913 geboren worden – den elterlichen Waldkleenhof in Unterreinswald im Sarntal bewirtschaftete, ging schweren Herzens auf unbegrenzte Zeit von seiner Heimat fort. Die Sorge um die Not und die viele Arbeit zu Hause war nicht unbegründet, denn es dauerte nicht lange, bis ihn eine traurige Nachricht aus der Heimat an der Kriegsfront ereilte: Seine Frau war am 20. Februar 1915 wenige Monate nach seiner Abreise an Tuberkulose verstorben. An eine baldige Rückkehr zu seinen Kindern war für Stanislaus aber nicht zu denken.

Gegen Ende des Krieges geriet Stanis in polnische Gefangenschaft. Die Strapazen des Krieges und die Ängste um seine vier Kinder zehrten an ihm. Völlig geschwächt musste er in ein polnisches Lazarett verlegt werden. In einem Krankenlager inmitten vieler anderer vegetierte er dahin ohne Hoffnung auf eine baldige Heimkehr. Gottesfürchtig wie er war, blieb ihm nur noch das tägliche Gebet. Aufgrund seiner körperlichen Schwäche konnte er die auf der Brust zum Gebet gefalteten Hände nie lange aufrecht halten. Im Sarner Dialekt betete er laut vor sich hin: *„Bitte Herrgött loss mi net sterbn, loss mi zi meine vier Waislein hoamkehrn, dei brauchn*

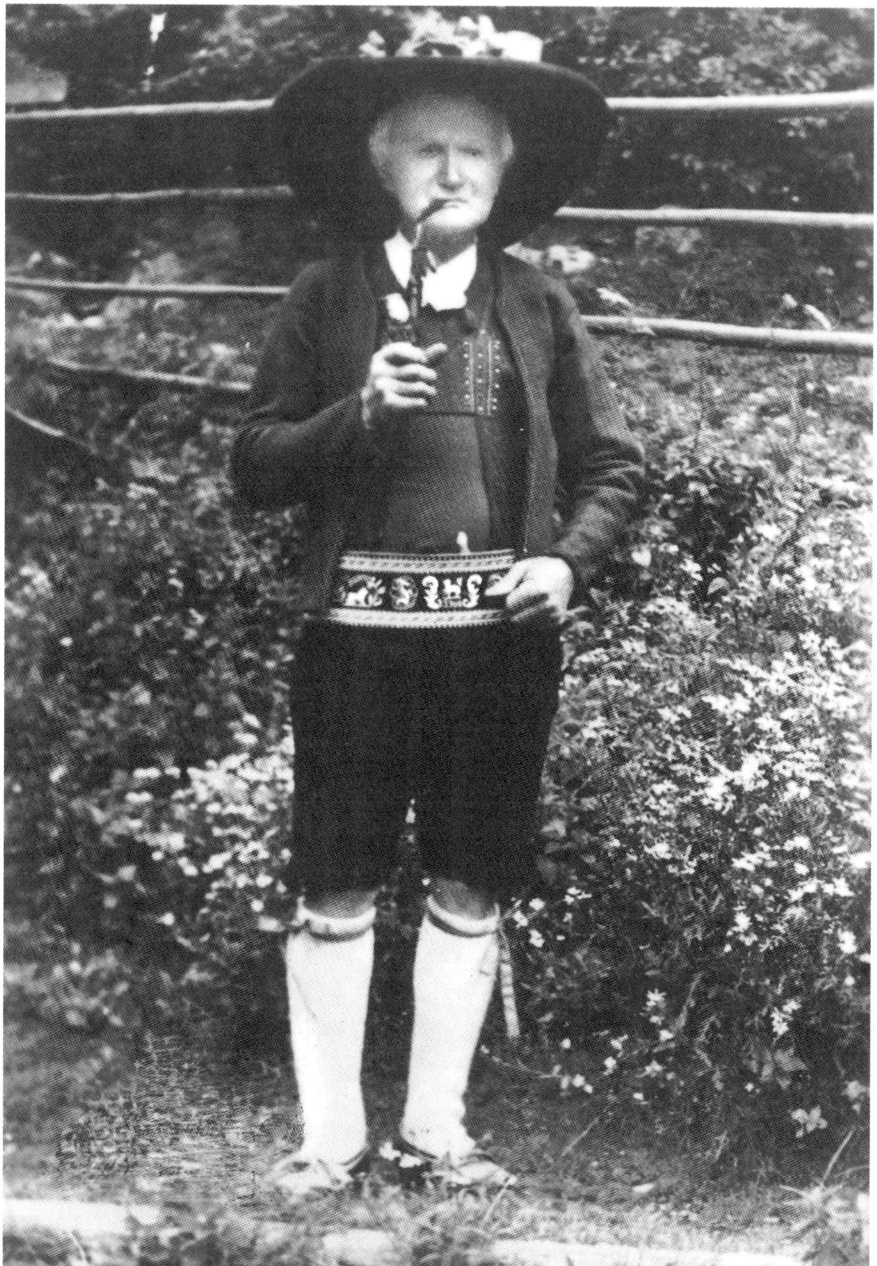

Klaras Vater Stanislaus Thaler

mi.“[5] Dadurch fiel Stanis einem Offizier bei seinen täglichen Kontrollgängen durchs Krankenlager auf. Tagaus, tagein diesen betenden Mann vor Augen, forderte der Offizier einen Dolmetscher an und ließ sich Stanis' Bitte übersetzen. Der Offizier und seine Frau wünschten sich Kinder und konnten Stanis' Wunsch heimzukommen nachvollziehen. So veranlasste der Offizier persönlich, dass Stanis noch am selben Tag in sein Haus gebracht wurde, wo sich die Frau des Offiziers um ihn kümmern sollte. Mühevoll und langsam genas Stanis und als er durch die gute und liebevolle Versorgung dieses Ehepaars wieder zu Kräften gekommen war, kam für ihn die ersehnte Stunde der Heimkehr. Er hatte nichts, was er dieser Familie in seinem unendlichen Dank schenken hätte können. Die Herrin des Hauses meinte aber, er möge in einem kurzen täglichen Bitt- und Segensgebet um einen Sohn für sie beten, der Priester werden möge. Stanislaus erwiderte ihr: „Ich bete nicht nur für einen Geistlichen, sondern für einen Papst aus Polen!“

Teils zu Fuß, teils durch kurze Mitfahrgelegenheiten, machte sich Stanis auf den Heimweg. Zu Hause erwartete ihn auf seinem eigenen Hof eine verschlossene Tür: Er wusste nicht, wo seine Kinder waren. So verbrachte er seine erste Nacht im Stall und machte sich tags darauf auf zu seinem Bruder. Vor dem Krieg hatten sich die beiden Brüder ein Versprechen gegeben: Derjenige, der früher aus dem Krieg heimkehren würde, würde sich der Kinder des anderen annehmen. Sein Bruder, der im Mai 1918 wohl nicht mehr mit Stanis' Rückkehr gerechnet hatte, hatte sein Versprechen aber gebrochen. Die vier Halbwaisen waren voneinander getrennt und in die Obhut verschiedener Bauern gegeben worden, die Mitleid mit diesen Kindern hatten. Stanis, der immer ein liebender Vater war, holte seine vier Kinder wieder auf den Hof. Auch als Mann in den besten Jahren war er mit vier Kindern und all der Arbeit auf dem Hof völlig überfordert und brauchte so schnell wie möglich Unterstützung durch eine Frau. So konnte Stanis die Haushälterin seines Bruders, der ebenfalls Witwer war, davon überzeugen, bei ihm ihre

5 „Bitte Herrgott, lass mich nicht sterben, lass mich zu meinen vier Waisen heimkehren, die brauchen mich.“

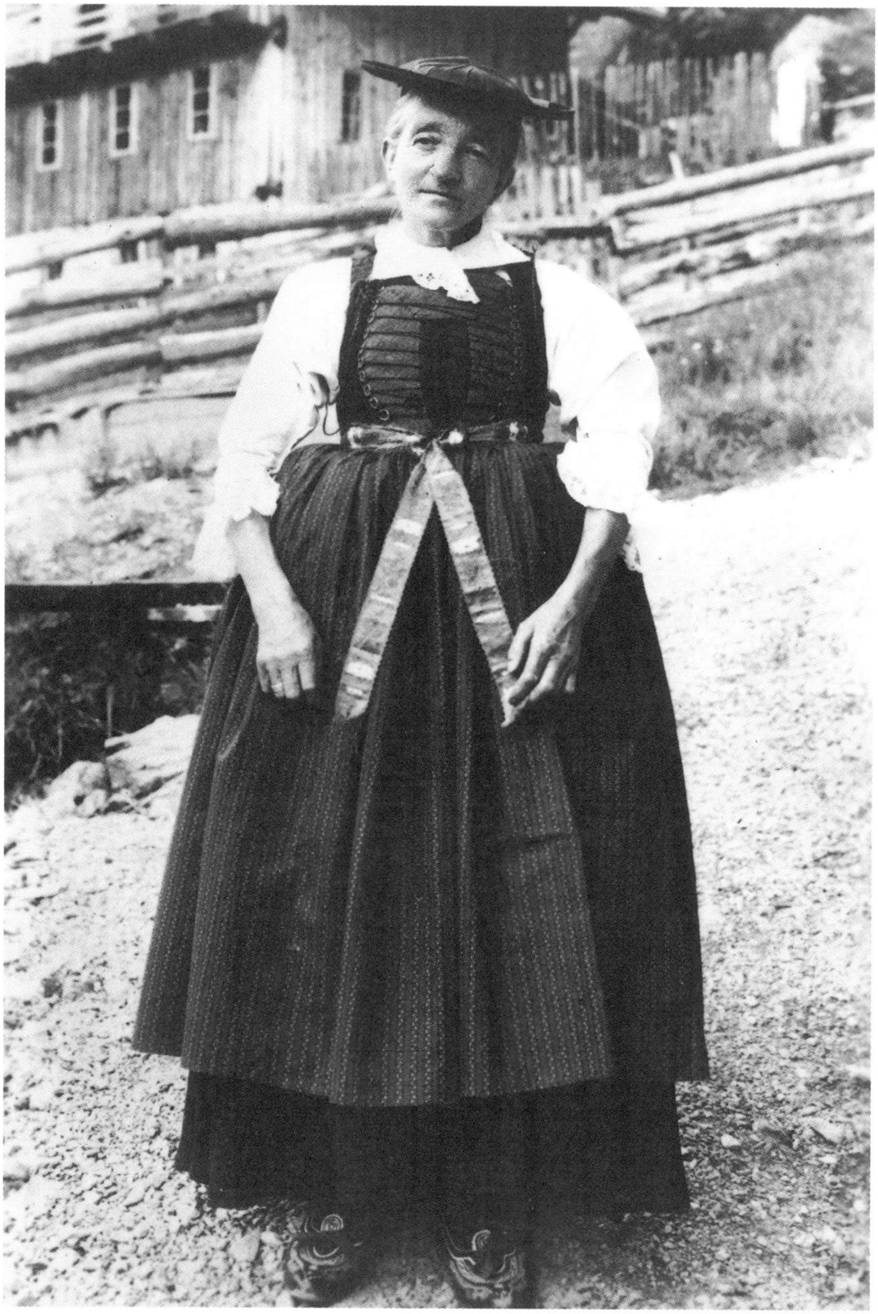

Klaras Mutter Katharina Brugger

Dienste zu tun. Katharina Brugger aus dem Durnholzer Tal muss wohl von Stanis mehr angetan gewesen sein als von seinem Bruder, denn sie nahm seine Bitte an. Stanis' Absicht war es jedoch, nicht nur eine Haushaltshilfe, sondern auch eine Mutter für seine Kinder zu finden. Noch im selben Jahr, 1918, wurde Katharina von Stanis schwanger. Die Hochzeit fand im August 1918 statt und im März 1919 kam ihre erste gemeinsame Tochter Maria zur Welt.

Stanis hielt das Versprechen, das er dem polnischen Offiziersehepaar gegeben hatte und betete sein Leben lang täglich für einen polnischen Papst. Als Stanis merkte, dass er nicht mehr lange zu leben hatte, vertraute er diese Geschichte, die er bis dahin für sich behalten hatte, seiner Tochter Klara an. Bevor er 1963 starb, nahm er ihr in seiner Dankbarkeit das Versprechen ab, an seiner Stelle weiter für einen polnischen Papst zu beten. Klara konnte ihrem sterbenden Vater diese Bitte nicht abschlagen und betete von diesem Tag an seiner statt, obwohl sie selbst nicht glaubte, einen polnischen Papst erbeten zu können. Wie erstaunt war sie dann, als im Jahre 1978 der Pole Karol Józef Wojtyła zum neuen Papst Johannes Paul II. ernannt wurde! Ob es Zufall oder Schicksal war, wusste sie nicht, doch das Hoffen ihres Vaters hatte sich erfüllt. Auf Zutun eines Geistlichen verfasste Klara einen Brief an den Papst, in dem sie die Geschichte ihres Vaters schilderte, jedoch erhielt sie nie Antwort aus dem Vatikan und somit nie Gewissheit, ob ihn der Papst überhaupt zu lesen bekommen hatte.

Klara kam am 5. Juli 1926 als siebtes von insgesamt neun gemeinsamen Kindern von Stanis und Katharina zur Welt. Sie hatte es nicht immer leicht und lernte buchstäblich schon von Geburt an sich durchzusetzen. Erst mit etwa 40 Jahren erfuhr Klara die Geschichte ihrer eigenen Geburt und vieles wurde ihr erst dann so richtig klar: Erlebnisse und Empfindungen aus ihrer Kindheit und Jugend fügten sich zu einem Ganzen. Von ihrer eigenen Mutter hatte sie von ihrer Geburt nur Bruchteile erfahren, denn über solch intime Dinge verlor man früher kein Wort – darüber zu sprechen galt als Sünde. Wohl auch durch ihre Berufung zur Hebamme war Klara

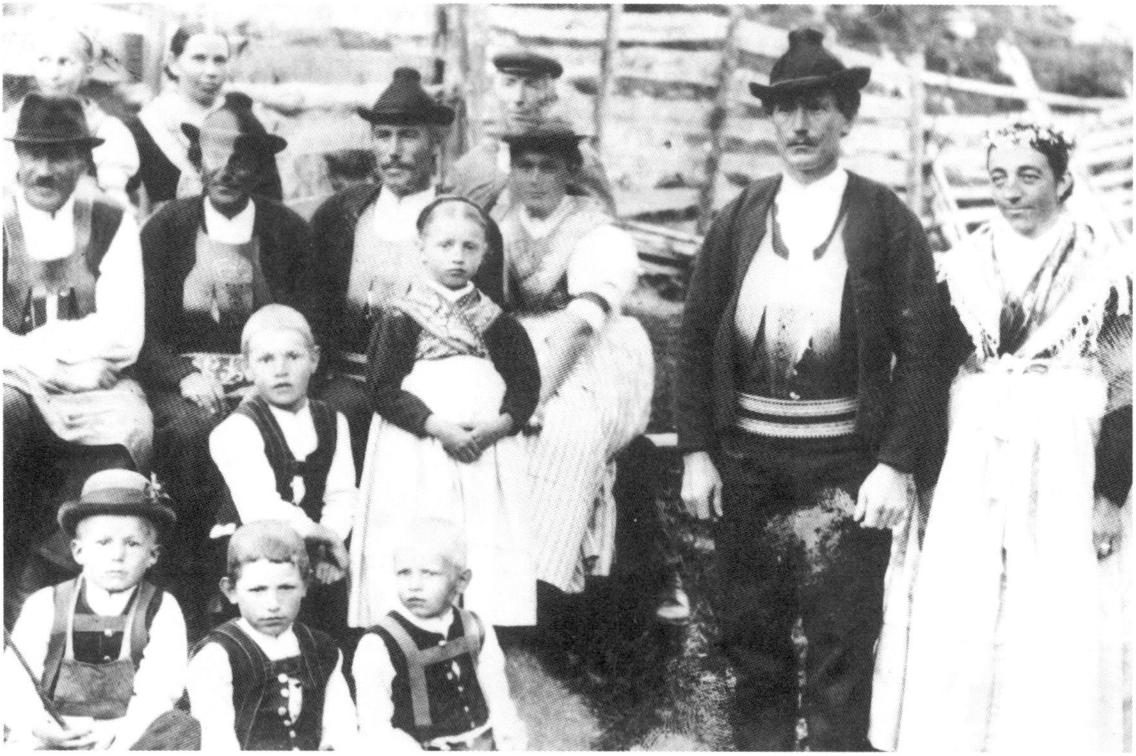

Hochzeitsfoto von Stanislaus und Katharina, 1918. Links die Geschwister des Brautpaares, ein Neffe von Stanis und seine vier Kinder aus erster Ehe

ihre eigene Geburt immer wichtig. Erst als sie schon mehrere Jahre Hebamme war, erfuhr sie eines Abends bei ihrem Dienst im Spital Einzelheiten zu ihrer Geburt.

An jenem Abend hatten sich der Hausarzt, ein Rechtsanwalt, ein Geistlicher und ein weiterer Arzt zu einer Tasse Kaffee in der Spitalsküche eingefunden. Klara war dort gerade mit dem Zubereiten eines Tees für eine Wöchnerin beschäftigt und wurde von ihnen aufgefordert, sich zu ihnen zu gesellen. Sie wollte nicht unhöflich erscheinen und kam der Bitte nach, obwohl sie sich in dieser Gesellschaft nicht wohlfühlte. Es wurde über alles Mögliche diskutiert und Klara verfolgte die Gesprächsrunde, beteiligte sich jedoch kaum. Auf die Frage „Wer kann denn heute noch ein Schutzengelgebet beten?", die der Geistliche in die Runde warf, begann der Hausarzt Klaras Geburt zu schildern. Er selbst kannte ein Schutzengelgebet, denn er hatte es bis zu Beginn seines Medizinstudiums immer gebetet. Während des Studiums hörte er jedoch damit auf,

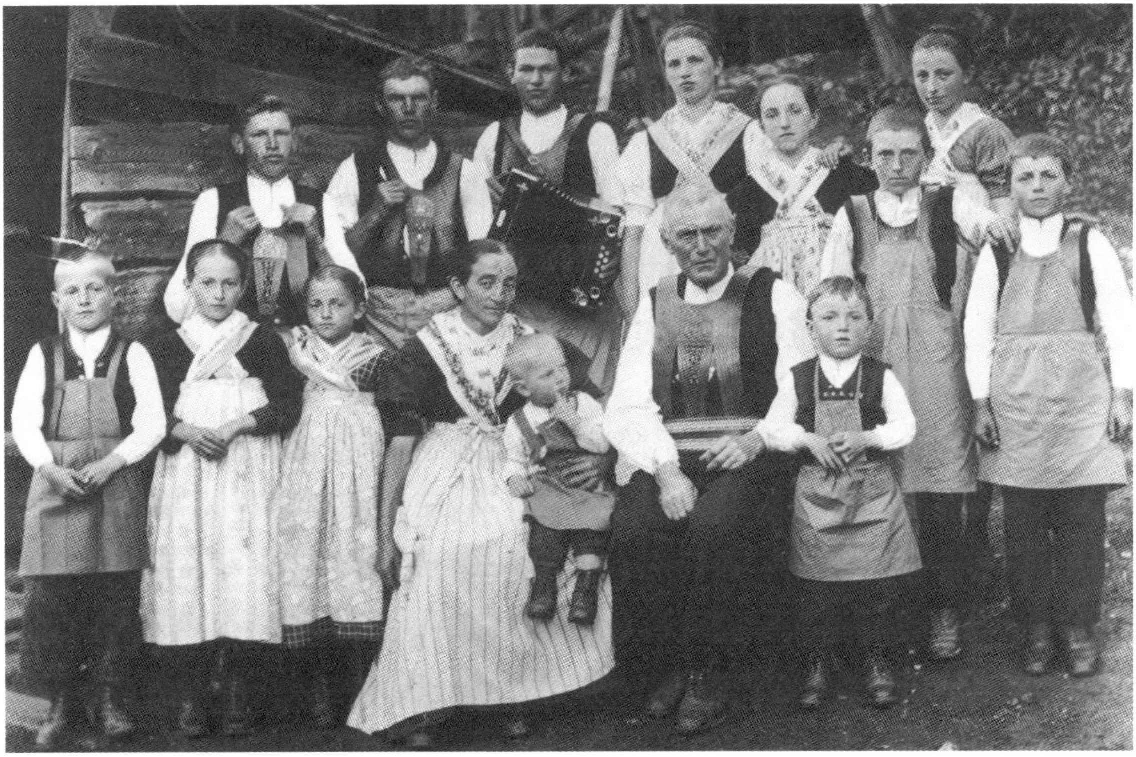

Klara (Dritte von links, vorne) mit ihren Eltern, vier Halbgeschwistern und acht Geschwistern. Einen Bruder (Erster von links, vorne) hatte Klara bis zu diesem Tag noch nie gesehen, weil er bei ihrem Onkel in Durnholz lebte. Es handelt sich um Franz Thaler, der zu einer Symbolfigur des Südtiroler Widerstands während des Zweiten Weltkriegs werden sollte.

obwohl ihm seine Mutter aufgetragen hatte, es täglich zu beten. Als er dann als junger Arzt im Sarntal seine Tätigkeit begann, veranlasste ihn die Geburt eines Kindes dazu, das tägliche Gebet wieder aufzunehmen: die Geburt von Klara.

Katharina, Klaras Mutter, war eine streng katholische Frau. Im Sommer 1926 erwartete sie ihr siebtes Kind. Gottesfürchtig wie sie war, hielt sie auch die Tatsache, dass sie hochschwanger war, nicht davon ab, zu Fuß zu einer Primizfeier von Unterreinswald nach Sarnthein zu pilgern. Tags darauf, wohl vom weiten Fußmarsch überanstrengt, setzten bei Katharina ungefähr einen Monat zu früh die Wehen ein. Da es sich um keine Vorwehen handelte und die Schmerzen immer stärker wurden, schickte sie ihre älteste Tochter, die damals sieben Jahre alt war, zu ihrer Nachbarin, der Keldrerin. Die Keldrerin war Anna Spornberger, verheiratete Kelderer. Sie war zu dieser Zeit die in Reinswald und Umgebung tätige Hebamme.

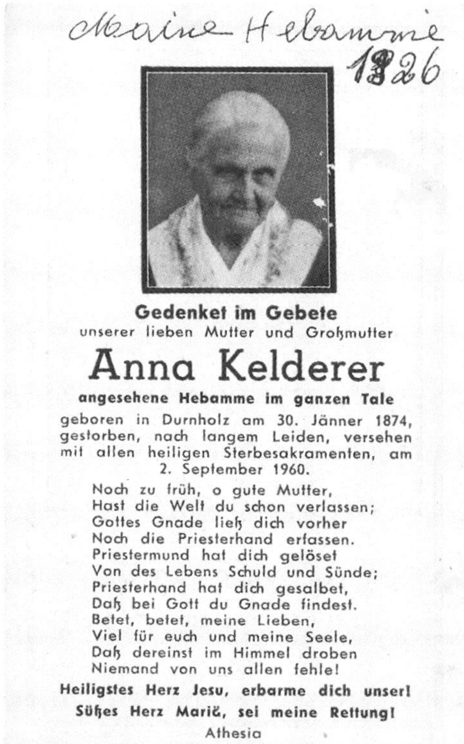

Meine Hebamme 1926

Gedenket im Gebete
unserer lieben Mutter und Großmutter

Anna Kelderer

angesehene Hebamme im ganzen Tale

geboren in Durnholz am 30. Jänner 1874, gestorben, nach langem Leiden, versehen mit allen heiligen Sterbesakramenten, am 2. September 1960.

Noch zu früh, o gute Mutter,
Hast die Welt du schon verlassen;
Gottes Gnade ließ dich vorher
Noch die Priesterhand erfassen.
Priestermund hat dich gelöset
Von des Lebens Schuld und Sünde;
Priesterhand hat dich gesalbet,
Daß bei Gott du Gnade findest.
Betet, betet, meine Lieben,
Viel für euch und meine Seele,
Daß dereinst im Himmel droben
Niemand von uns allen fehle!

Heiligstes Herz Jesu, erbarme dich unser!
Süßes Herz Mariä, sei meine Rettung!

Athesia

Sterbebild der 1960 verstorbenen Hebamme Anna Kelderer

Katharina gebar jedoch in der Zwischenzeit alleine und da das eben geborene Mädchen regungslos vor ihr lag und nicht schrie, führte sie sofort die Nottaufe durch, denn das Kind sollte nicht ohne das Sakrament der Taufe sterben. Die Nottaufe kann beim Neugeborenen auch von den Eltern durchgeführt werden, wenn Lebensgefahr besteht. Dabei wird die Taufformel „Ich taufe dich im Namen des Vaters und des Sohnes und des Heiligen Geistes" gesprochen und das Kind mit Wasser übergossen, das nicht zwingend Weihwasser sein musste. Die Hebamme, Anna Kelderer, die kurz darauf bei Katharina eintraf, konnte auch nur noch feststellen, dass das Kind keinen Ton von sich gab, und so taufte sie das Kind nochmals. Die Mutter hätte angesichts ihres toten Kindes etwas vergessen haben können – dann wäre die Taufe nicht gültig gewesen.

In der Zwischenzeit setzte bei Katharina eine verstärkte Blutung ein und die Nachgeburt wollte sich nicht lösen. Das Kind wurde kurzerhand in Windeln eingewickelt und auf die Ofenbank gelegt.

Dann wurde nach dem jungen Hausarzt geschickt. Beim Eintreffen auf dem Waldkleenhof war er bereits über den vermeintlichen Tod des Kindes in Kenntnis gesetzt worden und erkundigte sich sofort bei der Hebamme: „Jetzt wird es der Frau aber schlecht gehen, wenn ihr Kind verstorben ist.“ Die Hebamme erwiderte ihm jedoch: *„Na, na sie hot ollm schun a Engele gwellt.“*[6] Die Nachgeburt konnte vom Arzt vollständig gelöst und somit die Blutung gestillt werden.

Als Dank war es Brauch, dem Arzt eine *Mrenn*[7] anzubieten. Als alle in der Küche beieinander saßen und Katharina sich in ihrer Kammer ausruhte, hörte der Arzt in der Stube ein Kätzchen schreien. Das Wimmern wurde immer lauter und störte den Arzt und so meinte er zur *Auworterin*[8], einer Nachbarin, die bereits eingetroffen war, sie möge die Katze aus der Stube verjagen. Als diese jedoch kurze Zeit danach aus der Stube wieder zurückkehrte und dem Arzt antwortete „Ich kann in der Stube keine Katze finden“, fiel es ihm wie Schuppen von den Augen: In all der Hektik und im Vertrauen auf die Kenntnisse der Hebamme hatte er das tot geglaubte Kind keines Blickes gewürdigt. In jenem Moment fiel ihm das Schutzengelgebet seiner Mutter wieder ein und er betete, dass dem Kind nichts fehle, das er in der Aufregung völlig vergessen hatte. Es war die kleine Klara, die sich von der Geburt langsam erholt hatte und nun anfing zu schreien.

Katharina war nicht unbedingt erfreut darüber, dass Klara nun doch überlebt hatte. Bereits während ihrer Schwangerschaft hatte sie dafür gebetet, dass dieses Kind nun endlich ein Englein werden möge. Fast jede Frau hatte ein Engelein durch Fehlgeburten, Totgeburten oder Todesfälle im Kleinkindalter, und darauf war man damals sogar stolz – man hatte einen Fürsprecher im Himmel.

Als sich Klaras Vater und ihre junge Taufpatin mit ihr auf den Weg zur Taufe in die Kirche machten, wäre sie ihrer Patin um ein Haar aus den Armen gerutscht. In ihrer ungestümen jungen Art hatte diese sie nicht richtig in das Taufkissen gelegt und hüpfte mit

---

6 „Nein, nein, sie hat sich immer schon ein Englein gewünscht.“

7 Brotzeit, die abends eingenommen wird, üblicherweise mit Speck und Käse

8 Frau, die die Wöchnerin im Wochenbett pflegt (auwortn: jemanden pflegen)

dem Kind in den Armen so umher, dass Klaras Vater seine Tochter gerade noch halten konnte, bevor sie auf den steinigen Weg gefallen wäre. Noch einmal hatte Klara Glück. So wurde sie insgesamt dreimal getauft und heute ist sie davon überzeugt, deshalb so alt geworden zu sein.

Da Katharina auch die Tage nach der Geburt noch nicht recht glauben wollte, dass das Kind überleben würde, bekam Klara nur abgerahmte Milch zu trinken, später wurde dieser Milch dann etwas Gerstenmehl beigemischt. Klara hatte bereits damals einen eisernen Willen und allen Erwartungen und Hoffnungen ihrer Mutter zum Trotz entwickelte sie sich prächtig.

Viel wusste man damals noch nicht über die Wirkung mütterlicher Empfindungen auf das Kind während der neun Monate der Schwangerschaft. Umso gespannter folgte Klara, als sie bereits Hebamme war, dem Vortrag eines Facharztes. Er merkte schon damals an, dass die Beziehung der Mutter zum Kind bereits in der Schwangerschaft prägend sei und dass das Ungeborene die Gefühle der Mutter mitbekomme. Für Klara war das alles neu, an Gefühle oder die Wahrnehmungsfähigkeit des Ungeborenen glaubte man damals noch nicht, jedoch löste dieser Vortrag in ihr starke Emotionen aus, da ihr in Bezug auf ihre eigene Kindheit so vieles klarer wurde. Sie war von Anfang an ein unerwünschtes Kind.

Klara bekam die ablehnende Haltung ihrer Mutter auch in ihrem weiteren Leben immer wieder zu spüren. Doch sie war der erklärte Liebling ihres Vaters, der immer gerne seine Finger in ihren blonden Locken vergrub, ihren Kopf massierte und ihr so zu verstehen gab, dass er sie mochte. Sie hatte nämlich sein blondes lockiges Haar geerbt. Klara erzählt, sich nicht daran erinnern zu können, dass ihre Mutter jemals mit ihr gespielt hätte oder mit ihr zusammen über etwas gelacht hätte, wie es Mütter mit ihren Kindern wohl täten. Die Art und Weise, wie sie mit ihr sprach, war immer schnarrend – das hat Klara nicht vergessen. Die Beziehung zu ihrer Mutter blieb zeitlebens distanziert, denn auch als erwachsene Frau hätte sich Klara nie im Leben getraut, ihre Mutter darauf

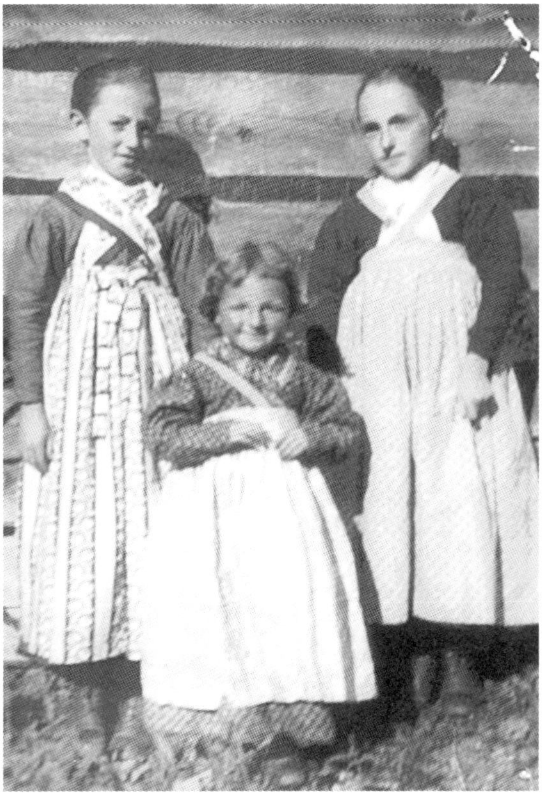

Klara als Vierjährige mit ihren älteren Schwestern Rosa (links) und Maria (rechts), 1930

anzusprechen, wieso sie nie von ihr akzeptiert wurde. Dass jedoch auch ihre Mutter unter der gefühlskalten Beziehung zur Tochter litt, wurde ihr erst bewusst, als diese kurz vor ihrem Tod zu ihr meinte: „*Na Klare, i konn fi dir nichts mehr tien außor betn.*"[9] Klara verstand, was ihre Mutter damit meinte, und versuchte sie zu beruhigen: „*Sell isch mir is wichtigschte, is Gebet – sell brauch i am meischtn.*"[10]

Gegenüber ihren Geschwistern wurde Klara von ihrer Mutter oft benachteiligt. So richtig bewusst wurde ihr das zum ersten Mal mit vier Jahren. Aus jenen frühen Kindheitstagen bleibt ihr unvergessen, wie ihre Mutter gerade mit dem Zubereiten des Abendessens beschäftigt war und Klara mit einigen ihrer Geschwister Feuerholz holen musste. Nach getaner Arbeit stellten Klaras Geschwister sie in die Mitte der Küche und schichteten die Holzscheite um sie herum

9 „Ach, Klara, für dich kann ich nichts mehr tun außer beten."
10 „Das ist mir das Wichtigste, das Gebet – das brauche ich am meisten."

auf. In einem Käfig aus Holzscheiten gefangen, geriet sie in Panik, als ihre Geschwister auch noch begannen, ihr Gefängnis oben zu schließen. Sie fing an, leise zu wimmern, und erhoffte sich dadurch Hilfe von ihrer Mutter. Diese belächelte das Ganze aber und fand es auch noch lustig. Entsetzt über diese Reaktion, wurde Klara in diesem Moment das erste Mal so richtig bewusst, dass sie sich von ihrer Mutter keine Hilfe erwarten konnte. Erst als ihr Vater von der Arbeit kam, traute sie sich lauter zu weinen. Ihr Vater war erbost und schimpfte mit den anderen. Zu ihm hatte Klara immer eine gute Beziehung, sie fühlte sich von ihm geliebt und verstanden. Wenn sie Sorgen hatte oder Rat suchte, wandte sie sich deshalb immer zuerst an ihren Vater.

Als kleines Mädchen wünschte sich Klara inständig eine Strohpuppe. Alle ihre Schwestern bekamen nach und nach eine von ihrer Patin. Klara aber, die als Einzige eine andere Patin hatte, bekam nie eine. Sie beneidete ihre Schwestern und so gab ihr ihre Mutter als Ersatz den Schemel, den sie als Schneiderin brauchte. Für Klara war es natürlich nicht dasselbe, diesen Schemel herumzutragen und ihm Kleider überzuziehen – die Puppen ihrer Schwestern durfte sie sich aber nicht ausleihen. Eines Tages nahm sie also eine der Puppen und warf sie ins Plumpsklo. Womit sie jedoch nicht rechnen konnte, war, dass die Puppe beim Entleeren des *Heisslhöldrs*[11] unerwartet zum Vorschein kam. Klara wurde sofort verdächtigt und wurde zur Bestrafung von ihrer Mutter wie auch andere Male zum Brunnen neben dem Stall gebracht. Ihre Mutter riss eine Rute ab, tauchte sie ins eiskalte Wasser und schlug mehrere Male auf Klaras Gesäß ein. Danach hatte Klara so große Schmerzen, dass sie mehrere Tage nicht mehr sitzen konnte. Heute ist sie davon überzeugt, dass sie von den Ungerechtigkeiten und Bestrafungen immer verteufelter wurde. Sie behauptet sogar: „*Mi hots ollm awie ouglott und awie abich getoun und deswegn bin i wöll a kloans Teifile gwörtn und tamisch gwen.*“[12]

---

11 Sickergrube eines Plumpsklos

12 „Ich war immer ein wenig vom Pech verfolgt, darum bin ich wohl ein kleines Teufelchen geworden und eigensinnig gewesen.“

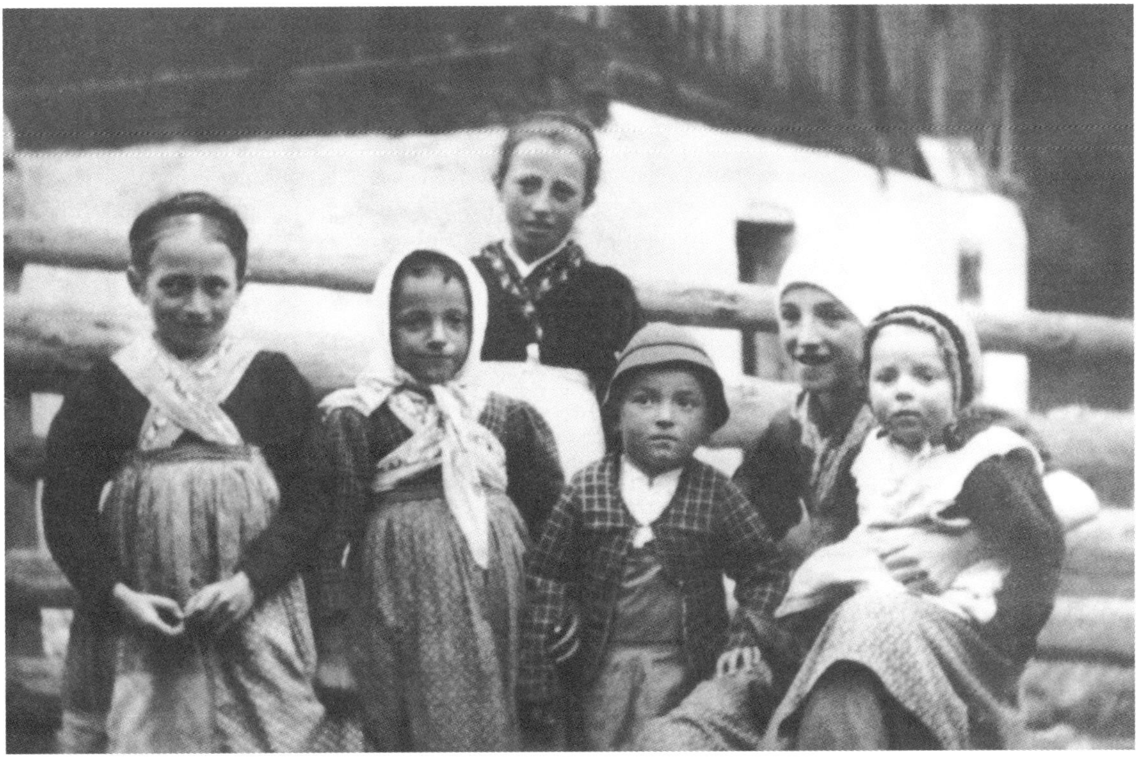

Klara (Zweite von links) mit fünf ihrer Geschwister vor ihrem Geburtshaus, dem Waldkleenhof, 1930er-Jahre

Während der Option[13] im Jahr 1939 entschieden sich Klaras Eltern fürs Dableiben in Südtirol. Durch diese Entscheidung wurde nicht nur Südtirol zweigeteilt, sondern auch nahe Nachbarn und Verwandte wurden entzweit. Auch Klaras Familie wurde von Auswanderern als *Walsche*[14] beschimpft und war täglichen Anfeindungen ausgesetzt, Klara konnte den Grund dafür aber noch nicht verstehen. Bereits ein gutes Jahrzehnt zuvor hatte ihr Vater einem italienischen Gemeindevertreter, der von ihm Unterschriften für die eingetriebenen Steuern verlangte, blind vertraut. Der italienischen Sprache nicht mächtig, hatte er diesem Fremden noch zwei Wechsel unterschrieben, in denen er seinen ganzen Besitz – Wald, Wiesen, Haus, Stadel und sein Erspartes – auf eine Bank in Bozen übertragen hatte. Jahre später wurden genau diese Unterschriften der gesamten Familie Thaler zum Verhängnis.

---

13 Die Option stellte Südtiroler vor die Wahl, in ihrer seit 1919 zu Italien gehörenden Heimat zu bleiben oder ins Deutsche Reich auszuwandern.

14 Beleidigende Bezeichnung für Italiener

Arbeitsame Jahre

Klaras Kindheit und Jugend unterscheiden sich wenig von denen anderer Mädchen der damaligen Zeit. Ihr wurde in ihrer arbeitsamen Kindheit und Jugend ziemlich schnell klar, dass sie nicht ein Leben lang im Dienste anderer arbeiten wollte. Allerdings wollte sie sich nicht der Arbeit entziehen, sondern lediglich der Unterwürfigkeit. Für eine Frau der damaligen Zeit war sie sehr selbstbewusst, hatte keine Angst vor Herausforderungen und entschied sich, einen anderen Weg zu gehen als die meisten Frauen. Dass sie sich für den Beruf der Hebamme entschieden hat, war wohl Schicksal. Und Frieda, eine Jugendfreundin, hat dazu einen großen Beitrag geleistet.

Es war ein Tag wie jeder andere: Die zweijährige Klara spielte gerade in der Stube mit ihrem Schemel, als der Postbote ihrer Mutter einen Brief übergab. Beim Lesen des Briefes fing ihre Mutter an zu weinen und Klara erkundigte sich bei ihr, ob sie denn so starke Kopfschmerzen hätte. Da die Mutter aber nicht mehr aufhören konnte, begann auch Klara zu weinen. So fand ihr Vater sie beide in der Stube vor. Er meinte nur zu seiner Frau: „Jetzt leg doch erst einmal das Kind ins Bett."

Der Brief war ein Pfandbrief. Drei Jahre vergingen, bis die Familie 1931 tatsächlich den eigenen Hof verlassen musste, der von drei ledigen Geschwistern gekauft wurde. Alles Wertvolle wurde gepfändet. Für Klara war es besonders bitter, als eine ältere Dame ihr Kinderbett erstand. Klara wollte es ihr nicht überlassen und musste mit Gewalt davon losgerissen werden. Von da an teilten sich Klara und ihre Schwestern zu dritt ein kleines Bett auf dem Außerebnerhof in Unterreinswald, beim Bruder ihres Vaters, der ihnen vorübergehend das obere Stockwerk seines Bauernhauses überließ.

Jahre später errichteten Klaras Eltern auf dem Grund des Bruders ein kleines Häuschen und somit ihr neues Zuhause.

Viel Zeit verbrachte die Mutter Katharina mit den Kindern in der *Stoangonn*[15], wo sie Stunden damit beschäftigt waren, Steine und Gehölz wegzuschaffen. In dieser *Stoangonn* sollte dann ihr Haus erbaut werden. Der Vater, der eigentlich der Stärkste gewesen wäre, half ihnen dabei aber nie. Er war damit beschäftigt, von Bauer zu Bauer zu gehen, um *Hölz zi löttrn*[16] für den Hausbau. Es waren schwierige Zeiten, geprägt von arbeitsreichen Tagen bereits in frühester Kindheit, die jedoch auch lehrten, nur mit dem Allerwichtigsten genügsam und zufrieden zu sein.

Es war der Tag von Klaras Erstkommunion, als sie zum ersten Mal ihr Zuhause für längere Zeit verlassen musste. Am Vormittag fand die Erstkommunionfeier statt und ohne größeres Festessen oder Feier machte sich Klara zusammen mit ihrer Mutter am Nachmittag desselben Tages zu einem Bauernhof oberhalb von Astfeld auf. Für die damals erst siebenjährige Klara war es ein weiter Fußmarsch, der mit einer *Mrenn* in der Stube belohnt wurde. Als die siebzehnjährige Tochter des Bauern die Stube betrat, meinte diese schnippisch: „*Hob es schu wiedr a Löttrkinn oungnummin?*"[17] Klara wurde sofort klar, dass sie keinen Ausflug mit ihrer Mutter unternommen hatte. Sie war das *Löttrkinn* und sollte nun hierbleiben. Von jenem Moment an ließ Klara ihre Mutter nicht mehr aus den Augen und wich ihr nicht mehr von der Seite – auch nicht als ihre Mutter die Toilette aufsuchen wollte. Darauf behauptete die Mutter, sie habe ihr Taschentuch auf dem Klo vergessen und damit Klara einen Beweis dafür hatte, dass sie wieder zurückkommen würde, überlasse sie ihr ihr Taschenmesser. Klara war sich sicher, dass ihre Mutter wiederkommen würde, denn ohne ihr Taschenmesser, das sie immer bei sich trug, würde sie nicht gehen. Umso enttäuschter war Klara, als ihre Mutter an jenem Sonntag und auch in den darauffolgenden Tagen und Wochen nicht mehr kam,

15 Steinhaufen, Steinöde

16 Holz zu erbetteln

17 „Habt ihr schon wieder ein Bettel-/Kostkind angenommen?"

um sie zu holen. Obwohl die Bäuerin zu Klara sehr nett war, plagte sie starkes Heimweh. Dazu trug auch die ältere Tochter des Bauern bei, die sie von der ersten Stunde an nicht leiden konnte.

Eines Tages sollte Klara mit der Bauerntochter die Glocke der Hofkapelle läuten. Doch diese sperrte Klara in die Kapelle und meinte: „*Wenne an Mugs fi dir gibsch, donn follt dir di Glögg afn Köpf.*“[18] Klara war verängstigt und traute sich nicht, um Hilfe zu rufen, denn diese Glocke hätte sie erschlagen. Die Ziehmutter suchte verzweifelt nach ihr und Klara hörte auch ihre Rufe, antwortete jedoch nicht. In ihrer Verzweiflung fing sie an, zu ihrem Schutzengel zu beten, wie sie es immer tat, wenn sie Hilfe benötigte. Kurzerhand fasste sie dann den Entschluss, es trotzdem zu wagen. Sie hielt sich den Kopf mit beiden Händen fest und schrie aus Leibeskräften nach Hilfe. Dabei dachte sie nur: „Dann soll mich halt die Glocke erschlagen, dann habe ich alles hinter mir. Aber hier bleiben will ich auch nicht mehr.“ Nachdem sie um Hilfe gerufen hatte, dauerte es nicht mehr lange, bis sie aus dem kleinen Kirchlein befreit wurde.

Es vergingen ganze drei Wochen, bis Klara zum ersten Mal mit zum Sonntagsgottesdienst ins *Dörf*[19] durfte. Sie wusste, dass auch ihre Mutter gern dort die Sonntagsmesse besuchte. Während des gesamten Gottesdienstes war Klara damit beschäftigt, nach ihrer Mutter Ausschau zu halten, dabei konnte sie nur in den Reihen vor sich suchen, denn es war strengstens verboten den Kopf nach hinten zu drehen. Nichts – sie konnte sie nicht ausfindig machen. Bei der Kommunion sah sie dann plötzlich ihre Mutter und ließ sie nicht mehr aus den Augen. Als sich alle wieder auf ihren Plätzen befanden, sprang Klara auf und lief zu ihrer Mutter. Alle sahen zu ihr hin und waren natürlich entsetzt – das war in der Kirche während der Messe nicht erlaubt. Doch Klara war das ganz egal, sie hielt sich nur am *Kütl*[20] ihrer Mutter fest. Sogar als ihre Mutter nach der Messe noch im Dorf auf die Toilette ging und der Raum so klein war, dass nur die Mutter darin Platz hatte, ließ Klara den *Kütl*

---

18 „Wenn du einen Laut von dir gibst, wird dir die Glocke auf den Kopf fallen.“

19 Sarnthein, der Hauptort des Sarntals

20 Frauenrock

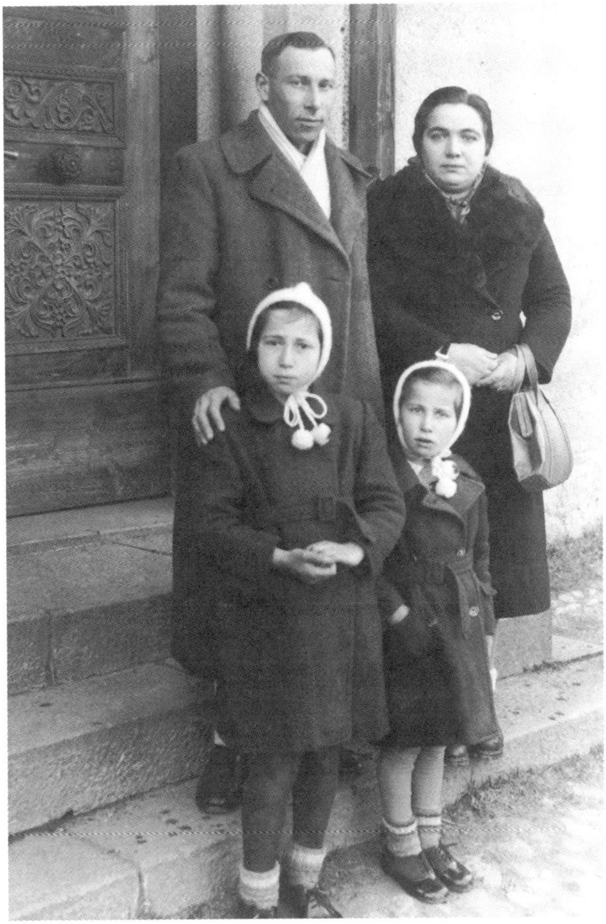

Die italienische Hebamme Elda Maria mit ihrem Mann und ihren beiden Töchtern, deren Kindermädchen Klara war (Foto von Pius Thaler)

nicht los, sodass die Tür eben offen bleiben musste. Klaras Mutter blieb nichts anderes übrig, als sie wieder mit nach Hause zu nehmen. Wieder einmal hatte Klaras Sturheit gesiegt.

Klara genoss das Privileg, ihre Kindheit größtenteils in ihrer eigenen Familie verbringen zu können, was in einer kinderreichen Familie damals fast unmöglich war. Als junges Mädchen musste dann aber auch sie für den Unterhalt der Familie mit aufkommen, indem sie als Kindermädchen ein Taschengeld verdiente.

Im Zuge der Italianisierung Südtirols durch den Faschismus wurde auch in Reinswald die dort einheimische Hebamme durch eine Italienerin ersetzt. Klara kam als Kindermädchen in den Dienst dieser

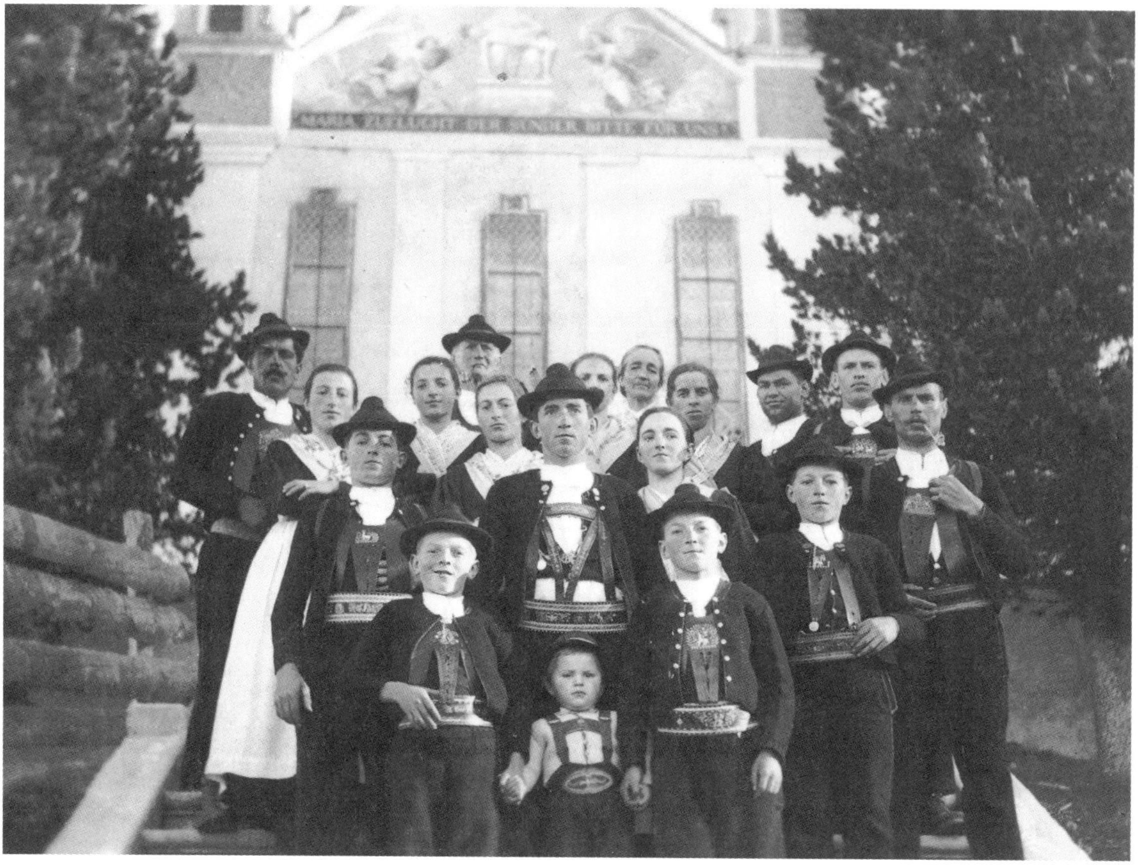

Familie Thaler vor der Wallfahrtskirche Maria Weißenstein, Ende der 1930er-Jahre

italienischen Hebamme, die zwei Töchter hatte. Wurde die Hebamme tagsüber zu Geburten gerufen, musste Klara sie mit den Mädchen begleiten und sich mit ihnen in der Nähe des jeweiligen Hofes aufhalten. Klara hatte natürlich noch keine Vorstellung davon, was eine Hebamme denn so machte. Als sie einmal die Schreie einer Gebärenden bis aufs Feld hörte, wo sie mit den Mädchen wartete, konnte sie sich nicht ausmalen, was die Hebamme mit der Frau machte, dass diese so furchtbare Schmerzen hatte. In der Wohnung der Hebamme musste Klara dann immer die blutigen Instrumente waschen und so wuchs in ihr die Vorstellung, dass die Hebamme den Frauen Furchtbares antat.

Während dieser Zeit wollte die gesamte Familie von Klara nach Maria Weißenstein pilgern. Klara erhoffte sich, einen freien Tag zu bekommen. Die Hebamme war darüber jedoch alles andere als erfreut und erwiderte ihr nur, wenn sie morgen nicht wie gewohnt käme, bräuchte sie überhaupt nicht mehr zu kommen. Klara war der gemeinsame Familienausflug wichtiger, denn ihre gesamte Familie traf sich in all den Jahren nur viermal vollzählig. So verlor Klara ihren Dienst als Kindermädchen nach ungefähr sechs Monaten.

Mit zwölf Jahren kam Klara erstmals als Dirn auf einen Bauernhof in Reinswald. Ihre Mutter kümmerte sich immer um Klaras Dienststellen und behielt ihren Lohn zurück. Insgesamt war Klara zehn Jahre lang als Magd bei verschiedenen Bauern angestellt und bekam dafür lediglich die Kost, die jedoch fast immer sehr spärlich ausfiel.

Im Widum in Reinswald war zur selben Zeit auch ein junges Mädchen als Magd angestellt und wenn es ihre kurze Freizeit ermöglichte, traf sich Klara mit ihr. Eines Tages half Klara ihr, das ganze Widum zu putzen. Als sie gerade mit den Fußböden beschäftigt waren, kamen zwei Pater *Schmolz löttrn*[21]. Die Widumshäuserin, Klaras Tante, meinte zu den Mädchen, sie sollten den Mönchen die Hände küssen und vor ihnen niederknien. Für Klara ergab das keinen Sinn, denn sie knieten bereits, um den Fußboden zu putzen. Mit Widerwillen folgte sie dem Befehl. Die beiden Pater machten an diesem Regentag mit ihren dreckigen Stiefeln den gesamten Fußboden wieder dreckig und dafür mussten sie sich auch noch vor ihnen hinknien. Als einer der Mönche dann noch meinte „Da habt ihr aber ganz brave Mädchen", überlegte sich Klara einen Streich. Mit Kreide malte sie in der Küche auf eine Schranktür, wie die Häuserin einem der Mönche mit dem Besen auf den Kopf schlug. Die Häuserin erwischte Klara auf frischer Tat. Schimpfend wollte sie die Zeichnung sofort wegwischen, bevor es ein Pater zu Gesicht bekam. Es war jedoch zu spät: Genau in jenem Moment kam einer der Mönche in die Küche. Zur Überraschung aller begann der Geistliche aber zu lachen und war erstaunt, wie gut Klara zeichnen konnte. Er meinte, dieses Kunstwerk müsse unbedingt bleiben. Klaras Tante war völlig entsetzt und wischte umso schneller

---

21 um Butterschmalz betteln

die Kreidezeichnung von der Schranktür. Anschließend meinte Klara noch zu ihrer Tante, dass sie sich nie mehr vor jemandem auf die Knie werfen und dessen Hand küssen würde. Ihre Tante entgegnete ihr: *„A net amol wenn dr Popscht vör dir stand?“*[22] Klara hatte sofort eine schlagfertige Antwort parat: *„Dr sell kimp gwiss net do bi ins.“*[23]

Erstaunlicherweise bekam sie eines Tages von der Bäuerin neue Bergschuhe geschenkt. Klara konnte ihr Glück kaum glauben, hatte sie bis zu jenem Tag doch noch nie etwas für ihre schwere Arbeit erhalten außer einer mageren und eintönigen Kost. Die Schuhe waren zu groß, das war ihr jedoch egal – sie waren ihr ganzer Stolz.

Die Freude über die Schuhe war so groß, dass sie sich nicht einmal traute, die Bergschuhe zu tragen, damit sie ja nicht kaputtgingen. Es war dann nicht einmal sie selbst, die die Schuhe zum ersten Mal tragen konnte, sondern eine ihr fremde Frau. Eine Freundin der Bäuerin hatte nämlich wie so oft einen heftigen Streit mit ihrem Mann gehabt und war in ihrer Not barfuß zu ihrer Freundin gerannt. Sie wollte auf keinen Fall zurück zu ihrem Mann und wollte den weiten Weg zu ihrem Heimathof antreten. Die Bäuerin wollte ihre Nachbarin aber nicht barfuß gehen lassen und so lieh sie ihr Klaras Bergschuhe. Klara traute sich nicht, der Bäuerin zu widersprechen und verlieh die Schuhe nur mit großem Widerwillen. Um sicherzugehen, dass sie die Schuhe wiederbekam, malte sie ein Erkennungszeichen an die Innenseite. Es vergingen ganze drei Wochen, bis sie die Schuhe wieder hatte. Sie traute ihren Augen nicht, in welch schlechtem und schmutzigem Zustand sie sie zurückbekommen hatte.

Es war schließlich an einem Sonntag, als sie selbst ihre neuen Bergschuhe zum ersten Mal trug. Sie ging mit ihren Schwestern zum Gottesdienst nach Sarnthein. Auf dem Heimweg bei Astfeld schrie ihr dann eine Frau nach, dass sie die Schuhe noch zu bezahlen hätte. Klara war der Vorwurf unerklärlich, doch die Frau

22 „Nicht einmal, wenn der Papst vor dir stehen würde?“
23 „Der kommt bestimmt nicht zu uns hierher!“

beschimpfte sie arg und schrie ihr noch lange hinterher. Klara schilderte den Vorfall mit der Unbekannten ihrem Vater, der die Bäuerin dann zur Rede stellte. Die Bäuerin entgegnete ihm nur kühn: „Die Klara isst schon viel zu viel, da kann ich ihr nicht auch noch die Schuhe zahlen." In Wahrheit bekamen Klara und auch der Bauersjunge nur das Allernötigste zu essen, das Beste, wie geselchtes Fleisch oder Speck, verzehrte die Bäuerin immer selbst und versteckte immer etwas davon in ihrer Schürze. Von da an musste Klara alle zwei Wochen bei einem Nachbarn die Werkstatt putzen und dieser übernahm dafür die Kosten für die Bergschuhe. Klara vergaß die Begegnung mit der Schusterfrau nicht und traute sich lange Zeit nicht mehr in die Nähe ihres Hauses. Wie es der Zufall haben wollte, wurde genau diese Frau Jahre später ihre Schwiegermutter.

Als die Schuhe noch gar nicht abbezahlt waren, waren sie bereits kaputt, denn in jenem Winter musste Klara zusammen mit dem Jungen des Bauern, der ungefähr in ihrem Alter war, mit den Ochsen im tief verschneiten Wald Holz holen. Auf dem Heimweg, als sie gerade beim Überqueren einer Brücke waren, brach das Gespann und die gesamte Fuhre Holz landete samt Ochsen, Klara und dem Bauernjungen im kalten Bachbett. Als sie auf dem Hof ankamen, waren ihre Füße in den nassen Bergschuhen gefroren. Die Bäuerin steckte ihre Füße mitsamt den Schuhen in den Holzofen. Die Hitze beschädigte die Schuhe natürlich stark.

Die Bäuerin, die für ihren Geiz bekannt war, ließ nichts außer Acht, um beim Essen immer noch mehr zu sparen. Mit großem Ekel erinnert sich Klara daran, wie in einem Jahr um die Osterzeit alle Pferdefohlen auf fast allen Höfen in Reinswald aufgrund einer Krankheit entsorgt werden mussten. Die meisten wurden mit Gasöl verbrannt und eingegraben. Manche wurden aber auch vergraben, ohne zuvor verbrannt worden zu sein. Es herrschte eine so große Hungersnot bei manchen Bauern, dass einige von ihnen diese Fohlen wieder ausgruben, um sie zu verspeisen. Die Bäuerin, bei der Klara ihren Dienst tat, handhabte es genauso. Klara brachte keinen

Bissen dieses Fleisches hinunter, denn es war voll von *Gössn*[24]. Die Bäuerin, die Klaras Appetitlosigkeit beim besten Willen nicht verstehen konnte, meinte nur, dieses Fleisch sei besonders gesund und verzehrte es genüsslich vor ihren Augen.

Zu dieser Zeit fanden bei Klara als jungem Mädchen Veränderungen statt, die sie sich nicht erklären konnte. Als sie mit vierzehn Jahren zum ersten Mal die Regelblutung bekam, war sie völlig unvorbereitet und war überzeugt davon, todkrank zu sein. In ihrer Verzweiflung wandte sich Klara an ihren Vater, denn zu ihrer Mutter hätte sie mit diesem Anliegen niemals gehen können. Ihr Vater gab sein Wissen diesbezüglich an Klara weiter und hatte auch praktische Tipps für sie. Zur damaligen Zeit war es nicht üblich, Unterhosen zu tragen, sondern Wollstrümpfe, die bis zu den Knien gingen. Das Blut der Monatsblutung rann dann die Oberschenkel entlang bis zu den Strümpfen und wurde dort von der Wolle größtenteils aufgefangen. Ihr Vater ließ Klara aus zwei alten Regenschirmen zwei Unterhosen machen, die das Blut gut auffangen sollten. Als Binden benutzte sie in Streifen geschnittene *rupfane*[25] Tücher, wie man sie eigentlich zum Wischen der Fußböden benutzte. Die Binden befestigte sie mit *Sperrern*[26] an der Unterhose, damit sie ja nicht verrutschen konnten. Die blutigen Binden wusch Klara immer heimlich im Wasser aus und hing sie in einer abgelegenen Ecke des Dachbodens zum Trocknen auf, wo sie sicher niemand zu Gesicht bekam.

Klara war nun auch klar, woher das ganze Blut kam, das sie beim Putzen der Kirche immer gesehen hatte. Die letzten drei Sitzbänke in der Kirche waren für Frauen mit Regelblutung vorgesehen. Die riesigen Blutflecken konnten nur schwer bis überhaupt nicht entfernt werden. An den fürchterlichen Gestank, als sie das Blut wegschrubbte, kann sie sich noch gut erinnern. Das war natürlich die ideale Umgebung für Ungeziefer, sodass Klara nach dem Putzen immer von Flöhen befallen worden war.

---

24 Maden

25 aus grobem Leinen

26 Sicherheitsnadeln

Ganze zwei Jahre verbrachte Klara bei dem Bauern in Reinswald, danach arbeitete sie zwei Jahre bei einem anderen Bauern, wo es ihr etwas besser erging, da sie wenigstens genug zum Essen bekam. Nach diesen vier Jahren kehrte sie nach Unterreinswald zum Außerebnerhof zurück auf den Hof ihres Cousins, dessen Frau sie zur Hand ging, wo sie nur konnte. Es war zur Zeit des Zweiten Weltkrieges und die Männer hatten in den Krieg einrücken müssen. Zu jener Zeit war es überhaupt nicht üblich, die Haustüren abzusperren, doch in den Jahren des Krieges, in denen die Männer fehlten und die Frauen mit den Kindern alleine waren, fühlten sich die Bäuerin und Klara mit offener Tür nicht mehr wohl. Sie verschlossen die Tür mit einer Eisenstange, denn Schlüssel gab es keinen. Eines Nachts wurde fest an der Tür gerüttelt und da der Lärm nicht aufhörte, sahen sie sich gezwungen, die Tür zu öffnen. Draußen stand ein junger Hausarzt, der gerade im Sarntal mit seiner Tätigkeit begonnen hatte. Eigentlich wollte er zum Nachbarn und fragte nach dem Weg. Klara musste den Arzt in stockfinsterer Nacht zum Nachbarn begleiteten. Der Arzt konnte für den älteren Mann nichts mehr tun, er lag bereits im Sterben. Da der Mann alleine lebte, musste jemand die Nacht bei ihm verbringen und Klara konnte sich schon ausmalen, dass sie das sein sollte. Der Arzt wollte morgens gegen sechs Uhr zurück sein und Klara allein lassen. Als Pfand übergab er ihr seine kostbare Armbanduhr – sollte er nicht mehr kommen, könnte sie sich die Uhr behalten. Klara ließ sich überreden, denn die Uhr gefiel ihr sehr. Obwohl ihr Nachbar ihr in diesem Zustand nichts mehr anhaben konnte, fühlte sie sich ganz alleine in dessen Nähe überhaupt nicht wohl. Dieser Nachbar war ihr nämlich unheimlich, er hatte ihre Familie zur Zeit der Option immer als *walsche Fockn*[27] beschimpft, nachdem ihr Vater fürs Dableiben optiert hatte. Klara konnte die ganze Nacht kein Auge zutun, aber als der Arzt um sechs Uhr wie versprochen vor ihr stand, war sie enttäuscht, denn die Uhr hätte sie sich gerne behalten. Ihr Nachbar starb erst einige Tage später.

---

27 Italienische Schweine

Die Zeit des Krieges war für alle eine schwierige Zeit, denn die Arbeit auf dem Feld, im Wald und im Stall, die sonst von den Bauern erledigt wurde, verlangte den Frauen viel ab und die gleichzeitige Hungersnot verschlimmerte die Situation von Jahr zu Jahr. Aus den meist kinderreichen Familien erwählte mindestens ein Sohn entweder den Priesterberuf oder ein Mädchen trat einem Kloster bei. Auch Klara spielte in ihrer Jugend mit dem Gedanken ins Kloster zu gehen und einem Leben mit Gott zu folgen. Im „Missionsboten" sah sie Bilder, auf denen Klosterfrauen schöne Kleider trugen, wie sie sie nicht einmal hatte. Zusammen mit einer Jugendfreundin suchte sie tatsächlich in einem Kloster an, bekam jedoch kurze Zeit später einen Brief zurück, in dem genau aufgelistet war, was sie alles mitzubringen hatte. Sogar den Stoff für ihre Kleidung hätten sie selbst besorgen müssen. Klara zeigte den Brief ihrem Vater und als ihn dieser an sich nahm, zündete er ihn vor Klaras Augen an. Er meinte nur: „So ist es am besten." Sie müsse dort viel zu schwer arbeiten und die schöne Kleidung dürfe sie nur für Fotos anziehen. Somit war das Thema für Klara vom Tisch, denn für sie war die Arbeit als Dirn schon anstrengend genug.

Als Klara den Außerebnerhof nach zweijähriger Dienstzeit verließ, nahm sie eine Stelle als Magd im ihr bis dahin vollkommen unbekannten Nachbartal, dem Penser Tal, an. Ihre ältere Schwester Moidl hatte ihr diesen Posten arrangiert. In einer einfachen Holzkiste war ihr gesamtes Hab und Gut verstaut und so machte sich Klara auf einem Pferdegespann auf den Weg. Das letzte Stück des Weges wurde sie von einem Auto mitgenommen. Klara war ziemlich nervös und kann sich noch gut erinnern, wie sie der Großbauer auf den Stiegen seines Wirtshauses in Empfang nahm und sie als Großdirn auf dem Hof willkommen hieß. Zum ersten Mal in ihrem Leben sollte sie von ihm einen Lohn nach einem Jahr bekommen – so wurde es zu Beginn vereinbart. Ihr Lohn sollte ein *Feschttogskiitl*[28] der Sarner Tracht, ein *rupfans Tiechl*[29] und ein paar

28 Festtagsrock
29 Tuch aus grobem Leinen

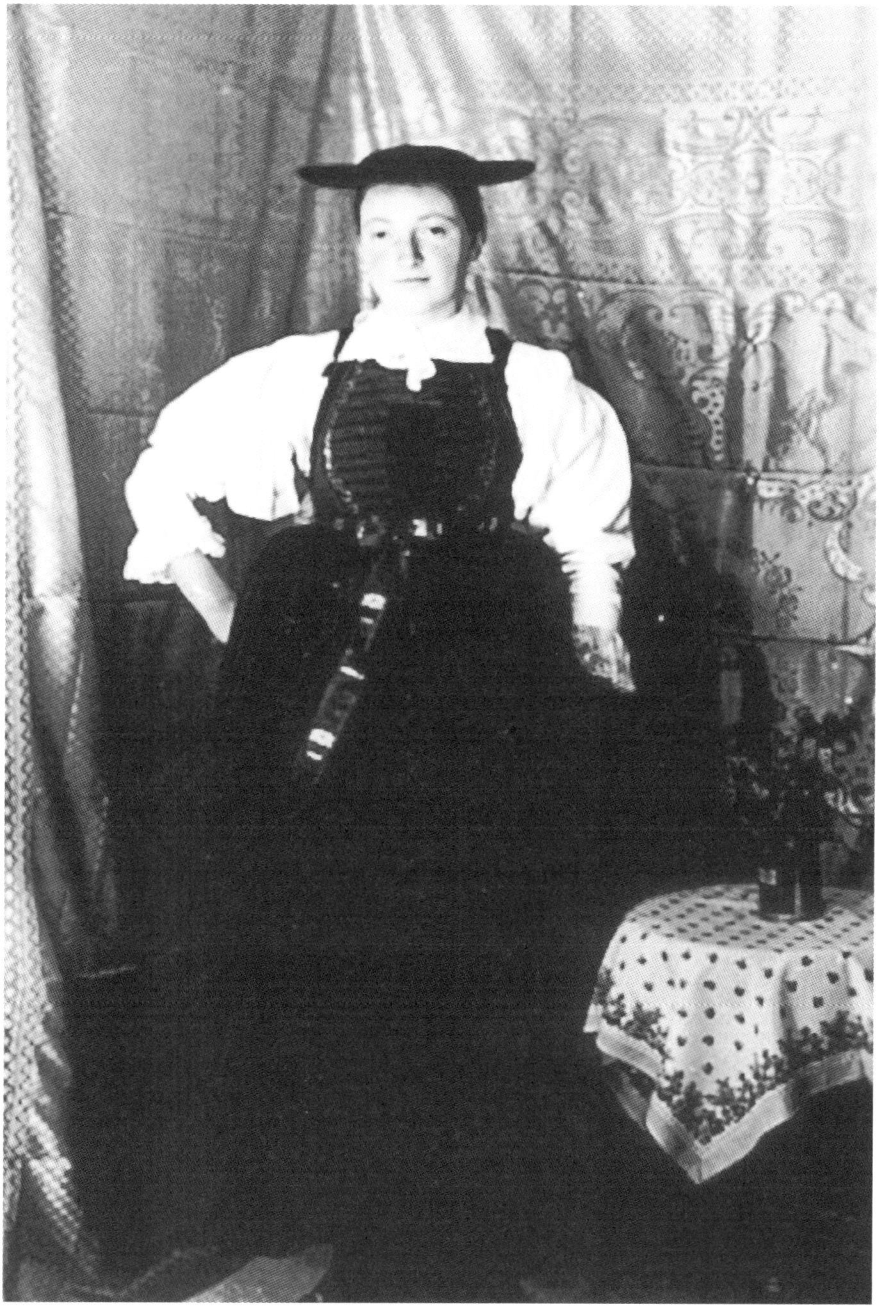

Klara als Zwanzigjährige in der alten Sarner Tracht, 1946

Bairische Schüeh[30] sein. Klara konnte ihr Glück kaum fassen, denn zum ersten Mal sollte ihre schwere körperliche Arbeit belohnt werden. Mit dem Gedanken, in Zukunft eine eigene Tracht zu besitzen, ging Klara die Arbeit etwas leichter von der Hand. Da der Großbauer auch mit den Diensten des Mesners beauftragt war, gehörten zu Klaras täglichen Arbeiten auch das *Morre- und Feiromleitn*[31] mit der kleinen Kirchenglocke, und sonntags wurde mit der großen Glocke geläutet. An einem der vielen Sonntage wäre sie beim Läuten um ein Haar vom Kirchturm gefallen. Von jenem Tag an wurden wieder die zwei Bauernjungen damit beauftragt.

Das Putzen der gesamten Kirche war einzig und allein ihr als Großdirn vorbehalten, die Dirn unter ihr musste ihr dabei nicht zur Hand gehen. Des Öfteren musste sie auch in der Gaststube aushelfen. Der Fußboden in der Gaststube war voller Dreck, denn der Wirt wollte nicht, dass jemand den Boden putzte, da dadurch die im Keller lagernden Weinfässer nass werden konnten. Auch die Tische waren dermaßen verschmutzt, dass ihr einmal ein weiblicher Gast nachrief: „Den Tisch wirst du mit dem *Müsar*[32] abkratzen müssen.“ Von da an begann Klara, wenn sie Zeit hatte, die Tische und die Fenster zu putzen. Und wenn sie alleine war, lüftete sie immer wieder die Gaststube, was sonst nie geschah. Schließlich spülte sie auch mit der Genehmigung des Bauern, der währenddessen im Keller blieb, um sich zu vergewissern, dass kein Wasser heruntertropfte, den Fußboden. Es hätte aber unmöglich Wasser in den Keller gelangen können, dafür war die Schmutzschicht viel zu dick. Erst als Klara den Hof verließ, hatte sie es geschafft, alles sauber zu kriegen und der Bauer hatte mit der Zeit ihren Dienst als Magd immer mehr schätzen gelernt.

Nach dem ersten Arbeitsjahr bekam sie dann endlich ihren Lohn. Sie bekam zwar nicht wie versprochen den fertigen *Kiitl*, aber den Stoff für einen Festtagskittel und ein Tuch. Ihre Schwester hatte ihr versprochen, ihn ihr zu nähen. Klara freute sich wie

30 Trachtenschuhe
31 Morgen- und Feierabendläuten
32 Kochgerät aus Eisen, mit dem das Mus gerührt wird

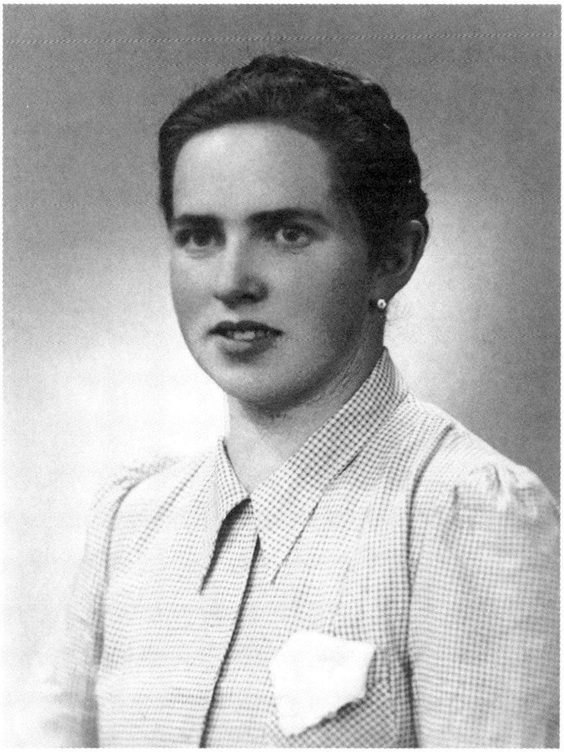

Klaras Freundin Frieda Romen

ein kleines Kind auf diesen Kittel und konnte es nicht erwarten ihn zu tragen, jedoch musste ihre Schwester sie enttäuschen, denn sie konnte nichts aus dem Stoff nähen, da er viel zu alt war und deshalb immer wieder brach. Klaras Enttäuschung war groß, denn wieder einmal war ihre schwere Arbeit nicht angemessen entlohnt worden.

Mit dem Einzug des Herbstes durfte Klara acht Tage zum Wimmen aufs Land, da sie der Bauer an einen Weinbauer verliehen hatte. Jene Tage boten Klara immer eine willkommene Abwechslung und die Verpflegung war äußerst großzügig, denn bereits zum *Holmittog*[33] bekamen sie warme Kartoffeln mit Speck, was sonst eine Ausnahme war. Beim Wimmen lernte sie das Mädchen Frieda Romen kennen und sie tauschten ihre Erfahrungen als Mägde bei den verschiedensten Bauern aus. Eines Tages meinte Frieda zu Klara, ob

33 Gabelfrühstück/Jause, wörtl. „Halbmittag"

sie denn keine Lust hätte, mit ihr die Ausbildung zur Hebamme zu machen. Klara hatte einige Winter die italienische Grundschule besucht, jedoch keinen Mittelschulabschluss und konnte auf Deutsch nicht einmal das Alphabet oder ihren eigenen Namen schreiben – wie sollte sie dann Hebamme werden? Sie wusste zwar nichts über den Beruf, doch war ihr bereits zu diesem Zeitpunkt klar, dass sie nicht ihr ganzes Leben lang Dirn sein wollte. Sie hatte die schwere Arbeit satt. Nach den acht Tagen auf dem Land ließ sie der Gedanke, Hebamme zu werden, nicht mehr los. Die Lehrerin in Pens, eine ältere Dame, gab Klara also Nachhilfe in Deutsch und Mathematik.

Ihre Freundin, „die Frieda vom Land", kam sie dann in Pens besuchen und erzählte ihr, dass sie zuerst die Mittelschule nachhole, um dann die Ausbildung zur Hebamme zu machen. Das nötige Geld wollte sie sich auf der Bank leihen. Frieda redete auf Klara ein, sie möge doch mit ihr gehen. Zu zweit würden sie es schon schaffen. So fasste Klara schließlich den Entschluss, Hebamme zu werden.

Ausbildung zur Hebamme

Die Ausbildung zur Hebamme verlangte Klara alles ab. Ihr ausgeprägter Wille zu kämpfen, den sie bereits von Geburt an hatte, kam ihr da zugute. Ich konnte während unserer Gespräche nur erahnen, wie hart ihre Realität damals wirklich gewesen sein muss. Nicht nur einmal meinte sie zu mir: *„Es hobs heint viel leichtar zi lernin."*[34] Ich kenne Klara mittlerweile schon so gut, dass ich weiß, dass sie nicht jammert oder über Gefühle spricht, aber sie sagt selbst, dass sie diese Zeit der Ausbildung nicht nochmals erleben möchte. Dass sie trotz vieler Momente des Zweifelns immer wieder weitergemacht hat, zeugt von einer Willensstärke, die Klaras Charakter in vielerlei Hinsicht ausmacht. Auch als Hausgeburtshebamme am Berg brauchte sie diese dringend, um überleben zu können. Wir würden sagen: *„Sie hot a Schnei kop."*[35]

Mit zweiundzwanzig Jahren stand Klaras Entschluss fest: Sie wollte Hebamme werden, obwohl sie sich nicht allzu viel unter diesem Beruf vorstellen konnte. Für sie war nur klar, dass sie nicht ein Leben lang Dienstmagd bleiben wollte. Sie wollte als Frau unabhängig sein und für sich selbst sorgen können. Frieda und Klara mussten die dreijährige Mittelschule aber erst nachholen. Klara, die bis dahin nur selten und für kurze Zeit das Sarntal verlassen hatte, wusste nicht, was auf sie zukam. Vielleicht war das auch besser so, sonst hätte sie diesen Schritt wahrscheinlich nie gewagt.

Der Kooperator[36] von Pens ermöglichte es Klara, im Winter 1948 bei den Englischen Fräulein in Meran Obermais die Mittelschule nachzuholen. Untergebracht wurde sie bei einem Obstbauern in

34 „Das Lernen ist für euch heute viel einfacher."
35 „Sie hatte einfach Mut."
36 katholischer Hilfsgeistlicher

Algund, der ihr ein kleines Zimmer gegen Bezahlung zur Verfügung stellte. Klara, die zur Zeit des Faschismus in Südtirol und nach der Option als Dableiberin die Grundschule nur in italienischer Sprache besucht hatte, konnte kein deutsches Wort richtig schreiben. In ihren Schulheften war Rot die vorherrschende Farbe, so viele Fehler machte sie anfangs. Des Öfteren weinte sich Klara in den Schlaf oder lernte bis spät in die Nacht, um dem Unterricht einigermaßen folgen zu können. Es war eine schwere Zeit für beide Mädchen, denn auch von ihren Mitschülern, die viel jünger waren als sie, wurden sie belächelt und gehänselt. Der Kooperator, der inzwischen nach Algund versetzt worden war und hie und da einmal beim Obstbauern, wo Klara untergebracht war, zum Frühstück vorbeikam, nahm sich ihrer an und gab ihr Nachhilfeunterricht, sodass sie dem Unterricht besser folgen konnte.

Über die Weihnachtsfeiertage durften die Mädchen das erste Mal für einige Tage nach Hause. Klara wäre gerne schon früher nach Hause geflohen, doch ein Zurück gab es für sie nicht und an die Reaktion ihrer Eltern, wenn sie aufgeben würde, wagte sie gar nicht zu denken. Vor ihrer Abfahrt meinte der Religionslehrer, ein Geistlicher, zu Frieda und Klara: „Ihr könnt bei dieser Gelegenheit gleich zu Hause bleiben, das wäre viel klüger." Die Tatsache, dass gerade ein Geistlicher ihnen diesen Ratschlag erteilte und nicht einer ihrer anderen Professoren, verärgerte Klara dermaßen, dass sie nach den Feiertagen schon aus Trotz wieder in die Schule zurückkehrte. Klaras Sturheit und unbändige Entschlossenheit halfen ihr auch dieses Mal weiter und brachten sie ihrem Ziel ein Stück näher.

Im Frühjahr 1949 wurde Klara und Frieda bei der Zeugnisverteilung mitgeteilt, dass sie beide den Sommer über noch im Ursulinenkloster im Pustertal Algebra und Latein nachholen mussten, um abschließen zu können. Die unermessliche Geduld eines netten Professors im Pustertal, der sich ihrer beiden besonders annahm, verhalf ihnen im Herbst zum positiven Abschluss. Sie hatten die Mittelschule erfolgreich in nur einem Jahr nachgeholt und meldeten sich sofort in der Hebammenschule in Padua an.

Als Klara ihren Entschluss, Hebamme zu werden, ihren Eltern mitteilte, meinte ihr Vater nur, sie müsse selbst wissen, was sie wolle. Ihre Mutter fügte dem noch hinzu, dass sie sich von ihnen keine finanzielle Hilfe erwarten konnte. Klara besaß selbst kein Geld – als Dienstmagd war sie ja entweder in Naturalien bezahlt worden war oder ihr Verdienst war ihrer Schwester oder ihren Eltern zugefallen. So konnte sie die Studiengebühren nicht bezahlen und musste sich, genauso wie Frieda, das Geld von der Bank leihen. Sie verpflichtete sich, es nach ihrer Ausbildung mit Zinsen zurückzubezahlen.

Im November 1949 war es dann so weit: Frieda und Klara machten sich mit dem Zug auf den Weg nach Padua. Es war ihre bis dahin längste Reise. Beim Abschied zu Hause gab Klaras Vater ihr noch einen Ratschlag mit auf den Weg. Sie solle sich immer, wenn sie alleine reise, zu Soldaten gesellen, dann würde ihr nichts geschehen. Klaras Mutter, die den väterlichen Ratschlag mit anhörte, widersprach energisch. Sie möge doch lieber die Gesellschaft eines Geistlichen suchen, nur dann sei sie wirklich in Sicherheit und in guten Händen. Klara, die nicht wirklich wusste, wessen Ratschlag sie nun befolgen sollte, konnte damals noch nicht ahnen, dass sich bereits in nahester Zukunft die Gelegenheit ergab, die Ratschläge zu erproben.

Klara musste gleich zu Beginn des ersten Studienjahres zurück ins Sarntal, um ihre Impfbescheinigung, die sie vergessen hatte, zu holen. Gegen Abend startete sie in Padua und besann sich sofort im Zug auf den Ratschlag ihres Vaters. Sie hatte nun nämlich tatsächlich die Auswahl zwischen der Gesellschaft von Soldaten und der eines Geistlichen, der alleine in einem Zugabteil saß. Sie entschied sich natürlich für den Geistlichen – nicht auszumalen, was ihre Mutter dazu gesagt hätte, wäre sie ins Abteil zu den Soldaten gegangen. Von Anfang an fiel ihr auf, wie der Geistliche immer wieder an seiner Zeitung vorbeiblickte und sie musterte. Er war es dann auch, der anfing, ihr Fragen zu stellen bezüglich ihrer Herkunft und wo sie denn heute noch hinwolle. Klara, die besonders mit einem Geistlichen nichts anderes kannte, als höflich und zuvorkommend zu sein, beantwortete seine Fragen. Als er sich dann aber näher zu ihr setzte und schließlich seine Hand auf ihr Knie legte, war sie zu verlegen und zu verblüfft, um seine Hand wegzuschieben. Der Geistliche musste in Trient aussteigen und zum Glück war der Bahnhof in unmittelbarer Nähe. Dort angekommen, verabschiedete er sich dann auch von Klara und verließ das Abteil. Sie war erleichtert, musste jedoch nach einigen Minuten feststellen, dass er wieder vor ihr stand mit der Begründung, er habe es sich nun anders überlegt und wolle eine Nacht im Hotel Laurin in Bozen verbringen. So könne sie bei ihm schlafen, denn zu so später Stunde könne sie unmöglich noch den Heimweg ins Sarntal antreten. Klara bekam es mit der Angst zu tun und wartete nur, bis sie endlich in Bozen ankamen. Den Zugbahnhof verlassen, fing sie an zu laufen, so schnell sie nur konnte. Der Geistliche verfolgte sie ein Stück ihres Weges, gab es dann jedoch auf. Zum Glück war zu jener Zeit gerade ihre Schwester in Gries untergebracht und so konnte Klara die Nacht bei ihr verbringen.

Als sie diesen Vorfall später ihren Eltern schilderte, fühlte sich ihr Vater in seinem Ratschlag nur bestätigt und ihre Mutter glaubte kein Wort der Geschichte. Ein Geistlicher hätte das nie getan.

Frauen und Mädchen aus ganz Italien kamen nach Padua, um dort die dreijährige Hebammenausbildung zu absolvieren. Frieda und Klara waren neben einigen weiteren Südtirolerinnen die einzigen Deutschsprachigen unter ihnen.

Die Lehrbücher, die Klara kaufen musste, waren natürlich in italienischer Sprache verfasst. Erst als sie schon tätige Hebamme war, schenkte ihr jemand ein deutsches Lehrbuch – wie sehr hätte sie dieses bereits in ihrer Ausbildung gebraucht und um wie viel leichter hätte sie manches verstanden. Das erste Jahr waren Frieda und sie gegen Bezahlung im Heim der Sorelle della Misericordia am Prato della Valle untergebracht. Im zweiten und dritten Jahr wechselten sie ins Heim der Universitätsklinik, waren somit intern untergebracht und mussten nichts mehr bezahlen. Dafür verpflichteten sie sich jedoch, im Krankenhaus auszuhelfen, wann immer ihre Hilfe gebraucht wurde.

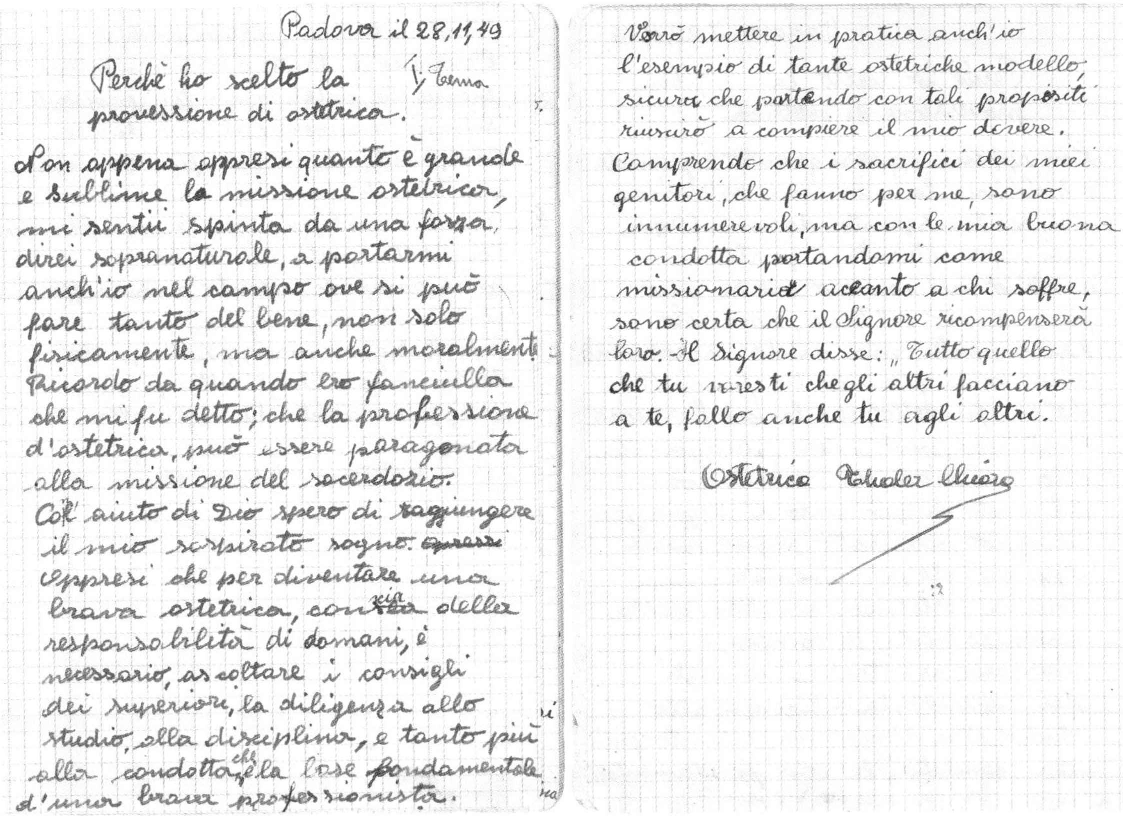

Padova il 28.11.49

Perchè ho scelto la professione di ostetrica. 1) Tema

Non appena appresi quanto è grande e sublime la missione ostetrica, mi sentii spinta da una forza, direi sopranaturale, a portarmi anch'io nel campo ove si può fare tanto del bene, non solo fisicamente, ma anche moralmente. Ricordo da quando ero fanciulla che mi fu detto; che la professione d'ostetrica, può essere paragonata alla missione del sacerdozio. Coll'aiuto di Dio spero di raggiungere il mio sospirato sogno. Appresi che per diventare una brava ostetrica, conscia della responsabilità di domani, è necessario, ascoltare i consigli dei superiori, la diligenza allo studio, alla disciplina, e tanto più alla condotta, che è la base fondamentale d'una brava professionista.

Vorrò mettere in pratica anch'io l'esempio di tante ostetriche modello, sicura che partendo con tali propositi riuscirò a compiere il mio dovere. Comprendo che i sacrifici dei miei genitori, che fanno per me, sono innumerevoli, ma con la mia buona condotta portandomi come missionaria accanto a chi soffre, sono certa che il Signore ricompenserà loro. Il Signore disse: „Tutto quello che tu vorresti che gli altri facciano a te, fallo anche tu agli altri.

Ostetrica Schuler Chiara

Aufsatz für die Hebammenschule in Padua, in dem Klara erklären musste, was sie dazu bewogen hat, Hebamme zu werden. Klara beschreibt, dass sie sich wie durch eine „übernatürliche Kraft" dazu geleitet fühlte, und vergleicht den „erhabenen" Beruf der Hebamme mit dem des Priesters. Mit der Hilfe Gottes hofft sie, ihren Traum erreichen zu können.

In ihrem ersten Ausbildungsjahr begannen die Vorlesungen um 10 Uhr und dauerten ungefähr zwei Stunden. Den Nachmittag verbrachte Klara meistens mit Lernen, denn vieles mussten sich die Schülerinnen alleine aneignen. Im ersten Jahr kam es nur selten vor, dass sie zu einer Geburt hinzugezogen wurden. Wenn doch, durften sie diese nur aus der Entfernung beobachten. Als Klara zum ersten Mal eine Geburt sah, dachte sie sich nur „Was für eine Sauerei", obwohl es sich um eine normale Spontangeburt ohne Komplikationen handelte.

Klara und Frieda waren anfangs unzertrennlich, auch weil sie füreinander fast die einzige Möglichkeit boten, deutsch zu sprechen. Diese Tatsache blieb von den anderen nicht unbemerkt und es dauerte nicht lange, bis sie bei den Arbeiten im Krankenhaus voneinander getrennt wurden. Klara war nun auf sich selbst gestellt,

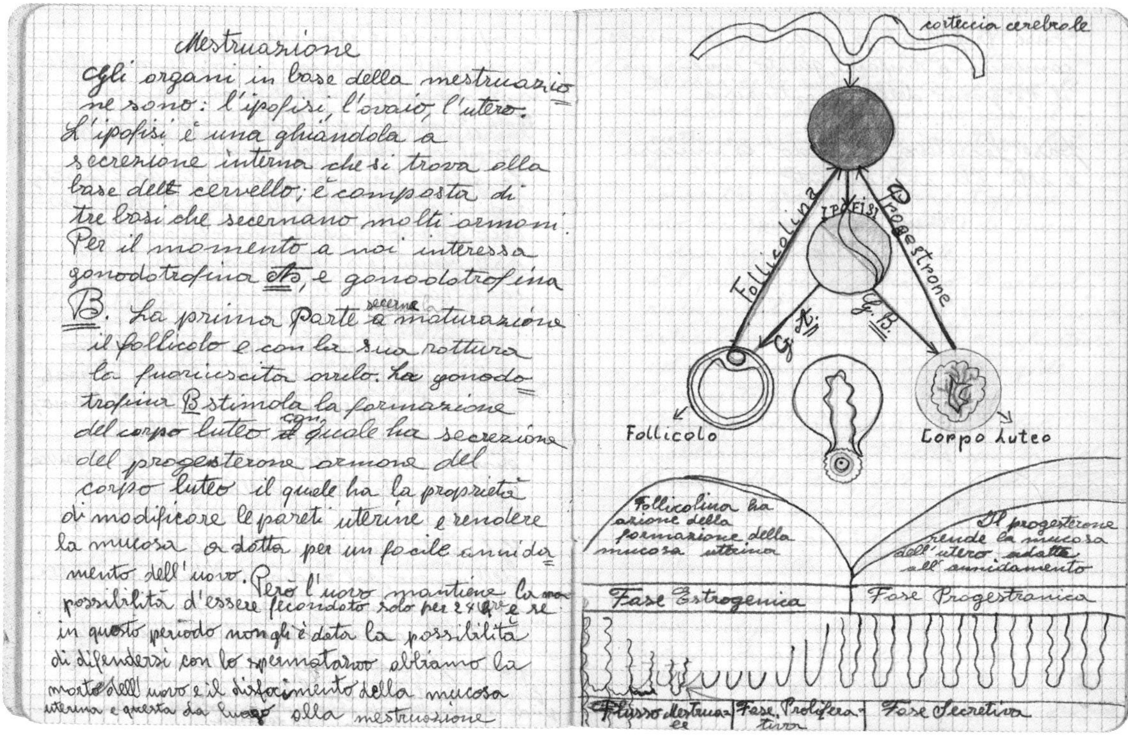

Mitschrift und Zeichnungen zum Menstruationszyklus aus dem ersten Ausbildungsjahr

gewöhnte sich jedoch schnell an die Tatsache, nun viel mehr Italienisch sprechen zu müssen. Erst ab diesem Zeitpunkt lernte sie die Sprache wirklich gut in Wort und Schrift. Gewissenhaft und pflichtbewusst verrichtete Klara jede Aufgabe, die ihr aufgetragen wurde. Sie scheute keine Arbeit – auch nicht solche, die andere Schülerinnen mieden.

Im zweiten Ausbildungsjahr, als Klara in der Klinik untergebracht war, sah ihr Alltag durch die Mithilfe im Krankenhaus schon arbeitsreicher aus. Der Tag begann bereits frühmorgens mit der heiligen Messe. Dabei mussten die Schülerinnen entweder die Dienste eines Mesners oder die der Ministranten ausführen. Danach erhielten sie in einer Mensa Frühstück, das immer nur aus einem Krapfen und einem Kaffee bestand. Klara war davon nie satt und hatte ständig sehr großen Hunger. Nach dem Frühstück mussten die Studentinnen in einem großen Saal voller Patientinnen die Urinschüsseln entleeren und putzen. Jeder von ihnen wurde ein bestimmter Bereich zugeteilt und eine bestimmte Anzahl von Frauen, bei denen sie anschließend noch Fieber messen mussten. Diesen Bereich

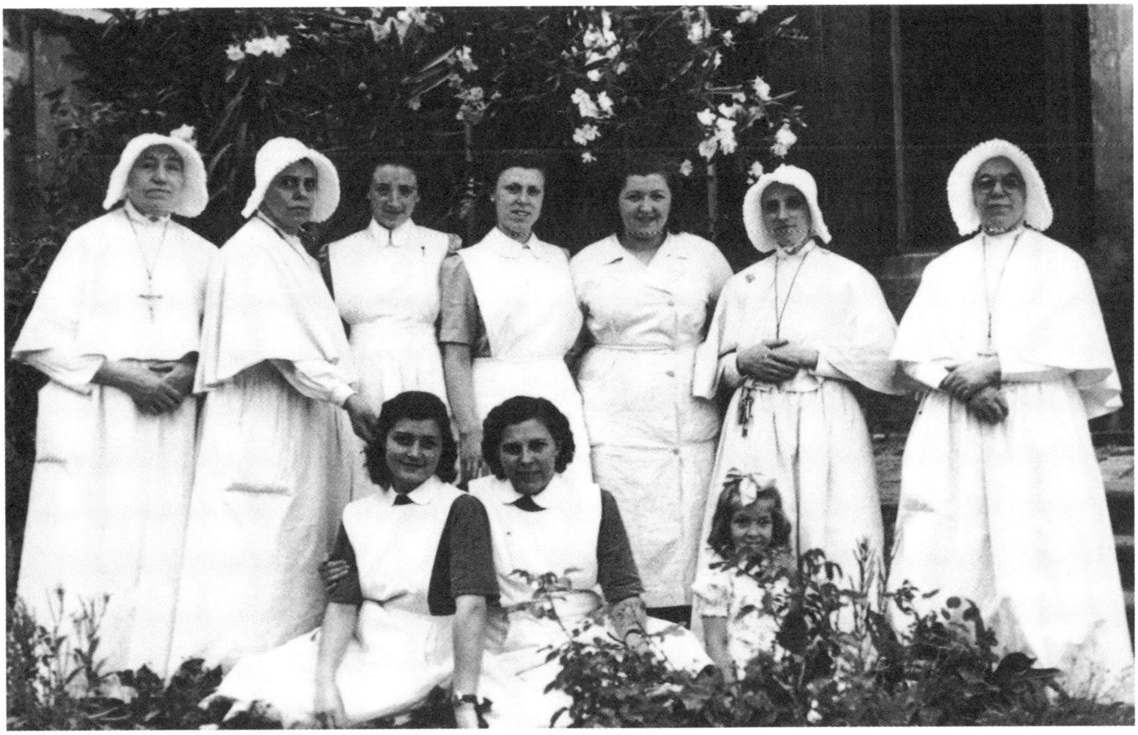

Klara (Dritte von links, hinten) mit Schülerinnen und Lehrerinnen der Universitätsklinik in Padua, 1951

sauber zu halten, war auch Teil ihrer Arbeit, sodass keine Putzfrauen benötigt wurden. Danach ging es zur zweistündigen Vorlesung und anschließend zum Mittagessen. Im zweiten Jahr durften sie auch öfters am Nachmittag bei Geburten anwesend sein. Zehn bis zwölf Hebammenschülerinnen standen dann im Gebärzimmer und durften die Geburten mitverfolgen, ohne zu sprechen oder etwas anzurühren. In diesem Raum standen drei gynäkologische Stühle, auf denen die Frauen entblößt vor ihnen allen lagen. Nur während der Presswehen wurden sie in den Kreißsaal gebracht. Die meisten Frauen wandten sich deshalb auch erst in der letzten Phase der Geburt an die Klinik und die Studentinnen bekamen kaum eine Gebärende früher zu Gesicht.

Jeder Frau stand eine Hebamme zu und meistens war noch eine zweite Hebamme anwesend, die ihrer Kollegin bei der Geburt half oder währenddessen den Studentinnen erklärte, was sie gerade sahen. Einige Hebammen erklärten ausführlicher und lehrreicher, andere nahmen die Studentinnen nicht einmal wahr. Wurde ein Arzt benötigt, eilten mit diesem meistens noch Medizinstudenten

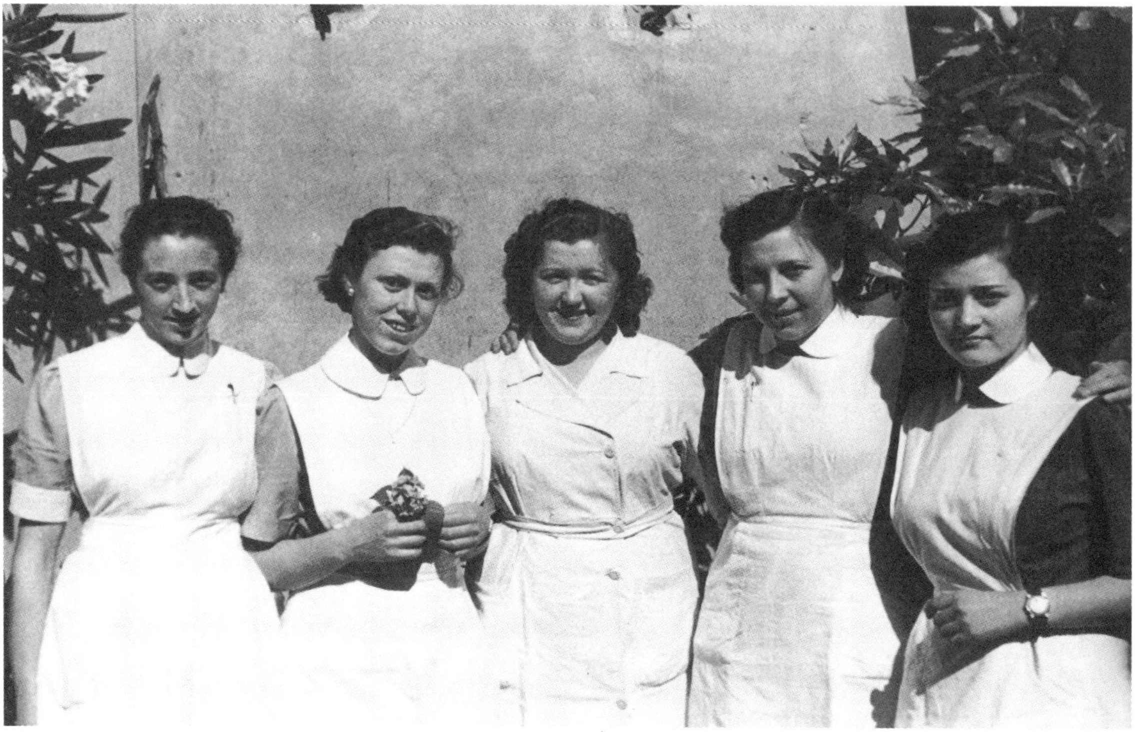

Klara (Erste von links) mit Schülerinnen und der Vizedirektorin im Garten der Universitätsklinik in Padua, 1951

herbei, sodass der Raum ziemlich voll war. Das Gesehene musste von ihnen dann in einem Aufsatz festgehalten werden.

Klara bewunderte vor allem ihre alte Lehrhebamme in Padua, deren praktische Tipps ihr in ihrem späteren Berufsleben öfters zugutekamen. Sie brachte den Schülerinnen zum Beispiel bei, ohne geburtshilfliche Instrumente bei Geburten assistieren zu können oder wie auch sie die Plazenta manuell lösen konnten, wenn kein Arzt vor Ort war, um das Leben der Frau zu retten. Das war für Klara auf den entlegensten Höfen oft bitter nötig.

Klara fuhr selten nach Hause – zu weit war der Weg und auch zu teuer für einen kurzen Aufenthalt. Nur zu Weihnachten und Ostern besuchte sie ihre Familie. Ihre Freizeit verbrachte sie meistens im Garten der Klinik, der ihr Ruhe und vielleicht auch ein wenig Heimatgefühl gab.

In jener Zeit half Klara auch in dem 300 Meter entfernten Krankenhaus San Massimo aus. Dort waren alle Krebspatienten in einem großen Saal mit vierzig Betten untergebracht. Vier Monate sollte sie dort mithelfen und sich um die Frauen kümmern. Eigentlich sollten alle Studentinnen dort einige Zeit arbeiten, doch einige taten es nie. Sie waren der Meinung, sie würden sich dann mit dem Krebs infizieren, und ekelten sich vor den Frauen. Klara grauste sich eigentlich vor nichts, und dass Krebs ansteckend sein sollte, glaubte sie nicht. Für sie war nur ausschlaggebend, dass diejenigen, die sich in San Massimo meldeten, mehr zu essen erhielten, und das kam Klara überaus gelegen. Ihr Hunger war immer so groß, dass es ihr auch nichts ausmachte, die Essensreste der Krebspatientinnen aufzuessen. In dieser Abteilung hatte sie zum ersten Mal genug zum Essen und den Frauen tat sie damit einen großen Gefallen, denn die hatten keinen oder nur wenig Appetit. Klara konnte sogar übriges Essen an die Bettler vor der Klinik verteilen. Auch die Milchhaut, die auf der Milch des morgendlichen Kaffees der anderen Bediensteten entstand, aß Klara, sodass sie immer eine Tasse voller Milchhaut hatte. Die Frauen schenkten ihr auch Zigaretten als Wertschätzung ihrer Arbeit. Mit Zigaretten konnte sie zwar nichts anfangen, da sie nicht rauchte, aber sie tauschte sie dann bei ihren Kolleginnen gegen Krapfen.

Einige Wochen verbrachte sie mit Frieda gemeinsam in San Massimo. Eine ihrer Tätigkeiten war, die Strahlentherapie der Frauen vorzubereiten, meistens bis spät in die Nacht. Frauen, die an Gebärmutterkrebs erkrankt waren, wurden sogenannte Röhrchen eingeführt. Klara musste hierfür Radium in dünne Gummischläuche abfüllen und diese beidseits mit einem Seidenfaden zuknüpfen. Den Frauen wurden diese Röhrchen in den Gebärmutterhals eingeführt und fünf bis sechs Tage dort gelassen. Klara konnte bei den Patientinnen daraufhin keine Besserung feststellen, sondern erinnert sich nur noch allzu gut an den Gestank beim Entfernen der Röhrchen.

Eines Abends, als Klara und Frieda wieder mit dem Abfüllen der Röhrchen beschäftigt waren, kam zufällig der Direktor der Klinik vorbei. Schockiert fragte er die beiden Studentinnen, was sie hier machten und wies sie an, sofort alles in den Schrank zu räumen. Er öffnete Fenster und Türen und schimpfte mit ihnen – sie hätten keine zehn Jahre mehr zu leben, wenn sie diese Arbeit ohne Handschuhe verrichteten. Klara ist davon überzeugt, dass das einigen an der Schule egal gewesen wäre, da sie ja nur Deutsche waren. Immer wieder bekamen sie das zu spüren, mussten härter oder länger arbeiten und bekamen Klaras Meinung nach auch weniger zu essen. Ihre italienischsprachigen Kolleginnen entleerten etwa die eine oder andere Bettschüssel nicht und behaupteten dann, Klara oder eine der anderen Südtirolerinnen hätten sie nicht geleert. Besonders die Vizedirektorin der Hebammen hatte es auf die deutschsprachigen Studentinnen abgesehen. Wo es nur ging, wurden sie benachteiligt und vor den anderen bloßgestellt. Sie pflegte sie mit *Crucchi*[37] anzusprechen. Um Verwechslungen auszuschließen, fügte sie dem noch den Nachnamen der jeweils gemeinten Studentin bei: „*Crucca* Thaler" oder „*Crucca* Romen". Etwas gegen diese erniedrigende und beleidigende Anrede zu unternehmen traute sich jedoch niemand – zu schnell wären sie dann von der Schule geflogen oder noch mehr schikaniert worden. Richtig verärgert war Klara dann, als sich diese Vizedirektorin eines Tages in der Klinik, wo sie auch wohnte, das Leben nahm. Es ging das Gerücht um, sie sei schwanger gewesen. Niemand konnte das jedoch mit Bestimmtheit sagen und deshalb blieb ihr Beweggrund für die Tat ein Geheimnis. Klara musste mit drei weiteren Südtirolerinnen eine ganze Nacht ausgerechnet bei ihr Totenwache halten. Die ganze Nacht ärgerte sie sich darüber, dass genau die Deutschsprachigen, die diese Frau immer verachtet hatte, nun die ganze Nacht bei ihr verharren mussten.

Wie jene lange Nacht der Totenwache wird Klara auch den Namen Caterina in Zusammenhang mit dieser Abteilung nie mehr vergessen – zu einprägsam war die letzte Begegnung mit dieser Frau. Bereits seit ungefähr zehn Jahren war die vierzigjährige Caterina Krebspatientin in San Massimo. Alle kannten sie und ihre traurige Lebensgeschichte. Sie war bereits im Alter von zwölf Jahren von ihrer eigenen Mutter, einer Prostituierten, zur Prostitution

37 beleidigende Bezeichnung für Deutschsprachige

gezwungen worden. In ganz Italien waren die beiden ihrer Arbeit nachgegangen und es hatte ihnen niemals an Geld gefehlt. Sie hatten viel gesehen und gut gelebt. Als ihre Mutter verstarb, blieb Caterina nichts anderes übrig, als weiterzumachen, denn sie hatte ja nichts anderes erlernt. Es dauerte jedoch nicht lange und sie erhielt die Diagnose Krebs. Seitdem war sie Patientin in San Massimo, denn sie plagten ständige Schmerzen und sie war deshalb auf Schmerzmittel angewiesen. Die letzten Jahre konnte sie sich auch nicht mehr gut auf den Beinen halten. Für Klara war Caterina ein Teil dieser Abteilung und auch sie mochte Klara besonders gern. Nur sie wollte ihre Hand halten, wenn sie wieder einmal Angst vor dem Sterben hatte. Alle anderen wollten nicht mit ihr in Berührung kommen. Caterina wollte Klara darauf aufmerksam machen, dass es ihre Aufgabe sei, junge Mädchen zu warnen, denselben Fehler wie sie zu machen, vor allem dann als Hebamme. Ihr Schicksal, nicht leben, jedoch auch nicht sterben zu können, wollte sie keinem zumuten. Caterina plagten oft unerträgliche Schmerzen und Klara erkannte sie nach einiger Zeit schon an ihrem Schreien. Es kam nicht selten vor, dass sie vor allem nachts plötzlich vor Klara stand, obwohl sie sich kaum auf den eigenen Beinen halten konnte.

In der Nacht in der Caterina starb, erwachte Klara, die eingenickt war, plötzlich von ihren Schreien. Sie ging an Caterinas Bett und verabreichte ihr die Spritze mit dem Schmerzmittel. Caterina hielt Klara mit beiden Händen am Handgelenk fest und meinte: „Ich sterbe heute Nacht und dich nehme ich mit." Tatsächlich starb sie kurze Zeit später und Klara, die immer noch von ihr gehalten wurde, konnte sich nicht mehr aus ihrem Griff befreien. Die Hände der toten Caterina hatten sich so stark um ihre Handgelenke verschlossen, dass es ihr Schmerzen bereitete und sie sich nicht mehr selbst befreien konnte. Klara rief lautstark um Hilfe und kurze Zeit später trafen einige Studenten ein. Zu viert hatten sie dann noch alle Mühe, die Finger der Toten zu öffnen und Klara zu befreien. Der Schock jener Nacht saß Klara so tief in den Knochen, dass auch sie von da an Abstand hielt zu den Frauen mit Krebsdiagnose. Nicht noch einmal wollte sie in so eine Lage geraten.

Durch ihre Zuverlässigkeit in jeder Hinsicht war ihr der Direktor besonders zugetan, er schätzte Schülerinnen wie Klara sehr. So kam es des Öfteren vor, dass Klara von ihm ein kleines Taschengeld bekam, womit sie sich zum Beispiel eine neue Schürze oder Strümpfe kaufen konnte. Der Direktor nahm Klara fast immer mit in den Operationssaal, wenn er operierte. Klara, die für ihre Genauigkeit bereits bekannt war, wurde dort vor allem mit dem Zählen der Operationstücher und Instrumente beauftragt, denn es kam vor, dass Tücher fehlten und im Bauch der Patienten dann wieder zum Vorschein kamen.

An einer katholischen Universität durfte natürlich der Theologieunterricht nicht fehlen. Der Geistliche, der die Vorlesungen hielt, wurde von einigen Schülerinnen jedoch hart auf die Probe gestellt bezüglich seines Zölibats. Es kam zu seltsamen Zwischenfällen, als sich Studentinnen beispielsweise fast nackt in der Klasse auszogen und auch obszöne Fragen an den Geistlichen richteten. Es kursierten immer wieder Gerüchte über das unsittliche Verhalten des Geistlichen. So berichtete eine Studentin etwa, wie er ihr im Beichtstuhl zwischen seinen Beinen die Hände gewärmt haben soll. Klara wusste nicht, was sie glauben sollte, Tatsache war jedoch, dass sie so dem Unterricht nicht mehr folgen konnte und wollte.

Jeden Tag um fünf Uhr mussten zwei der Schülerinnen dem Geistlichen bei der Kommunion und beim Vorbereiten der Messe behilflich sein. Eine ihrer italienischen Kolleginnen schilderte Klara, der Geistliche habe ihr dabei unter den Rock gefasst. So mied Klara die Messfeiern, besuchte von da an die Messen in der nahegelegenen Antoniuskirche und nahm auch nicht mehr an den Theologievorlesungen teil. Frieda wollte die Vorkommnisse unbedingt dem Bischof melden und wollte, dass Klara sie begleitete. Monatlich kam nämlich der Bischof zu Besuch, um sich bei jeder Einzelnen zu informieren, wie es ihnen erging. Die Schülerinnen wurden von ihm auch darauf aufmerksam gemacht, was sie ihrerseits besser machen konnten, und wenn es zu Zwischenfällen gekommen war, bekamen sie sogenannte schwarze Punkte als ein Zeichen von Ungehorsam. Auch Klara und ihre Freunde, die den Vorlesungen

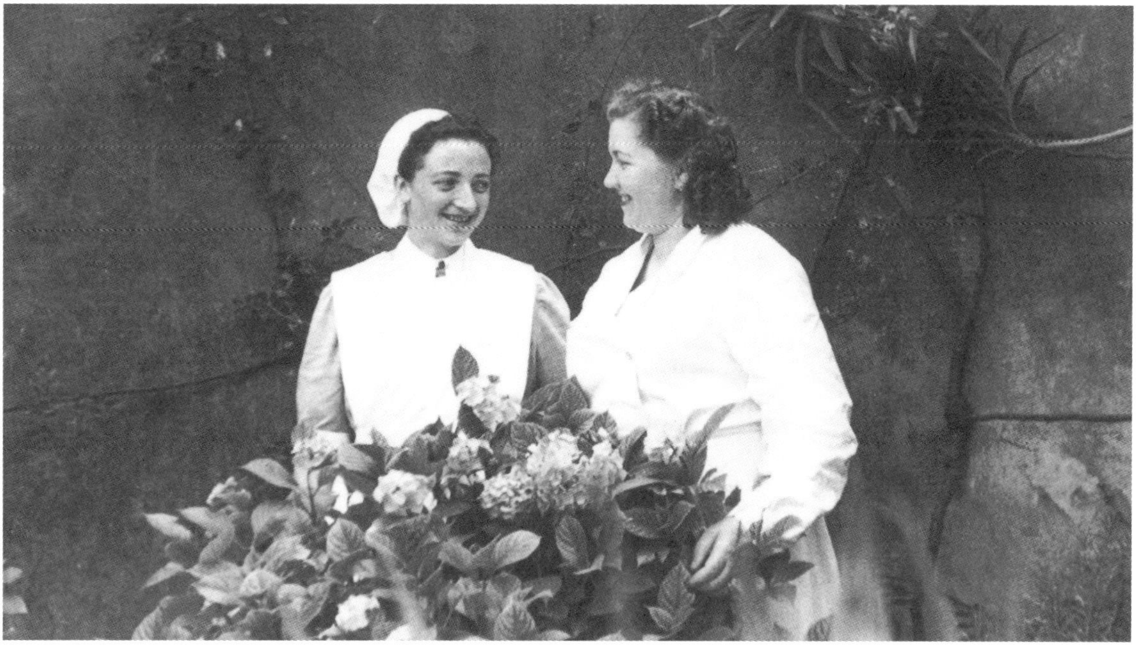

Klara mit der Vizedirektorin der Universitätsklinik in Padua, 1952

ferngeblieben waren, hatten dafür einen schwarzen Punkt erhalten. Nun wollten Klara und Frieda ihr Fernbleiben dem Bischof gegenüber begründen. Frieda schilderte verschiedene Vorkommnisse und ärgerte sich so sehr, dass sie dabei sogar öfters die Stimme erhob, und Klara bestätigte alles. Der Bischof hörte sich alles an und versicherte ihnen, er würde etwas dagegen unternehmen, damit sie wieder den Vorlesungen beiwohnen konnten. Der Bischof hielt sein Wort und der Geistliche wurde versetzt. Einige Wochen nach seiner Versetzung in ein Soldatenlager in die Nähe von Venedig erhielten sie von dem Geistlichen Post. Er schrieb ihnen, dass er sich bei ihnen bedanken möchte, denn in Gegenwart der vielen Mädchen war er in Versuchung geraten.

Die Schülerinnen des dritten Jahres wurden auch mit der Anamneseerhebung beauftragt, das bedeutete, dass sie den Gebärenden oder den Wöchnerinnen Fragen bezüglich ihrer Herkunft, Krankheiten und Geburten stellten, aber auch zum Kindsvater. Klara erwies sich auch bei dieser Tätigkeit als sehr gewissenhaft und genau. Sie konnte den Frauen so manches entlocken, sodass es immer wieder hieß, dass bei schwierigen Gesprächen nach der Schülerin Thaler gerufen werden sollte, denn die erfuhr alles von den Frauen. Sie hatten auch im Unterricht gelernt, wie man am besten ein Gespräch führte. Klara blieb der Satz des Dozenten noch ein Leben lang in Erinnerung: „Wenn man den Frauen in die Augen sieht, öffnet sich ihr Herz."

Eines Tages musste Klara eine ganz außergewöhnliche Anamnese machen: Die Mutter Oberin eines von der Universität nicht weit entfernten Klosters wandte sich an die Geburtenabteilung der Klinik mit ihrer angeblich schwangeren Nichte und verlangte für sie ein Einzelzimmer, ein sogenanntes Klassezimmer. Die Oberin gab an, dass die Eltern der Schwangeren früh verstorben seien und sie sich seitdem um diese gekümmert hätte. Das Mädchen sei dann dem Orden beigetreten. Über den Kindsvater wurde natürlich kein Sterbenswörtchen verloren und das Kind sollte nach der Geburt sofort zur Adoption freigegeben werden.

Die Geburt eines kräftigen Jungen erfolgte ohne Probleme. Das Kind wurde der Mutter nicht gezeigt, da es zur Adoption freigegeben werden sollte, so wie es die Oberin bereits veranlasst hatte, obwohl die Mutter darunter litt und um ihr Kind weinte. Dem Direktor der Klinik war die aufgetischte Geschichte nicht ganz geheuer, denn es gab zu viele Ungereimtheiten. Außerdem wollte ein Medizinstudent unbedingt bei dieser Geburt dabei sein und hatte ihn persönlich darum gebeten. Als dieser dann bei der Geburt sichtlich mehr gerührt war als normalerweise, beauftragte der Direktor Klara, mit der Wöchnerin alleine zu sprechen, um sie bezüglich des Kindsvaters nochmals auszufragen. Klara machte sich also auf den Weg zur Frau und vergewisserte sich auch, dass die Mutter Oberin nicht im Haus war, die ihre Nichte nur sehr ungern aus den Augen ließ. Klara begann die Befragung in italienischer Sprache, musste jedoch feststellen, dass die etwa dreißigjährige Frau ihr nur in gebrochenem Italienisch antwortete. Erleichtert stellte Klara fest, dass auch die Wöchnerin aus Südtirol kam – sie freuten sich beide, sich in ihrer Muttersprache unterhalten zu können. Die Frau war eine Boznerin und bald sah sie in Klara eine Vertraute. Sie erzählte ihr, dass ihre Mutter verstorben war, als sie sechzehn Jahre alt gewesen war, sodass ihr Vater sich gezwungen gesehen hatte, das Mädchen in die Obhut der Oberin ins Kloster zu geben – allerdings unter der Bedingung, dass sie selbst mit ihrer Volljährigkeit entscheiden könne, ob sie im Kloster bleiben wollte oder ein Leben außerhalb des Klosters bevorzugte. Die Mutter Oberin hatte das Mädchen jedoch fest in der Hand und so sehr beeinflusst, dass sie wenige Jahre später als Novizin in den Orden eintrat. Was Klara dann zu Ohren bekam, wollte sie damals noch nicht so recht glauben, denn wie sie selbst sagt: „Damals habe ich gedacht, das seien alles Heilige. Heute weiß ich es besser – man kann für Geld alles kaufen." Die Klosterfrau gestand Klara nämlich, dass die Mutter Oberin die schönsten unter den jungen Klosterfrauen gegen Geld an reiche Männer verlieh, um die Nacht mit ihnen zu verbringen. Klara wollte und konnte das nicht glauben, jedoch war ihr auch klar, dass die Frau im Zölibat nicht schwanger geworden sein konnte. Diese konnte nicht mehr aufhören zu weinen und erzählte ihr dann auch von wem das Kind sei: von einem Medizinstudenten, in den sie sich verliebt hatte. Sie wünschte sich nichts sehnlicher, als mit diesem und ihrem gemeinsamen Sohn zusammen ein Leben außerhalb des Klosters zu führen. Der Direktor, den Klara von der Situation in Kenntnis gesetzt hatte, fuhr höchstpersönlich nach Rom um das Gelöbnis der Frau gegenüber dem Kloster für nichtig erklären zu lassen, da es offensichtlich nur unter Zwang stattgefunden hatte. Der Mutter Oberin wurde fortan der Besuch ihres Schützlings untersagt. Schließlich kam es zu einem guten Ende für die junge Familie, denn die Südtirolerin konnte aus dem Kloster austreten, bekam ihren Sohn zurück und wanderte mit dem Medizinstudenten ins Ausland aus, wo sie ein neues Leben beginnen konnten.

Klara musste während ihrer Zeit als Hebammenstudentin auch etwas erleben, auf das sie nicht stolz ist und das sie bisher für sich behalten hat. Diese Nacht vor so vielen Jahren nochmals in Gedanken zu erleben, fällt Klara auch heute nicht leicht. Es war bereits Abend, als ein Geburtshelfer, der bei den Hebammenschülerinnen immer Vorlesungen hielt, in Klaras Zimmer kam und sie aufforderte, sich anzuziehen und mit ihm zu kommen. Klara war etwas verblüfft, gehorchte jedoch der Aufforderung, da sie diesen Arzt als Dozenten sehr schätzte. Auf ihre Frage, wo sie denn mit ihm hin müsse, wusste er auch keine Antwort. Der Direktor der Schule hatte ihn lediglich damit beauftragt, Klara als Hebamme mitzunehmen und vor der Klinik auf ein Auto zu warten, das sie beide dann zu einer Geburt brächte. Klara hatte ein mulmiges Gefühl bei der ganzen Sache und wäre am liebsten wieder auf ihr Zimmer gegangen. Die ganze Geschichte sollte aber noch mysteriöser werden. Nach einigen Minuten des Wartens hielt tatsächlich ein Auto vor ihnen, einer von zwei Männern stieg aus und forderte sie auf, im Auto Platz zu nehmen. Noch im Stadtgebiet von Padua wurden ihr und dem Arzt die Augen mit Augenbinden verbunden. Es wurde ihnen lediglich gesagt, sie müssten bei einer Gebärenden Geburtshilfe leisten, hätten dort kein Wort zu sprechen und nur ihre Arbeit zu erledigen. Klaras mulmiges Gefühl steigerte sich zunehmend und sie fühlte sich bei der ganzen Sache unwohl. In welch eine Situation hatte sie der Arzt bloß gebracht? Nach einer Weile – Klara hatte kein Gefühl dafür, wie lange sie gefahren waren – hielten sie an. Die Augenbinden wurden ihnen entfernt und sie befanden sich vor einem Haus auf einem Hügel. Von den beiden Männern wurden sie ins Haus begleitet. Tatsächlich lag dort eine hochschwangere Frau bereits seit Längerem in den Wehen, denn die Geburt war schon ziemlich weit fortgeschritten. Die Frau – so um die 30 Jahre, schätzte Klara – schrie und weinte verzweifelt. Am Kopfende ihres Bettes standen zwei Männer und stellten sicher, dass Klara nicht mit der Gebärenden sprach. Darum wusste sie nicht, ob diese aufgrund des Geburtsschmerzes weinte oder aufgrund der Umstände unter denen sie ihr Kind zur Welt brachte.

Klara hielt sich an die Abmachung und sprach mit niemandem, auch nicht mit der Gebärenden, sondern tat lediglich ihre Arbeit. Die Geburt – Klara war der Meinung, es war das erste Kind der Frau – gestaltete sich nicht problematisch. Es wurde nach kurzem Warten ein gesunder Knabe geboren. Klara nabelte den Jungen ab und wurde von den Männern aufgefordert, das Kind sofort zu taufen. Der Junge wurde anschließend in Stoffwindeln gewickelt und von einem Mann aus dem Zimmer gebracht. Der Mutter, die erschöpft auf dem Bett lag und immer noch weinte, wurde ihr Sohn nicht einmal gezeigt. Klara war die ganze Situation überaus unangenehm. Sie versorgte die Frau und wartete noch auf die Nachgeburt. Der Arzt füllte alle Dokumente aus und unterschrieb sie. Als sie alles erledigt hatten, wurden sie wieder zum Auto begleitet. Sie bekamen wieder die Augenbinden um und wurden einige Fahrtzeit später vor der Klinik abgesetzt. Klara wollte vom Arzt sofort wissen, was das bloß sollte, wo sie da mit hineingezogen worden war. Aber auch der Arzt schwor, nicht mehr zu wissen als sie selbst. Lange Zeit später rätselten sie immer noch, um was für eine Geburt es sich dabei wohl gehandelt haben muss, und mutmaßten, dass es der Sohn eines wohlhabenden oder einflussreichen Mannes war, dessen Existenz verheimlicht werden musste. Klara gab dem Arzt und dem Direktor der Schule zu verstehen, dass sie nie wieder zu so einer Geburt gerufen werden wollte – lieber fahre sie dann nach Hause.

Es war üblich, dass bei Frauen wohlhabender oder angesehener Männer der Direktor der Klinik höchstpersönlich bei der Geburt anwesend war. Diese Frauen genossen dann auch das Privileg, alleine in einem Zimmer zu gebären, nicht in Anwesenheit anderer Frauen. Sonntags war der Direktor jedoch nie in der Klinik und wurde immer von einem seiner Kollegen vertreten. So lag eines Sonntags eine dieser wohlhabenden Frauen in den Wehen. Der Vizedirektor hatte Dienst und Klara war im Kreißsaal eingeteilt. Sie konnte den Vizedirektor nicht gut leiden, er wirkte auf sie arrogant. Er würdigte sie keines Blickes, grüßte sie nicht und hielt es auch nicht für angemessen, den Studentinnen etwas zu erklären oder ihnen etwas beizubringen.

Es lag also diese wohlhabende Frau in den Wehen und Klara wurde am Ende der Geburt mit einigen anderen Studentinnen noch hinzugeholt. Sie alle sollten der Frau die Hand halten und sie unterstützen. Klara erinnert sich, wie sie der Frau wortlos den Rücken massierte. Der Vizedirektor leitete mit einer Hebamme die Geburt.

Obwohl die Frau bereits in der Austreibungsphase war und starke Wehen hatte, zog sich die Geburt noch in die Länge. Der Arzt meinte, er könne nun keinen Kaiserschnitt mehr machen, denn der Kopf sei bereits zu tief ins Becken eingetreten. Es waren Arzt, Hebammen und Studentinnen anwesend und alle kümmerten sich auf irgendeine Art und Weise um diese Frau. Nach Längerem war dann schließlich der Kopf des Kindes geboren. Der Vizedirektor fing nun an, mit all seiner Kraft, am kindlichen Kopf zu ziehen, bis plötzlich der Kopf vom Körper abriss, aus seinen Händen glitt und in einer Ecke des Zimmers zu liegen kam. Ein lautes Aufschreien ging durchs Zimmer. Einige Studentinnen stürmten schreiend zur Tür hinaus. Der Vizedirektor fing an, lautstark zu fluchen. Die Frau, die bereits unter den Wehen geschrien hatte, weinte nun auch bitterlich. Die Schülerinnen, die nicht darüber informiert worden waren, dass es sich bei dieser Geburt um eine Totgeburt handelte, waren zutiefst schockiert. Klara war als einzige Schülerin wie versteinert im Raum stehen geblieben und hatte nun alle Mühe, sich zu beherrschen, denn sie überkam eine fürchterliche Übelkeit. Die Hebamme wollte Klara davon überzeugen, ihr behilflich zu sein und die Frau zu lagern, um ein weiteres Vorgehen des Arztes zu gewährleisten. Klara konnte aber beim besten Willen nicht mehr bleiben. Sie verließ den Raum, um sich zu übergeben, und weiß bis heute nicht, wie der restliche Körper des Kindes wohl geboren wurde. Es war für alle ein schreckliches Geburtserlebnis, über das auch danach niemand mehr ein Wort verlor. Klara versuchte von jenem Sonntag an, dem Vizedirektor noch mehr aus dem Weg zu gehen. Die Frauen taten ihr immer leid, wenn Ärzte grob mit ihnen umgingen. Auch ein anderer Arzt war bekannt für seinen unsensiblen Umgang mit den Schwangeren und als er erkannte, dass auch die Hebammenschülerinnen darunter litten, meinte er eines Tages in einem schroffen Tonfall zu ihnen: „Wenn euch die Frauen leidtun, dann braucht ihr keine Hebammen zu werden."

Zur Abschlussprüfung im dritten Jahr, 1952, wurden sie jeweils zu zweit zur Prüfungskommission vorgelassen. Klara musste gemein-

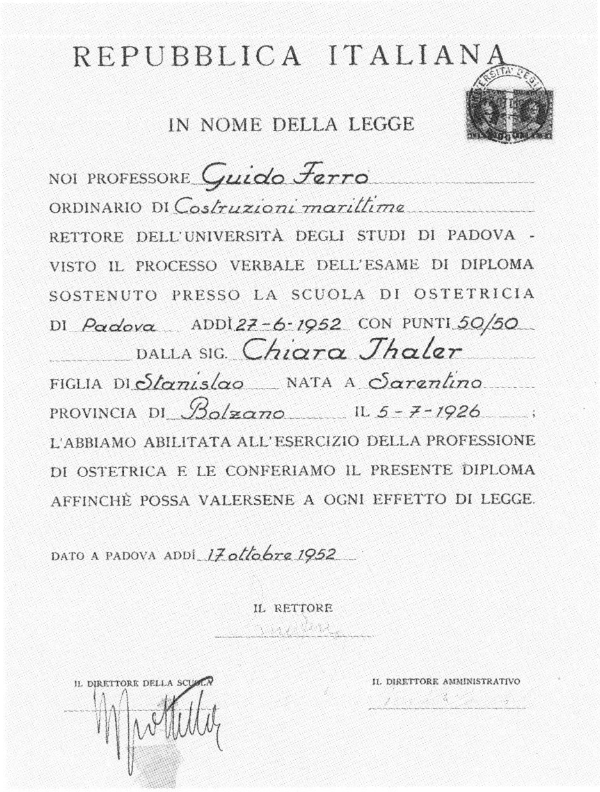

REPUBBLICA ITALIANA

IN NOME DELLA LEGGE

NOI PROFESSORE Guido Ferro
ORDINARIO DI Costruzioni marittime
RETTORE DELL'UNIVERSITÀ DEGLI STUDI DI PADOVA -
VISTO IL PROCESSO VERBALE DELL'ESAME DI DIPLOMA
SOSTENUTO PRESSO LA SCUOLA DI OSTETRICIA
DI Padova ADDÌ 27-6-1952 CON PUNTI 50/50
DALLA SIG. Chiara Thaler
FIGLIA DI Stanislao NATA A Sarentino
PROVINCIA DI Bolzano IL 5-7-1926;
L'ABBIAMO ABILITATA ALL'ESERCIZIO DELLA PROFESSIONE
DI OSTETRICA E LE CONFERIAMO IL PRESENTE DIPLOMA
AFFINCHÈ POSSA VALERSENE A OGNI EFFETTO DI LEGGE.

DATO A PADOVA ADDÌ 17 ottobre 1952

IL RETTORE

IL DIRETTORE DELLA SCUOLA

IL DIRETTORE AMMINISTRATIVO

Klaras Diplom, ausgestellt auf ihren italienischen Namen *Chiara Thaler, figlia di Stanislao* (Tochter von Stanislaus)

sam mit einer Sizilianerin zur Prüfung eintreten, die immer faul gewesen war und die Theorie nicht gut beherrschte. Schon nach wenigen Fragen musste ihre Kollegin den Saal verlassen, da sie die Prüfung nicht bestanden hatte. Daraufhin wirkte Klaras Prüfung schier endlos. Zum Schluss stellte ihr der Direktor noch eine biblische Frage: Wie viele Rippen Eva denn habe. Klara, die von ihrer Mutter streng katholisch erzogen worden war, konnte diese Frage ohne Probleme beantworten und bestand die Prüfung mit 50 von 50 möglichen Punkten wie auch ihre Freundin, Frieda Romen.

Wie es damals üblich war, absolvierten viele der Hebammen noch ein Praktikum in Padua – natürlich unentgeltlich. Da im Sarntal zu dieser Zeit nach keiner Hebamme gesucht wurde, blieb auch Klara noch für drei Monate in Padua, wo sie rund um die Uhr nicht nur im Kreißsaal, sondern in allen Abteilungen, wo ihre Hilfe dringend gebraucht wurde, Dienst tat.

Aller Anfang ist schwer

Klara stellte mir während unserer Gespräche eines Nachmittags plötzlich die Frage: *„Warsch du af die Hef aue gongn?"*[38] Ich war zunächst einmal verblüfft, es war jedoch, als hätte sie meine Gedanken gelesen, denn oft hatte ich mir bildlich vorgestellt, wie ich mit Klara den weiten Weg gegangen war, um dann bei einer Hausgeburt dabei gewesen zu sein. Es hätte mich gereizt und ich konnte mir durch ihre Erzählungen so manche Situation gut vorstellen und ihre Gefühle oft teilen. Die Zweifel an ihrem Beruf in den schwierigen Momenten ihres Arbeitslebens, konnte ich gut nachvollziehen. Ich verstand jedoch erst, als sie mich so direkt fragte, dass es für uns heute unvorstellbar wäre, diese Leistung zu erbringen. Es war eine andere Zeit und Realität, die sich stark von der heutigen unterscheidet. Es gibt eben Momente im Leben, in denen wir alleine dastehen und den Weg alleine meistern müssen.

Klara hatte mit Bestnote bestanden und nun endlich ihr Diplom als Hebamme in den Händen. Sie kehrte mit großer Freude im November 1952 in ihre Heimat zurück und konnte es nicht erwarten, ihre Tätigkeit als Hebamme zu beginnen. Im elterlichen Haus hielt sich die Begeisterung über Klaras Abschluss jedoch in Grenzen und der Empfang war alles andere als freundlich. Ihr wurde nicht gratuliert, sondern ihre Geschwister meinten lediglich: *„Hosch dus jetz drrichtit, dasse nimmar orbitn brauchsch!"*[39] Und dies, obwohl Klara sich ihre Ausbildung selbst finanziert hatte – es sollte noch ganze sechs Arbeitsjahre dauern, bis sie die Schulden bei der Bank vollständig getilgt hatte.

Klaras Vorfreude auf ihren Beruf legte sich zusehends, denn es wurde nach keiner Hebamme im Sarntal gesucht. Die noch tätigen

38 „Wärst du auf die Höfe hinauf gegangen?"
39 „Ist es dir endlich gelungen, nicht mehr arbeiten zu müssen!"

Hebammen, die bereits in die Jahre gekommen waren, waren ihr nicht gerade wohlgesonnen. Die italienische Hebamme, deren Kindermädchen sie Jahre zuvor gewesen war, meinte nur forsch, sie bräuchte sich von ihr keine Hilfe zu erwarten, denn sie habe selbst genügend Sorgen. Auch ihre Nachbarin, die Keldrerin, schon über achtzig Jahre alt, konnte ihrem Beruf nur noch mit Mühe nachkommen. Auch ihr war Klara ein Dorn im Auge. Als Klara während ihrer Ausbildung einmal im Sarntal gewesen war, hatte die Keldrerin sie sogar angezeigt, nachdem Klara bei einer Gebärenden notgedrungen Geburtshilfe leisten musste.

Ihre Mutter hatte ihrer Nachbarin zu der Zeit öfters ausgeholfen, indem sie sich um die Gebärenden kümmerte, wenn die Hebamme bereits eine andere Frau betreute oder abwesend war. An diesem Tag war Klaras Mutter jedoch selbst verhindert, als ihre Hilfe gebraucht wurde, und sie schickte kurzentschlossen Klara, die ja angehende Hebamme war. Klara war mit der Situation jedoch noch überfordert und so meinte ihre Mutter: „Wenn das Kind schon da ist, musst du es mit einem *Firchtebond*[40] abnabeln und wenn die Frau noch in den Wehen liegt, fährst du mit ihr ins *Dörf*."

Mit diesem Gedanken im Hinterkopf machte sich Klara mit dem Knecht, der geschickt worden war, um die Hebamme zu holen, auf den Weg zu einem Bauern ins Durnholzer Tal. Nachdem sie in Padua bereits bei einigen Geburten zugesehen hatte, stellte sie sofort nach ihrer Ankunft fest, dass die Gebärende noch am Anfang der Geburt war. Der Bauer forderte sie auf, sich vorerst einmal nach ihrem beschwerlichen Weg mit einem Schluck Schnaps zu stärken. Klara mochte keinen Alkohol, wollte jedoch nicht unhöflich sein und probierte den Schnaps erst einmal vorsichtig. Erleichtert bemerkte sie sofort, dass ihr da kein Schnaps eingeschenkt wurde, sondern Weihwasser. Der Bauer musste wohl die Flaschen verwechselt haben, denn der Schnaps und das Weihwasser wurden oberhalb der Stubentür am selben Ort aufbewahrt. Als Klara bereits das zweite Gläschen leerte, staunten der Bauer und der Knecht

40 Stoffband

nicht schlecht und meinten, wenn sie so weitertrinke, müssten sie am Ende noch die Hebamme selbst ins Dorf hinuntertragen.

Die Geburt zog sich in die Länge und Klara fühlte sich der Sache nicht mehr gewachsen. Sie entschied sich dafür, mit der Gebärenden nach Sarnthein ins Spital zu fahren, und es wurde alles für die Fahrt vorbereitet. Die Frau wurde mit dem *Fockngront*[41] von vier Männern nach Durnholz gebracht und von dort aus ging es mit einem Traktor weiter. Selbst für Klara war die Fahrt auf dem alten Traktor und dem ungeteerten Weg, die sie auf der Ladefläche hin und her wackeln ließen, höchst unangenehm. Wie beschwerlich und schmerzhaft muss diese Fahrt für die Frau neben ihr gewesen sein, die immer wieder in gleichmäßigen Abständen mit den Wehen zu kämpfen hatte. Klara versuchte, so gut es ihr nur möglich war, die Frau bei dem Rattern des Traktors zu trösten und zu unterstützen. Der holprige Weg muss sich jedoch positiv auf den Geburtsfortschritt ausgewirkt haben, das ungeborene Kind hatte durch das viele Schütteln nun doch noch durch das mütterliche Becken gefunden, denn vor Astfeld meinte die Frau dann zu Klara: „Ich kann nicht mehr, das Kind kommt jetzt!" Geistesgegenwärtig ließ Klara sofort anhalten, ging zu einem nahen Bauernhof und fragte dort die Bäuerin, ob sie ihnen Unterschlupf gewähren könnte, denn die Frau *kimp ausnondr*[42]. Die Bäuerin – selbst Mutter einiger Kinder – hatte vollstes Verständnis und erwies sich als durchaus großzügig. Sie ließ die Gebärende sogar in ihrem eigenen Bett das Kind zur Welt bringen. Klara veranlasste noch vor der Geburt, dass nach dem Arzt geschickt wurde, denn sie durfte eigentlich noch bei keiner Geburt assistieren. Das Kind kam dann jedoch ohne Komplikationen lange vor dem Eintreffen des Arztes zur Welt.

Wie sie es in ihrer Ausbildung gelernt hatte, versorgte Klara Mutter und Kind. Da sie nichts dabei hatte, folgte sie dem Ratschlag ihrer Mutter, die Nabelschnur mit einem *Firchtebond*, wie es in jedem Haushalt zu finden war, abzubinden. Um die Nachgeburt kümmerte sich dann der später eingetroffene Arzt. Er unterschrieb

---

41 Holzwanne, in der geschlachteten Schweinen *(Fockn)* die Borsten entfernt wurden

42 Gebären, wörtl. „kommt auseinander"

alle Papiere, und gab an, die Geburt selbst betreut zu haben. Eine solche Geschichte verbreitete sich wie ein Lauffeuer in dem kleinen Tal und so erfuhr auch die Keldrerin bald davon und zeigte Klara an. Dieser konnte aber nichts nachgewiesen werden. Die Durnholzer Bäuerin konnte mit ihrem Neugeborenen noch zehn Tage auf dem fremden Hof verbringen und wurde dort bestens versorgt. Als Gegenleistung wurde der Gastgeberin im Sommer bei der Heuernte geholfen und so hatten beide einen großen Nutzen daraus.

Als frischgebackene Hebamme erwartete Klara zu Hause noch eine böse Überraschung. Ihre ältere Schwester hatte ohne Klaras Einverständnis mit einem Bauern aus dem Penser Tal ein Abkommen getroffen, das auf Klaras Kosten ging. Ihre Schwester hatte von diesem Bauern Geld genommen und es Klara am Anfang ihrer Ausbildung nach Padua geschickt, damit diese die Studiengebühren zahlen konnte. Als Klara nachgefragt hatte, woher das Geld komme, hatte ihre Schwester gestanden, es von einem Bauern bekommen zu haben. Der Bauer verlangte als Gegenleistung nichts Geringeres als Klara zur Ehefrau zu nehmen, sobald diese ihre Ausbildung in Padua beendet habe. Klara war entsetzt gewesen – ans Heiraten hatte sie noch lange nicht gedacht und schon gar nicht an eine Hochzeit mit einem Mann, den sie nicht wollte. Sofort hatte sie die Zahlungen stoppen lassen und sich vorgenommen, die Angelegenheit sofort nach ihrem Studium zu klären.

Wieder in der Heimat, wollte sie diese Sache vom Tisch haben – immerhin schuldete sie diesem Mann noch Geld und er würde nun seinen Teil des Abkommens einfordern. Sie machte sich also auf ins Penser Tal und es gelang ihr tatsächlich, den Bauern zu überreden, das geschuldete Geld und noch einiges mehr zu nehmen, dafür aber von dem Versprechen abzusehen. Sie war erleichtert und hoffte, nun endlich ihren Beruf ausüben zu können.

Sie erkundigte sich in Bozen im Berufskollegium der Hebammen nach freien Stellen und hatte Glück, denn im nicht weit entfernten Jenesien wurde dringend nach einer Dorfhebamme gesucht. Klara war vom Gedanken, in Jenesien zu wohnen und zu arbeiten, angetan, denn es lag nicht weit entfernt vom Sarntal, und vielleicht war es auch leichter dort, wo die Frauen sie nicht kannten. Zu jener Zeit wurde nämlich der Hebamme eines Dorfes und Tales dieselbe Bedeutung zuteil wie einem Priester oder einem Bürgermeister. Eine Hebamme war nicht nur für Frauen und deren Kinder, sondern für die gesamte Familie in allen Lebensphasen eine wichtige Bezugsperson.

Es war also so weit: Klara wurde diese wichtige Stelle in Jenesien angeboten und die Vorbereitungen wurden auch schon getroffen. Mit Jahresbeginn 1953 sollte sie ihre Hebammenstelle antreten. Die Samstagnacht vor ihrem Dienstantritt verbrachte ihr Vater wie des Öfteren in Klaras kleiner Mietwohnung in Astfeld. So konnte er am Sonntag die Messe in Sarnthein besuchen. Beide waren bereits in ihren Betten, als es gegen 22 Uhr an der Tür klopfte. Zu ihrer großen Überraschung stand zu dieser späten Stunde der Gemeindesekretär von Sarnthein vor der Tür. Wider Erwarten brauchte er nun doch eine Hebamme im Sarntal und bat sie, es sich noch anders zu überlegen und nicht nach Jenesien zu gehen. Klara hatte aber für den Umzug nach Jenesien bereits alles veranlasst und ihr Wort gegeben. Ihr Vater, der das Gespräch vom Zimmer aus mitverfolgt hatte, konnte nicht anders, als sich zu ihnen zu gesellen. Es war schlussendlich ihr Vater, der sie davon überzeugte, in ihrem Heimattal Hebamme zu werden, wo all ihre Verwandten und Bekannten waren, und nicht in ein fremdes Dorf zu ziehen. Es stand also fest: Mitte Januar 1953 sollte sie ihre Tätigkeit im Sarntal beginnen.

In einigen Gemeinden Südtirols erhielten die Hebammen zu ihrem Amtsantritt von der Gemeinde eine Hebammentasche samt Ausrüstung. Klara musste sich alles selbst besorgen. Von ihrem Bruder erhielt sie als Geschenk eine selbst genähte Hebammentasche aus Leder. Diese Tasche, die ihr steter Begleiter auf all ihren Wegen sein sollte, bewahrt Klara noch heute mit größter Sorgfalt und Liebe auf.

Es dauerte daraufhin nicht lange bis zu ihrer allerersten eigenständigen Geburt als Hebamme. Klara, die noch in ihrer kleinen

Mietwohnung in Astfeld wohnte, wurde zu einer Frau nur wenige Häuser entfernt gerufen. Die Gebärende hatte bereits Jahre zuvor einen Jungen zur Welt gebracht, der jedoch bei der Geburt verstorben war. Obwohl Klara das wusste, hatte sie keine Angst, als sie das erste Mal zu einer Geburt ging. Sie war voller Tatendrang und freute sich auf die Geburten. Die Frau gebar ohne Komplikationen einen weiteren Jungen, der das einzige Kind des Paares bleiben sollte.

In ihrer ersten Wohnung, die sich direkt an der Hauptstraße in Astfeld befand, blieb Klara ungefähr eineinhalb Jahre. Später zog sie dann in eine Wohnung etwas oberhalb von Astfeld. Klara, die als junge, alleinstehende Frau, für sich selbst sorgen konnte und allein wohnte, war für die damalige Zeit eine Seltenheit. Die Zuständigkeiten einer Hebamme waren nicht nur Schwangerschaft, Geburt und Wochenbett, sondern Klara gab Frauen und Männern auch Spritzen, wenn sie einer Therapie bedurften. So wurde ihnen der Weg ins Sarner Spital erspart. Wenn Klara also erst gegen Abend von ihren Wochenbettbesuchen oder auch Geburten wiederkam, saßen des Öfteren auf der Bank vor ihrer Wohnung schon mehrere Leute, darunter auch Männer, und warteten auf ihre Spritzen. Diese Situation wurde von manchen im Dorf ins falsche Licht gerückt und Klara wurde vom Dekan zu einem Gespräch eingeladen. Der versuchte, ohne es direkt anzusprechen, herauszufinden, was denn die Männer vor ihrer Wohnung zu suchen hätten. Tatsächlich musste es auf Beobachter – und deren gab es weiß Gott einige – seltsam gewirkt haben, wenn die wartenden Männer einzeln zu ihr in die Wohnung gingen, um sie nach einiger Zeit wieder zu verlassen. Über derartige Anschuldigungen war Klara aber entsetzt. Und dass sie sich vor dem Dekan rechtfertigen musste, obwohl sie doch nur ihre Arbeit, ja sogar den Menschen einen Gefallen tat, verärgerte sie. Klara antwortete nur kühn: „*Megn Sie lei in Hausorzt frogn, wos i dou tüe!*“[43] Sie wusste genau, dass diese gemeine Anschuldigung von einer angesehenen Nachbarsfamilie an den

43 „Fragen Sie ruhig den Hausarzt, was ich hier mache!“

Dekan herangetragen worden war. Diese Begebenheit bestätigte ihre Überzeugung nur, dass sich gerade die Angesehenen häufig nach außen hin fromm gaben und eigentlich die Schlimmsten waren – einem arbeitsamen Bauern wäre es nie eingefallen, Klara anzuschwärzen. Trotz dieser anfänglichen Schwierigkeiten lernten die Sarner Klara aber als gewissenhafte Hebamme immer mehr schätzen.

Marianna

Als ich mit Marianna[44] Ende Mai 2011 über ihre Geburtserlebnisse sprach, merkte man ihren Erzählungen an, dass sie es als deutsche Staatsbürgerin im Sarntal nicht immer ganz leicht hatte. Ihre gutherzige Art und Kinderfreundlichkeit haben mich beeindruckt. Obwohl sie schwierige Geburten hatte und ein ganzes Leben lang immer wieder geliebte Menschen verlor, ließ sie es sich nicht anmerken. Mir Erlebtes erzählen zu können, tat ihr jedoch sichtlich gut.

Marianna erblickte am 29. April 1930 als Tochter eines Schusters und einer Hausfrau in einem kleinen Dorf in Deutschland das Licht der Welt. Sie war das älteste von insgesamt fünf Kindern und war somit schon von klein auf mit Verantwortung und viel Arbeit belastet. Zwei ihrer Geschwister starben bereits im Kleinkindalter, was damals keine Seltenheit war und einfach akzeptiert werden musste. Ein Kind starb nach nur neun Monaten und ein anderes nach einer Woche. Damals war Marianna selbst bereits sechzehn Jahre alt. In den Wirren des Zweiten Weltkrieges und durch die damit verbundene finanzielle Not sahen sich ihre Eltern gezwungen, Marianna mit zehn Jahren zu ihrer Taufpatin in Pflege zu geben. Obwohl der Kontakt zu ihren leiblichen Eltern nie abbrach, sprach sie ihre Tante von nun an mit „Mutter" an. Auch bei ihrer Tante konnte sie zweimal bei Geburten anwesend sein, einmal sogar bei einer Zwillingsgeburt. Marianna befolgte die Anweisungen der Hebamme, bekam aber von den Geburten selbst nichts zu sehen, denn vor neugierigen Blicken war die Gebärende bestens abgeschirmt.

So seltsam es auch klingen mag, hatte sie trotz dieser Erfahrungen keine Ahnung, woher die Kinder kamen, wie der weibliche Zyklus funktionierte oder was die Regelblutung war. Als sie ihre Periode

44 Anonymisiert, Name durch die Autorin geändert

bekam, war sie der festen Überzeugung, schwer krank zu sein. Mit ihrer Mutter oder Tante darüber zu sprechen war undenkbar und dazu konnte sie sich auch beim besten Willen nicht überwinden. Als die Blutung jeden Monat wiederkehrte, wurde sie immer ängstlicher. Als es ihr in der Schule passierte, dass das Blut auf ihrer Kleidung sichtbar war, weil man ja keine Binden hatte, bemerkte der Lehrer ihr Missgeschick und sprach sie darauf an. Marianna gab an, den Grund der Blutung nicht zu kennen, und erklärte, dass ihr das nun schon öfter passiert sei. Der Lehrer erkannte die Situation und zog seine Frau zum Gespräch hinzu, die Marianna aufklärte und ihr auch saubere Kleidung für den Heimweg lieh.

Immer wieder wurde den Mädchen von ihren Müttern geraten, während ihrer Tage nicht allzu viel mit kaltem Wasser zu hantieren. Marianna, der niemand solche althergebrachten Ratschläge erteilte, fiel sogar einmal in ein kaltes Bachbett, als sie die Periode hatte, und die Folge war, dass sie für mehrere Monate ihre Regelblutung nicht bekam. In der eigenen Familie wie auch in der Öffentlichkeit wurde über Intimitäten nicht gesprochen und so waren die jungen Mädchen auf sich selbst gestellt.

Mit siebzehn verliebte sie sich das erste Mal in einen gleichaltrigen Jungen. Es dauerte nicht lange und ihre Periode blieb erneut für zwei Monate aus. Dass das Ausbleiben der Regelblutung oft das erste Anzeichen einer Schwangerschaft ist, hatte sie mittlerweile mitbekommen und sie vertraute ihr Geheimnis vorerst nur ihrem Freund an, denn an die Reaktion ihrer Familie konnte und wollte Marianna nicht denken. Mit dem Verstreichen der Tage wurde es immer mehr zur Gewissheit und schließlich sprach sich Marianna bei ihrem Lieblingsonkel aus, der sie immer am besten verstanden hatte. Er sollte ihrer Mutter schonend beibringen, dass sie schwanger sei, jedoch blieb auch Marianna selbst der harte Weg nach Hause nicht erspart. Mariannas Vorahnung, dass sie dort nichts Gutes erwartete, bestätigte sich vollends. Nur im Beisein ihres Freundes wagte sie diesen Schritt. Ihr Freund wurde jedoch sofort aus ihrem Elternhaus verjagt, mit den Worten, er möge sich dort nie mehr blicken lassen. Marianna selbst wurde von ihrer Mutter mit

Prügeln bestraft, denn in deren Augen war sie noch viel zu jung, um selbst ein Kind großzuziehen. Marianna war enttäuscht, obwohl sie mit dieser Reaktion schon gerechnet hatte. Sie wollte das Kind, und ihre Mutter war bei ihrer Geburt nur zwei Jahre älter gewesen als sie – sie hätte sie eigentlich verstehen müssen. Ihre Mutter hatte im Jänner desselben Jahres gerade ihr letztes Kind verloren, das, nur wenige Tage alt, verstorben war.

Zusammen mit ihrem Freund, den sie nur noch heimlich traf, brachte sie die Monate der Schwangerschaft herum, ohne dass ihr Hilfe oder Rat zukam. Sie suchte während der ganzen Schwangerschaft keine Hebamme oder Arzt auf, obwohl die Dorfhebamme eigentlich ihre Nachbarin war und bereits Marianna entbunden hatte.

Es war Anfang Oktober, als Marianna hochschwanger mit der Kartoffelernte beschäftigt war und immer stärkere Bauchschmerzen und Kreuzschmerzen das Arbeiten unmöglich machten. Erst als sie Wasser verlor, war sie sicher, dass nun die Geburt losging. Mit großer Mühe schleppte sie sich ins Haus, denn die Schmerzen waren schier unerträglich. Sie konnte sich nicht vorstellen, wo nun ihr Kind aus ihr herauskommen sollte. Sie wusste es nicht, niemand hatte sie darüber aufgeklärt und schon gar nicht über diese höllischen Schmerzen. Viel zu spät erst wurde ihre Nachbarin, die Hebamme, verständigt. Sie war darüber empört, dass Marianna schon die Presswehen hatte und sie erst so spät gerufen worden war. Die Hebamme setzte sie auf ein Holzbrett, das über ein Schaff gelegt wurde und meinte zu ihr: „Hier kannst du nun alles tun, wonach dir zumute ist." Marianna erinnert sich noch gut, dass die Hebamme heftig gegen ihren Damm drückte, als der kindliche Kopf am Scheideneingang sichtbar war, damit der nicht einreißen würde. Nur wenige Wehen später gebar Marianna ein gesundes Mädchen mit einem Geburtsgewicht um die 3.000 Gramm. Zu viele Jahre sind vergangen seit jenem Tag, als dass sie sich noch an alle Einzelheiten der Geburt erinnern könnte. Stark in Erinnerung sind ihr jedoch die fürchterlichen Schmerzen im Intimbereich in den Tagen nach der Geburt geblieben, denn trotz des Dammschutzes hatte sie einen ausgeprägten Dammriss, der von der Hebamme nicht versorgt wurde. Wie schon während der Schwangerschaft war sie auch nach der Geburt ganz auf sich selbst gestellt und konnte mit niemandem über ihre körperlichen Beschwerden und das fürchterliche Brennen im Dammbereich sprechen, geschweige denn Hilfe erwarten. Zu stark waren ihr noch die Prügel ihrer Mutter im Gedächtnis und sie hätte bestimmt auch dieses Mal davor nicht zurückgeschreckt, genausowenig wie ihr Vater, der sie als Kind einige Male sogar mit einem Lederriemen geschlagen hatte. Mit siebzehn Jahren war Marianna nun Mutter und obwohl sie ihr Kind liebte, wusste sie nicht so recht, was damit anfangen. So nahm sie es hin, dass ihr Vater sie nur wenige Tage nach der Geburt wieder zu ihrer Tante schickte und ihr Kind bei ihm bleiben sollte. Ihr Vater war der Meinung, dass Marianna und ihr Freund noch viel zu jung waren, um ein Kind großzuziehen. Er meldete ihr Kind sogar unter seinem Namen an. War Marianna in jener schwierigen Zeit froh, dass er sich um ihr Mädchen kümmerte, musste sie später mit Enttäuschung feststellen, welche Auswirkungen das hatte. Erst viele Jahre später sollte sie verstehen, dass ihr Vater ihr Kind als Ersatz für sein erst vor kurzer Zeit verstorbenes Kind ansah. Dadurch, dass die Hebamme Marianna davon abriet zu stillen, weil sie sowieso keine Milch haben würde, gab es keinen Grund, sie nicht von ihrer Tochter zu trennen. Ihr Freund bekam ihre gemeinsame Tochter nur in ganz seltenen Fällen zu Gesicht, dafür sorgte Mariannes Vater mit eiserner Entschlossenheit. Ihre Tochter wusste zwar, dass Marianna ihre leibliche Mutter war, aber durch den geringen Kontakt sprach sie sie nie mit „Mutter“ an und ihre Beziehung war immer etwas distanziert. Obwohl sie nur geringen Kontakt mit ihrer Tochter pflegen durfte, musste sie dennoch für deren Unterhalt voll aufkommen, denn schließlich musste das Kind ja von etwas leben. Mit neunzehn Jahren heiratete Marianna ihren Freund standesamtlich und beide waren der festen Überzeugung, dadurch ihre gemeinsame Tochter zurückzubekommen, doch in dieser Beziehung blieb ihr Vater stur.

Mit vierundzwanzig Jahren war Marianna erneut schwanger und freute sich auf ihr Kind, das sie – nun etwas reifer – zusammen mit ihrem Mann großziehen könnte. Als sich bei ihr die ersten Wehen bemerkbar machten, forderte sie ihren Mann auf: „Du darfst heute nicht arbeiten gehen.“ Zu sehr hatte sie noch die erste Geburt in Erinnerung und wollte den Schmerz nicht alleine aushalten. Die Hebamme, die gegen Abend zu ihr kam, blieb die ganze Nacht bei ihr und die Geburt zog sich in die Länge. Marianna war aber froh, dass ihr Mann und die Hebamme immer bei ihr waren. In der Nacht konnte sie sich in längeren Pausen zwischen den Wehen sogar etwas ausruhen und alle legten sich für eine Weile hin. Marianna lag mit ihrem Mann in einem Bett und die Hebamme teilte sich ein Bett mit der Schwiegermutter. Als nach all den Stunden Wehen dann das Kind endlich bereit war, schaffte es Marianna nicht mehr, aus eigenen Kräften ihr Kind zur Welt zu bringen, zu sehr war sie körperlich am Ende. Die Hebamme forderte ihren Mann auf, Marianna auf den Bauch zu drücken und ihr so durch Druck von oben zu helfen. Nach einigen schmerzhaften Wehen gebar sie einen gesunden Knaben. Endlich hatte sie ihren Sohn in den Armen. Doch war es ihr nicht lange vergönnt, das Glück zu genießen, denn die Nachgeburt hatte sich nur teilweise von der Gebärmutter abgelöst und aufgrund einer starken Nachblutung wurde Marianna von der Hebamme ins Krankenhaus gebracht. Dort wurde sie einer Ausschabung der Gebärmutter unterzogen und wegen des erhöhten Blutverlustes wurden ihr sogar Blutkonserven übertragen. Zehn Tage verbrachte Marianna im Krankenhaus und auch nach ihrer Entlassung kam die Hebamme sie noch regelmäßig besuchen, um ihr mit dem Kind behilflich zu sein. Ihr zweites Kind war im Jahr 1954 zur Welt gekommen und nur vier Monate später ging ihre fünfjährige Ehe in die Brüche, sodass sie alleine mit einem Kind dastand, für dessen Unterhalt sie nicht aufkommen konnte. Marianna wollte sich von ihrem Mann vor allem deshalb trennen, weil dieser ein zu enges Verhältnis mit seiner Mutter hatte, das er auch nicht für seine neue Familie aufgeben wollte. Marianna hielt eigentlich nichts mehr in Deutschland und als sie die Möglichkeit hatte fortzugehen, zögerte sie nicht mehr lange. Eine ihrer Cousinen war damals in Südtirol verheiratet. Diese und ihr Mann übermittelten Marianna Briefe von einem ihr unbekannten

Sarner. Einige Monate lang schrieben sie sich regelmäßig, doch Marianna konnte die Briefe teilweise auch durch mehrmaliges Lesen nicht entziffern, denn sie waren im Sarner Dialekt verfasst. Im August 1956 kam sie ihr Brieffreund in Deutschland besuchen und es bestand sofort mehr als nur eine freundschaftliche Beziehung. Dass auch ihr Junge von ihm sofort herzlich aufgenommen wurde, war Marianna sehr wichtig. Wochen nach seinem Besuch musste Marianna feststellen, dass sie erneut schwanger war, und setzte ihren Freund in einem Brief davon in Kenntnis. Er wollte Marianna mit ihrem Sohn sofort bei sich haben und so zog sie im November desselben Jahres noch ins Sarntal. Marianna wollte dort einen Neuanfang wagen und glaubte, sie könne nun endlich ihre Tochter mitnehmen, doch ihr Vater verweigerte es ihr erneut und so musste sie sich von ihrer Tochter trennen, so schwer es ihr auch fiel.

Im Sarntal war Marianna in den Augen einiger eine Fremde, denn sie hielt an ihrer Heimat und ihrem Akzent immer fest und nahm die fremde Tradition nicht an. Durch ihre herzensgute Art fand sie einige gute Freunde, doch musste sie auch Gehässigkeiten über sich ergehen lassen. So verweigerte ihr zum Beispiel der alte Hausarzt von Sarnthein, dass sie ihr Kind im Sarner Spital zur Welt bringen durfte. In seinen Augen war Marianna eine Ausländerin. Um zu Hause zu gebären, kannte sie die Hebammen viel zu wenig und so ging sie ins Bozner Krankenhaus. Wie schon befürchtet, zog sich auch diese Geburt in die Länge und als die Presswehen einsetzten, war sie wieder zu schwach, um ihr Kind alleine zu gebären. Der Arzt musste ihr Kind sogar mit der Geburtszange zur Welt bringen. Aufgrund ihres stark vernarbten Dammgewebes war ein Dammschnitt bei dieser Geburt nicht zu vermeiden. Erneut verlangte eine starke Nachblutung weitere Bluttransfusionen. Marianna realisierte nach der Geburt nicht einmal, dass ihr Mädchen sofort in den Brutkasten kam. Als sich Marianna Tage später erholt hatte, konnte sie endlich zu ihrer Tochter, die ständig Sauerstoff brauchte. Ihr fiel auf, dass sich ihre Tochter beim Saugen an der Flasche schwertat und immer ganz blau wurde. Bei ihrem Kind wurde ein schwerer Herzfehler festgestellt. Trotz dieser Diagnose wurde Marianna nach der üblichen Wochenbettzeit entlassen, obwohl ihr Kind unbedingt Sauerstoff gebraucht hätte. Da sie und ihr Mann damals aber noch nicht verheiratet waren und ihre gemeinsame Tochter Mariannas Nachnamen erhielt, mussten sie den gesamten Krankenhausaufenthalt aus eigener Tasche bezahlen. Marianna war im Ausland nämlich nicht krankenversichert. So konnten sie es sich nicht leisten, ihr Kind länger im Krankenhaus zu lassen. Die Ärzte gaben dem Kind eine Überlebenszeit von maximal drei Monaten und glaubten, es würde vielleicht sogar die Heimfahrt nicht überleben. Das Mädchen war tagsüber ausgesprochen ruhig und nachts war es öfters wach und schrie. Nach drei Wochen löste ihr Freund Marianna eine Nacht lang ab, da diese dringend Schlaf nötig hatte. Er musste feststellen, dass das Mädchen in jener Nacht jedoch besonders ruhig war und am nächsten Morgen, als Marianna ihr Kind aus der Wiege heben wollte, war es bereits tot. Marianna wollte es nicht wahrhaben – erneut hatte sie ein Mädchen verloren. Ihr Freund jedoch litt noch mehr unter dem Verlust – wie sie es ausdrückt: „Er ist ganz krank vor Trauer geworden." Vom Schicksal nicht schon genug getroffen, mussten sie sich auch noch eine abwertende Bemerkung vom Hausarzt gefallen lassen, der zu ihnen nach Hause gekommen war, um den Totenschein auszustellen. Der Hausarzt meinte zu Marianna: „Wenn sie mir nicht vom Krankenhaus Bozen versichert hätten, dass das Kind an einem Herzfehler verstorben ist, dann würde ich Sie auf der Stelle anzeigen, dass Sie ihr Kind selbst umgebracht haben." Wie sehr diese Worte Marianna verletzt haben müssen, können Außenstehende wohl nur erahnen. War sie es von klein auf gewohnt, dass über solche Dinge nicht gesprochen wurde, so begrub sie auch diesen Verlust tief in sich, ohne darüber zu sprechen. Es vergingen vier Jahre, bis sie erneut schwanger wurde. Dadurch, dass sie inzwischen verheiratet waren, hätte sie im Sarner Spital entbinden können. Sie fühlte sich dort jedoch nicht wohl, hatte man ihr schon einmal den Aufenthalt verweigert. So ging sie im Jahre 1961, bei der Geburt ihres Sohnes, erneut ins Bozner Krankenhaus. Wieder wurde die Geburtszange verwendet, was Marianna als sehr schmerzhaft in Erinnerung hat.

Drei Jahre später, 1964, gebar Marianna erneut ein Mädchen mit einem stolzen Geburtsgewicht von 4.000 Gramm. Blieb ihr dieses Mal zwar die Zange erspart, so drückte der Arzt aber mit all seiner Kraft am Ende der Geburt auf ihren Bauch. Ihr Mann war überglücklich, sein heiß ersehntes Mädchen endlich in den Armen halten zu können. Sie erinnert sich noch genau: Er freute sich so über die Maßen, dass er sie damals nicht wie bei den Geburten zuvor erst gegen Abend vom Krankenhaus abholte, sondern schon frühmorgens und zu Hause die Wiege für das Mädchen bereits vorbereitet hatte. Wenige Tage später, als Marianna gerade eine Holzkiste hochheben wollte, trat plötzlich eine starke vaginale Blutung auf. Marianna wurde ins Bozner Krankenhaus verlegt und einer Auskratzung der Gebärmutter unterzogen. Ihr wurde zum dritten Mal Blut übertragen.

Ihr sechstes und letztes Kind bekam sie im Jahre 1971. Marianna hatte große Fibrome, gutartige Verwachsungen, in der Gebärmutter und als sie in dieser Schwangerschaft einmal zum Gynäkologen ging, meinte der nur, sie wäre nicht schwanger, sondern hätte lediglich diese Fibrome. Obwohl einige Zeichen für eine erneute Schwangerschaft sprachen, glaubte auch sie selbst nicht so richtig daran, denn sie verspürte keine bis ganz wenige Kindsbewegungen. Erst als sie Anfang August jenes Jahres die Wehen bekam, war sie sich sicher. Um sich jedoch hundertprozentige Gewissheit zu verschaffen, wollte sie, dass die Hebamme, die nicht weit entfernt wohnte, sie untersuchte und schickte ihren Mann, um sie zu holen. Die Hebamme entgegnete ihrem Mann nur: *„Loss di fi dr Marianna net fi an Norrn hobn, dei kreg jo gor koan Kinn.“*[45] Marianna hatte nämlich aufgrund ihrer Zweifel auch sie aufgesucht, damit sie ihr eine Schwangerschaft bestätige. Die Hebamme konnte mit dem Hörrohr jedoch keine kindlichen Herztöne wahrnehmen und glaubte an eine Scheinschwangerschaft. Ihr Mann kehrte also ohne Hebamme wieder zu Marianna zurück. Er glaubte Marianna, denn immer stärkere Wehen und schließlich das Platzen der Fruchtblase

45 „Lass dich von Marianna nicht zum Narren halten, die bekommt ja gar kein Kind.“

gaben beiden die absolute Sicherheit. Das Fruchtwasser war ganz grün verfärbt. Sie riefen den Rettungswagen, der sie ins Krankenhaus von Bozen brachte. Dort angekommen, dauerte es nicht mehr lange und Marianna gebar einen Jungen. Der anwesende Arzt war der Meinung, noch etwas länger hätte das der Junge nicht mehr ausgehalten. Durch die Fibrome litt dieser unter extremen Platzmangel in der Gebärmutter, konnte sich unmöglich bewegen und alle vier Extremitäten waren deformiert. Man wollte Marianna den Anblick ihres Jungen ersparen, der sofort auf die Neugeborenenstation verlegt wurde, lediglich ihr Mann konnte den Jungen sehen. Dem Neugeborenen wurden die Extremitäten eng an den Körper *gfaatscht*[46], die Ärzte glaubten dadurch eine Verbesserung der Haltung zu erreichen, jedoch keine vollständige Heilung. Hatte Marianna dieses Mal keine starke Nachblutung und war schnell wieder auf den Beinen, so war es nun ihr Sohn, der drei Monate im Krankenhaus verbringen musste. Zusätzlich zu seinen Fehlstellungen vertrug er die künstliche Milch nicht und litt unter ständigem Durchfall oder extremer Verstopfung. Nach dieser langen Zeit des Wartens konnte sie ihn dann endlich mit nach Hause nehmen und gegen alle Erwartungen entwickelte er sich prächtig. Von seinen Fehlstellungen war schon bald nichts mehr zu erkennen. Marianna wurde jedoch nur fünf Monate nach ihrer Entbindung von einem erneuten schweren Schicksalsschlag getroffen, denn ihr Mann verstarb ganz plötzlich an einem Schlaganfall. Als ihre Familie aus Deutschland zum Begräbnis nach Südtirol anreiste, meinte ihre Mutter, als sie ihr Haus betrat: „Was hat er dir denn hinterlassen?" Marianna verletzten diese Worte ihrer leiblichen Mutter sehr und antwortete ohne nachzudenken: „Die Kinder."

Nun stand Marianna da, in einem ihr fremden Land, mit ihren Kindern und musste schauen, wie sie über die Runden kam. War es auch eine schwere Zeit für sie, so meisterte sie diese dennoch mit viel Kraft und Zuversicht. Im Nachhinein meint sie: „Man muss das einfach aushalten."

---

46 gewickelt

Weite Wege und eiskalte Bedingungen

Musste ich in Bezug auf die Geburten immer wieder nachhaken, um Klara Details zu entlocken, so waren die Schilderungen ihrer langen beschwerlichen Fußmärsche immer ziemlich ausführlich. Ich musste feststellen, dass ihr oft genau die Strapazen des Weges mehr zugesetzt hatten als ihre eigentliche Arbeit. Mein Interesse galt vorwiegend ihrer Betreuung der Geburten, sie meinte jedoch, mir da nichts Neues erzählen zu können.

Es dämmerte schon, als ein Durnholzer Bauer an Klaras Haustür klopfte und sie für die Geburt seines siebten Kindes abholen kam. Es war tief verschneiter Winter und einer jener Abende, an dem eigentlich niemand mehr die warme Stube mit dem Holzofen verlassen wollte. Klara musste jedoch immer bereit sein und brauchte ungefähr zehn Minuten, bis sie alles für den langen Fußmarsch samt Hebammentasche hatte. Es blies ein eiskalter Wind, sodass die Wege voller verwehtem Schnee waren. Klara bat den Bauern, ihr ihren schweren Rucksack mit ihrer Tasche zu tragen. Ohne Aufforderung nahm ihr nie ein Mann ihren Rucksack ab, obwohl er für sie viel zu schwer war. Ihre Bitte abzulehnen traute sich dann doch kein Bauer und auch nicht die Knechte, obwohl sie vor allem denen ansah, dass sie ihr nur widerwillig halfen. Der Bauer nahm also Klaras Rucksack, obwohl er selbst schon einen Rucksack auf den Rücken hatte, und so stapften beide durch den Schnee. Ihr Weiterkommen war jedoch sehr mühevoll. Straße gab es damals noch keine und der Weg wurde durch immer mehr *gwaanten*[47] Schnee immer beschwerlicher. Durch die ständige Bewegung war zum Glück die Nässe der Kleidung nicht so sehr zu spüren, denn

47 verwehten

teilweise brachen sie bis zu den Hüften in den Schnee ein. Damit beschäftigt weiterzukommen, unterhielten sich die beiden kaum. Klara wollte aber wissen, wie denn die letzte Geburt verlaufen war. Der wortkarge Bauer entgegnete nur: „Eigentlich ganz gut." Klara war mit der Antwort nicht zufrieden, zu sehr störte sie das Wörtchen „eigentlich". Sie wusste jedoch genau, dass Nachhaken nichts bringen würde. Der Bauer hatte ihr klar zu verstehen gegeben, dass er jetzt nicht darüber sprechen wollte.

Der Weg zum Durnholzer See war so sehr mit Schnee verweht, dass sie beide ins Rutschen kamen und erst wieder im Durnholzer Bach Fuß fassen konnten. Die Kleidung war vollgesaugt mit eiskaltem Wasser und die *Wintär*[48], die ihnen in der dunklen Winternacht den Weg geleuchtet hatte, war beim Sturz zu Bruch gegangen. Zum Glück hatte der Bauer noch ein kleineres Licht im Rucksack, sodass sie nicht in absoluter Finsternis ihren schier endlos wirkenden Weg fortsetzen mussten. Endlich am Durnholzer See angekommen, mussten sie noch ein Stück den See entlang gehen, doch an ein Weiterkommen war hier nicht mehr zu denken. So entschied der Bauer kurzerhand, die Abkürzung über den gefrorenen See zu nehmen. Klara war von dieser Lösung nicht überzeugt, hatte sie doch Angst, in den See einzubrechen. Der Bauer versuchte sie diesbezüglich zu beruhigen und versicherte ihr, dass erst gestern Bauern mit ihren Zugpferden Holz über den See gezogen hätten. Wenn die dicke Eisschicht deren Gewicht standgehalten hatte, könnten auch sie unbeschwert über den See gehen.

Bei der Überquerung krachte der See teilweise so laut, dass Klaras Ängste immer größer wurden. Der Bauer meinte aber, das seien die Durnholzer vom See gewohnt. Plötzlich geschah es dann: Klara verlor den Boden unter ihren Füßen und das Eis brach. Ihr entfuhr ein angstvoller Schrei, konnte sie doch nicht schwimmen. Der Bauer versuchte sie, so gut es ging zu beruhigen – sie würde nicht ertrinken, meinte er, sie sei nur durch die erste, dünnere Eischicht eingebrochen. Darunter liege noch eine dicke Eisschicht, die ihr

48 Laterne

standhalten würde. Geistesgegenwärtig zog der Bauer seine *Hösnkrax*[49] aus, band seinen Stock daran und hielt ihn der etwa einen Meter hinter ihm eingebrochenen Klara hin. So konnte sie sich aus dem Eisloch ziehen. Nach diesem Schock blieb Klara den restlichen Weg dicht hinter dem Bauern. Ihr Fußmarsch dauerte insgesamt etwa drei Stunden. Am Ziel angekommen, wurden Klara sofort trockene Kleider der Bäuerin überlassen. Zu allem Überfluss hatte die Bäuerin bei ihrem Eintreffen keine Wehen mehr – es war falscher Alarm gewesen und sie hatte lediglich Vorwehen gehabt. Klara begab sich auf die Ofenbank, um sich zu wärmen, und verbrachte dort die restliche Nacht.

Am Tag darauf war klar, dass bei der Bäuerin noch keine baldige Geburt zu erwarten war, durch den heftigen Schneefall war aber auch an ein Wegkommen aus Durnholz nicht zu denken. So blieb Klara noch für einige Tage bei der Familie und nach drei Tagen setzten die Wehen ein. Es dauerte nicht lange, bis die Frau ein gesundes Kind geboren hatte. Allerdings wollte sich die Nachgeburt nicht lösen und es kam zu einer starken Blutung. Klara konnte unmöglich bis zum Eintreffen eines Arztes zuwarten und sah sich gezwungen, die Nachgeburt selbst manuell zu lösen, wie sie es zum Glück in Padua für Notsituationen gelernt hatte. Bisher hatte sie dem Arzt bei dem Eingriff zwar immer nur zugesehen, sie wusste jedoch, dass sie nicht viel Zeit hatte nachzudenken und handeln musste, um der Frau das Leben zu retten. Klara konnte ohne weitere Komplikationen die gesamte Nachgeburt mit ihrer Hand von der Gebärmutter lösen und die Blutung stillen. Sie blieb noch einen ganzen Tag auf dem Hof, denn die Frau musste engmaschig kontrolliert werden. Sie wäre auch nach wie vor nicht weggekommen, so zugeschneit war der Weg immer noch.

Erst nach der Geburt erzählte der Bauer Klara von der sechsten Geburt seiner Frau. Über Stunden hatte die Frau starke Schmerzen gehabt, obwohl sie sonst immer schnell geboren hatte. Man entschied sich dann, die Frau auf einen Hof, der tiefer im Tal lag, zu

49 Hosenträger

verlegen, wo der Arzt zur Geburt hinzugezogen wurde, da die Geburt zum Stillstand gekommen war und der Schmerz zusehends unerträglich wurde. Der Arzt konnte nur noch feststellen, dass das Kind im Mutterleib bereits tot war. Mithilfe eines Tastbefundes stellte er fest, dass es einen Wasserkopf hatte. Das Wasser wurde abgelassen, wie jedoch das tote Kind vom Arzt dann noch spontan auf die Welt geholt wurde, verschwieg der Bauer und Klara wollte die Einzelheiten auch gar nicht wissen. Für die Frau muss es aber sehr schmerzhaft und traumatisch gewesen sein. Für Klara war nun auch verständlich, dass die Schwangere dieses Mal bereits bei den ersten Vorwehen nach der Hebamme rufen hatte lassen: Sie muss große Angst vor dieser Geburt gehabt haben, obwohl sie diesbezüglich gegenüber Klara kein Wort verlor. Über traumatische Geburtserlebnisse wurde damals nicht gesprochen und die Frauen nahmen ihr Schicksal stillschweigend hin.

Klara war nun schon den vierten Tag in Durnholz und musste wieder nach Astfeld zurück. Das Wetter erlaubte es, dass der Schnee von mehreren Männern *ghaut*[50] werden konnte, sodass Klara endlich ihren Heimweg antreten konnte. Aufgrund des vielen Schnees machte sogar der Pfarrer eine Ausnahme und nahm den beschwerlichen Weg auf sich, um das Neugeborene so schnell wie möglich taufen zu können.

Mit welch einfacher Kleidung und zum Teil einfachem Schuhwerk Klara ausgestattet war, um die oft stundenlangen Fußmärsche in den schneereichen Wintern zu bewältigen, ist nahezu unvorstellbar. Für Klara war es jedoch Alltag und es gehörte einfach zu ihrem Beruf.

An einem Wintertag in ihren ersten Jahren als Hebamme meldete sich ein Bauer aus der Fraktion Öttenbach bei Klara mit den Worten: „*Meine Frau kimp asnondr.*“[51] Der Bauer, der aufgrund des zum Teil eisigen Weges Eiskrallen an den Schuhsohlen hatte, gab Klara

50 Der hart gefrorene Schnee musste mit der *Schneehau*, einem dem Bergeisen ähnlichen Werkzeug, geräumt werden.

51 „Meine Frau liegt in den Wehen.“

den Rat, am besten die *Sarner Toppar*[52] anzubehalten. Mit denen käme sie am besten voran. Natürlich befolgte sie seinen Ratschlag, als Bauer musste er schließlich tagtäglich auf verschneiten, eisigen Wegen arbeiten. Und er sollte tatsächlich Recht behalten – mit den *Sarner Topparn* war der vereiste Weg einfacher zu meistern. Nach über einer Stunde zügigem Fußmarsch über einen steilen Steig kamen sie endlich auf dem Hof an. Wie immer musste sich Klara kurz von den Strapazen erholen, auf dem Fußmarsch war nie Zeit für eine Pause. Klara war zwar körperlich immer sehr fit, kam jedoch öfters nur zu wenigen Stunden Schlaf – in Extremsituationen folgte eine Geburt auf die andere – und das zehrte natürlich an ihren Kräften.

Als Klara die sich vor Schmerzen krümmende Frau sah, traute sie ihren Augen kaum: Sie war sich sicher, dass diese Frau nicht schwanger war. Sie traute sich aber nicht, ihre Vermutung zu äußern und untersuchte sie zunächst vaginal. Dann ging sie mit dem Bauern und dessen Mutter vor die Tür, um diese über die Situation zu informieren. Klara meinte verblüfft zum Bauern: „Was soll ich denn hier machen? Deine Frau hat keinen Bauch und kriegt ganz bestimmt kein Kind." Die Schwiegermutter meldete sich sofort zu Wort und meinte, sie habe das schon gewusst, doch ihre Schwiegertochter hatte darauf bestanden, schwanger zu sein. Von der Situation total überfordert, wollte der Bauer wissen, was seine Frau denn dann habe, denn starke Schmerzen hatte sie ja ganz offensichtlich. Klara hegte jedoch den Verdacht, es könne sich um eine Blinddarmentzündung handeln. Da sie selbst nichts tun konnte, musste die Frau so schnell wie möglich ins Sarner Spital gebracht werden.

So schonend wie möglich brachten die drei der Frau Klaras Vermutung bei. Diese wollte es jedoch nicht wahrhaben und bestand immer noch darauf, schwanger zu sein und Geburtswehen zu haben – schließlich hätte sie schon Kinder zur Welt gebracht und wisse, wie es sich anfühlte. Ins Sarner Spital zu einem Arzt wollte sie

52 Typische Sarner Hausschuhe aus Filz

auf keinen Fall. Klara und der Mann wussten keinen Rat mehr. Schließlich willigte die Frau aufgrund des immer stärker werdenden Schmerzes ein, mit ins Dorf zu ihrem Bruder zu kommen, der in der Nähe des Hausarztes wohnte. Der Bauer spannte sein Pferd an den Schlitten an, auf dem seine Frau so gut wie möglich gebettet und in warme Decken eingewickelt wurde. Klara nahm neben ihr Platz und versuchte, sie in ihrem Schmerz zu betreuen. Die Frau beschimpfte sie aber fast die ganze Fahrt über. Klara ließ die teils heftigen Beleidigungen über sich ergehen, blieb jedoch bei ihrer Meinung. So viel glaubte sie schon von ihrem Beruf zu verstehen, dass sie eine hochschwangere Frau von einer nichtschwangeren unterscheiden konnte. Durch den eisigen Weg wurde der Schlitten auf dem teils steilen Gefälle immer schneller und der Bauer befahl Klara, sich am Schlitten festzuhalten. Die Geschwindigkeit wurde schwindelerregend, sodass sich Klara durch Stoßgebete zu ihrem Schutzengel eine heile Ankunft erbetete.

Plötzlich öffnete sich jedoch die Deichsel, mit der das Pferd an den Wagen angespannt war. Der Bauer konnte ein Unglück gerade noch rechtzeitig verhindern und Klara hatte sich zum Glück auf die richtige Seite gesetzt, sonst wäre das ganze Fuhrwerk über den steilen Hang gerutscht. Nach einer kurzen Pause konnte der Bauer die Deichsel wieder reparieren, sodass die Fahrt fortgeführt werden konnte. Im Tal angekommen, war Klara froh, die Frau im Bett ihres Bruders in Sicherheit zu wissen und informierte ohne deren Einverständnis den nebenan wohnenden Hausarzt. Dieser eilte herbei und äußerte dieselbe Diagnose wie Klara. Es wurde sofort eine Verlegung ins Bozner Krankenhaus veranlasst, wo die Frau wegen Blinddarmdurchbruchs notoperiert werden musste. Klara war froh, alles heil überstanden zu haben. Wieder einmal waren ihr ihre vielen Schutzengel zur Hilfe gekommen und das Beten hatte sich bezahlt gemacht, davon ist Klara felsenfest überzeugt. Was die Frau dazu bewogen hat, eine Schwangerschaft vorzutäuschen, weiß sie bis heute nicht. Für ihren Einsatz erhielt Klara weder einen Dank noch eine Entlohnung – keine Geburt bedeutete eben auch keine Bezahlung.

Welch beschwerliche und lange Strecken Klara zu jeder Stunde auf sich nehmen musste, ist nur mehr schwer nachvollziehbar. In schneereichen Wintern wie an nicht mehr enden wollenden Regentagen machte sich Klara zu Fuß, mit ihrem Fahrrad oder mit einem Pferd auf den Weg. Auf dem Hof angekommen, war sie oft bereits völlig ermüdet, und da begann ihre Arbeit erst. Die Gastfreundlichkeit der Sarner war aber fast überall sehr groß, sodass sie zuerst einmal versorgt wurde, wenn es die Zeit noch zuließ. War sie vorwiegend für das Durnholzer Tal und die Ortschaft Reinswald als Hebamme zuständig, so konnte sie dennoch jede Frau im Sarntal als Hebamme für die Geburt hinzuziehen. So war es auch, als einmal die Mutter einer Schwangeren, die ihr erstes Kind erwartete, bereits einige Tage vor der Geburt bei Klara nachfragte, ob sie auf den Hof ihrer Tochter im Penser Tal kommen würde, sobald es bei dieser so weit wäre. Dieser Schwangeren war Klara nur einmal flüchtig begegnet und sie hatte damals leichte Zweifel gehegt, ob die Frau gut spontan gebären könnte. Der Mutter der Jungbäuerin gegenüber äußerte Klara ihr Unbehagen und empfahl, die Frau für die Entbindung ins Spital zu bringen. Die Mutter entgegnete ihr nur: „Daheim hat sie es am besten. Sie muss für die Geburt nirgendwohin." Somit war das Thema vom Tisch und Klara blieb nichts anderes übrig, als ihren Wunsch, zu Hause zu gebären, zu respektieren.

Beim Einsetzen der ersten Wehen wurde sofort der Bauer selbst zu Klara geschickt. In diesem Fall, wo die Hebamme von der anderen Seite des Tales geholt werden musste, war das bitter nötig – es konnten schon einmal mehrere Stunden bis zu ihrem Eintreffen vergehen. Damit sie immer sofort startbereit war, war Klaras Tasche und alles, was sie für eine Geburt brauchte, immer schon gepackt und bereit. Der Bauer hatte es eilig und war den ganzen Weg gerannt. Auch auf dem Heimweg konnte Klara nicht mit ihm Schritt halten. Bereits nach einer halben Stunde trafen sie am Hof ein.

Meistens hatte Klara keine Ahnung, wer oder was sie erwartete, wenn sie auf den Höfen ankam und machte sich deshalb bereits auf dem Weg dorthin Gedanken. Das eine oder andere Stoßgebet oder Schutzengelgebet durchbrach dann ihre Gedanken. Als der

Bauer sie an jenem Tag abholte, veranlasste sie vor ihrem Aufbruch noch, dass dem Arzt Bescheid gegeben wurde und auch er für die Geburt auf den Hof kommen möge, denn Klaras ungutes Gefühl hatte sich nicht gelegt.

Total erschöpft und außer Atem kam Klara am Bauernhof an. Als sie die Stube betrat, hatte die junge Frau schon starke Schmerzen und ihr Bauch hatte noch stark an Umfang zugenommen, seit sie sie das letzte Mal gesehen hatte. Die Schwangere war zwar groß gebaut, doch nach Klaras Erfahrung war es für kleine Frauen mit großen Bäuchen leichter zu gebären, denn deren Becken war meist weit. Bei dieser Frau mit ihren breiten Schultern und ihrem schmalen Becken wurde Klara das schlechte Gefühl nicht los, dass es zu Komplikationen kommen könnte. Zum Glück traf der Arzt jedoch nur kurze Zeit nach ihr mit einem Auto auf dem Hof ein.

Die Geburt zog sich nicht in die Länge und auch die Befürchtung, dass vielleicht nach der Geburt des Kopfes die Schultern des Kindes oberhalb des Beckens stecken bleiben könnten, sollte sich nicht bewahrheiten. Gott sei Dank hatten Klaras Instinkte sie dieses Mal im Stich gelassen. Das Kind kam ohne Komplikationen zur Welt, war wohlauf und hatte ein normales Geburtsgewicht von etwas mehr als drei Kilogramm. Der Bauch der Frau hatte nur so enorm gewirkt, weil sie so viel Fruchtwasser hatte. Klara glaubte, den Arzt umsonst gerufen zu haben, und machte sich Vorwürfe, weil sie so ängstlich gewesen war.

Wiederum sollte sich das Blatt aber wenden: Die Nachgeburt wollte sich nicht lösen und eine verstärkte vaginale Blutung war die Folge. Die Inspektion des Dammbereiches ließ außerdem auf ausgeprägte Verletzungen deuten. Die Nachgeburt musste nun so schnell wie möglich vom Arzt manuell gelöst werden, um weiteren Blutverlust zu verhindern.

Der Frau, die ihr Kind im Bett in der Mulde ihres Strohsackes zur Welt gebracht hatte, musste nun schnell aus dem Bett geholfen werden, denn dort konnte der Arzt den Eingriff nicht durchführen und die Wunde versorgen. Wie so oft musste Klara nun erfinderisch werden und die dafür erforderliche Eile ließ sie auch eine Lösung finden. Klara schob den Tisch in der Stube gegen die getäfelte Wand und hob die Frau zusammen mit dem Arzt und deren Mann auf den Tisch.

Sie schob zwei Decken unter das Gesäß der Frau und ihr *Wixleimit*[53], das sie immer bei sich hatte – es sollte das Blut auffangen. Die Blutung war jedoch so stark, dass sie sich noch zusätzlich etwas einfallen lassen musste. Sie zog die Schublade unter dem Tisch hervor, in der sich altes Brot, die *Pröckn*[54], und die *rupfane* Tischdecke befanden. Schnell warf Klara den Inhalt der Schublade in eine Ecke der Stube und stellte eine Schüssel hinein, in der das dem *Wixleimit* entlang laufende Blut aufgefangen werden konnte. Der Arzt konnte sich nun vor die halbsitzende Frau setzen und mit dem Eingriff beginnen. Für die Frau war der Eingriff schmerzhaft und Klara versuchte sie so gut es ging zu unterstützen. Nach der manuellen Plazentalösung blutete die Bäuerin zwar nicht mehr so stark, verlor jedoch immer noch Blut. Klara und der Arzt legten sie in ihr Bett und beobachteten sie noch für drei Stunden. Nicht nur einmal drückte der Arzt gestocktes Blut aus der Gebärmutter. Langsam, langsam ließ die Blutung dann nach, sodass sie sich auf den Heimweg machen konnten. Klara war über den guten Ausgang der Geburt erleichtert und letztlich doch mit ihrem Instinkt zufrieden – er hatte sie nicht im Stich gelassen. Für die Geburt der nächsten Kinder riet der Arzt der Frau, sie möge für die Entbindung sogar nach Bozen gehen, denn noch einmal würde sie so eine Blutung zu Hause nicht überleben. Die Frau nahm sich seinen Rat zu Herzen und gebar ihre zwei weiteren Kinder in Bozen. Beide Male hatte sie eine verstärkte Nachblutung, ihr konnte im Krankenhaus jedoch immer sofort geholfen werden.

Mitten in der Nacht aus dem warmen Bett in die kalte Nacht zu gehen, fiel Klara in ihrem Berufsleben immer schwer. So war es auch in einer Winternacht, als die Dirn eines Bauern gegen drei Uhr

---

53 Wachsleintuch/Matratzenschutz mit gummierter Unterseite

54 Zerschnittenes, hartes Bauernbrot, das in der Suppe oder in der Milch aufgeweicht wurde

morgens ganz aufgeregt an ihrer Tür klingelte und rüttelte. Klara möge so schnell wie möglich mit ihr gehen, ihre Schwester, die Bäuerin, habe bereits geboren und im Haus sei es so fürchterlich kalt, dass sie Angst um das Neugeborene hätten. Klara, die sich wunderte, warum die Frau nicht wie die vier Male zuvor ins Sarner Spital gegangen war, um zu entbinden, packte noch schnell zwei Liter Spiritus in ihre Tasche. Den ganzen tief verschneiten Weg über beschäftigte sie die Frage, wieso sie erst jetzt gerufen wurde, wo doch schon alles vorüber war. Sie ging davon aus, dass die Bäuerin so schnell geboren hatte, dass keine Zeit geblieben war, sie zu rufen. Wegen dem Schnee war an ein schnelles Weiterkommen nicht zu denken, obwohl die Dirn sie immer wieder zu schnellerem Gehen antrieb – zu groß war die Sorge um das Wohl ihrer Schwester und des Neugeborenen.

Endlich auf dem Hof angekommen, wollte sich Klara wie immer erst einmal von der nassen Kleidung befreien und sich an einem warmen Ofen etwas erwärmen. Doch sie konnte es kaum glauben: Die Bäuerin weinte bitterlich und hielt ihr noch nacktes Kind unter ihrem Bett auf dem Bauch. Im ganzen Bauernhaus war es eiskalt, der Urin im Nachttopf neben dem Bett war gefroren. In der Küche brannte kein Feuer im Herd, der Holzofen in der Stube war kalt und ein kaputtes Fenster in der Stube sorgte für zusätzliche Kälte. Klara hatte in ihrer mehrjährigen Berufserfahrung weiß Gott schon viel miterlebt, doch so ein Anblick verschlug auch ihr für kurze Zeit die Sprache. Zum Glück hatte sie den Spiritus mitgebracht und konnte so in einer Stahlschüssel für kurze Zeit ein Feuer entfachen, um der Wöchnerin und ihrem Kind etwas Wärme in der kalten Winternacht zu spenden. Die Wärme des Spiritus reichte sogar aus, den Urin in der Bettschüssel aufzutauen, sodass Klara sie entleeren konnte. Manch eine andere Hebamme hätte diese Arbeit an jemand anderen abgegeben, doch Klara war es gewohnt, selbst Hand anzulegen.

Nun war es an der Zeit, das Neugeborene in warme Windeln zu wickeln und später auch noch zu baden. Die Dirn musste Klara jedoch enttäuschen, denn sie hatten für das Kind nichts vorbereitet und auch Klara selbst hatte keine Kleidung oder Windeln dabei. Klara konnte nicht verstehen, warum während der Schwangerschaft nichts für das Kind vorbereitet worden war und jetzt, als der Junge da war, es plötzlich alle so eilig hatten. Allmählich wurde ihr jedoch einiges klar: Das Neugeborene war ein Junge und damit hatte wohl niemand gerechnet. Wäre nämlich das inzwischen vierte Mädchen des Paares geboren worden, wäre es dem Bauern wahrscheinlich lieber gewesen, es wäre gestorben. Darum war man für die Geburt auch gar nicht ins Spital gegangen.

Bereits als das dritte Mädchen der Bauersleute zur Welt gekommen war, hatte der Bauer seine Frau erst nach Tagen im Spital besucht. Voller Zorn hatte er die *Faatsch*[55] seiner Sarner Tracht ausgezogen und unter das Bett der Frau geworfen – obwohl er bereits einen Sohn hatte, war er enttäuscht über die Geburt eines Mädchens gewesen. Im Wirtshaus hatte er sich wohl den einen oder anderen Kommentar gefallen lassen müssen, zeugte es doch von Manneskraft, wenn man Söhne zeugen konnte. Der Bauer hatte sich so sehr für das Mädchen geschämt, dass er das Kind eine ganze Weile lang nicht hatte taufen lassen, obwohl er sich nach außen tief gläubig zeigte. Eines Abends war er dann gegen 20.30 Uhr noch zu Klara gekommen. Diese naschte gerade mit ihren eigenen Kindern in der Stube Nüsse, als es an der Haustür läutete. Der Bauer stand mit seinem Kind in den Armen vor ihr und wollte Klara, wie damals üblich, zur Taufe abholen. Entsetzt antwortete sie, so etwas habe es ja noch nie gegeben, dass ein Kind nach dem Feierabendläuten noch getauft würde, und fragte, ob der Herr Dekan denn damit einverstanden sei. Der Bauer meinte nur: *„Dr Dechit isch inverstondn, den hon i an großn Schmollzknölln gebn.“*[56] Er schämte sich so sehr für dieses Mädchen, dass er es nur am Abend taufen lassen wollte, damit ihn niemand mit dem Kind sah. Getauft wurde es auf den Namen Kreszentia. Die Taufpatin war mit dem seltenen Namen nicht einverstanden, musste sich aber dem Willen des Bauern

55 Breiter Ledergürtel für Männer, meist mit reichen Federkielstickereien
56 „Der Dekan ist einverstanden, dem hab ich einen großen Butterknollen gegeben.“

beugen, der ihr mit den Worten *„Der Nomin tuet gnü fi den Kinn“*[57], eindeutig zu verstehen gab, welchen Stellenwert dieses Mädchen in seinen Augen hatte.

Noch in Gedanken bei der Taufe des letzten Mädchens fiel Klara plötzlich auf, dass sie den Bauern selbst noch überhaupt nicht zu Gesicht bekommen hatte. Er hatte sich wahrscheinlich sofort nach ihrer Ankunft in den Stall zurückgezogen.

Der Dirn fiel nach einiger Zeit ein, dass im Dachgeschoss ein roter *borchitr Stöff*[58] aufbewahrt wurde, in den man das Neugeborene wickeln könnte. Die Rolle, auf die der Stoff gewickelt war, war jedoch sehr schwer und sie konnte sie nicht alleine vom Dachboden holen. Klara versorgte gerade die Bäuerin und ihr Kind und hatte keine Zeit, sich auch noch um solche Dinge zu kümmern, die eigentlich schon bereit sein hätten müssen. Sie befahl der Dirn, die Rolle über die Holztreppe zu werfen und ein Stück anzuschneiden, damit sie das Kind endlich in etwas Warmes einwickeln konnten. Der Spiritus war nämlich schon längst ausgegangen. Außerdem wollte Klara der Bäuerin eine warme Milch zubereiten und auf dem Herd Wasser erwärmen, damit sie das Neugeborene waschen konnte. Sie beauftragte die Dirn damit, im Holzherd Feuer zu machen. Die entgegnete ihr, dass ihr dazu das nötige Holz fehle, sonst hätte sie das schon längst getan. Es war zum Verzweifeln – so etwas hatte Klara noch nie erlebt. Mitten im eiskalten Winter gab es auf dem ganzen Bauernhof kein einziges Scheit Holz. Klara wollte sich selbst davon überzeugen und ging in die Holzhütte, in der sie jedoch tatsächlich nichts fand, das sie in den Herd werfen hätte können. Nun riss Klara endgültig ihr Geduldsfaden und sie befahl der Dirn, schleunigst Holz zu besorgen – egal woher. Schließlich fiel der Bäuerin die alte *Penn*[59] im Heustadel ein und sie bat die Dirn, dort mit dem Beil ein Stück Holz abzuhacken. Sie selbst habe sich dort auch schon um Feuerholz bedient. Das bisschen Holz reichte gerade um die Milch und das Wasser für das Neugeborene zu

57 „Der Name reicht völlig für dieses Kind.“

58 Barchent/einseitig aufgerauter Baumwollflanell

59 großer, grob geflochtener Korb für Pferde- und Ochsenfuhrwerk

erwärmen, spendete jedoch kaum Wärme. Mit dem Wasser konnte Klara das Neugeborene nicht baden, aber wenigstens etwas abwaschen und damit ihm warm blieb, legte sie es der Bäuerin wieder auf den Bauch. Klara war es gelungen, Mutter und Kind in dem Chaos einigermaßen gut zu versorgen.

Der Bauer musste wohl mitbekommen haben, dass sich die Situation halbwegs beruhigt hatte, denn nun kam er endlich aus seinem Versteck. Angesichts des kleinen Feuers im Herd meinte er sofort zu Klara: *„Dou schaugs guat aus! Konsch du net a poar Tog dou bleibn, weil du konsch di awie riern.*“[60] Klara platzte nun endgültig der Kragen: Sie hatte mit den beiden Frauen alles alleine machen müssen und nun sollte sie auch noch bleiben und den Haushalt führen? Klara entgegnete ihm nur: „Hier wäre das zwar notwendig, aber ich habe bereits eine andere Arbeit. Du wirst dich um jemand anderen kümmern müssen!“ Sie nutzte die Gelegenheit und erkundigte sich, wieso er denn kein einziges Scheit Holz auf dem Hof hatte, bei seinem großen Waldbesitz. Außerdem wollte sie wissen, warum das kaputte Fenster in der Stube bei dieser Kälte nicht repariert sei. Die karge Antwort des Bauern, mit der er auf das Holzproblem gar nicht einging, ließ Klara nichts Gutes ahnen: „Das Fenster haben die Kinder beim Ballspielen kaputt geschlagen, darum reparier ich es ganz bestimmt nicht.“

Nachdem Klara ihre Arbeit erledigt hatte, musste sie sich wieder auf den Heimweg machen, obwohl sie sich große Sorgen um die Frau und ihr Neugeborenes machte. Beim Aufbrechen beauftragte sie der Bauer noch, beim benachbarten Hof einzukehren und der Bäuerin dort auszurichten, dass sie zu ihnen kommen und *Öfenstriezl*[61] mitbringen sollte. Klara war es nicht gewohnt herumkommandiert zu werden und duldete es schon gar nicht von fremden Männern. Ohne ein Wort des Widerstandes verließ sie jedoch den

---

60 „Hier sieht's gut aus! Kannst du nicht ein paar Tage lang bleiben, du kannst wenigstens anpacken.“

61 Fladen aus Roggenmehl und Kartoffel, manchmal mit Gewürzen wie Anis und Kümmel

Hof und kehrte auch bei der Nachbarin ein, denn jemand musste sich um die Frau und die anderen Kinder kümmern.

Die Nachbarin, die auch schon bei den vorherigen Kindern immer ausgeholfen hatte und die Patin des ältesten Mädchens war, wurde von Klara geweckt, war aber über ihre Bitte nicht sonderlich überrascht. Sie hatte sogar schon etwas gebacken. Erfreut war sie aber nicht, denn sie kannte die Situation bei ihren Nachbarn nur allzu gut und wusste überhaupt nicht, wo sie dort am besten anfangen sollte, so viel war zu tun. Sie erzählte Klara, dass der Bauer das ganze Fleisch seiner Kälber verkauft hatte, ohne etwas für die eigene Familie zurückzubehalten. Sie habe schon öfters für die ganze Familie gekocht und ihnen Holz gebracht.

Am nächsten Tag machte sich Klara erneut für einen Wochenbettbesuch zu diesem Bauern auf und traf dort die Nachbarin an, die bereits zweimal mit Holz zu ihren Nachbarn gekommen war. Die Nachbarin bat Klara um etwas Kleidung für das Neugeborene und Klara versprach, bei ihrem nächsten Wochenbettbesuch ein paar *Jangarlar*[62] mitzubringen. In der Zwischenzeit suchten die Frauen nach einem jungen Mädchen, das der Familie unter die Arme greifen sollte. Als Klara aber zum nächsten Wochenbettbesuch bei dem Bauern war, musste sie bei ihrer Ankunft feststellen, dass das Mädchen – den Tränen nahe – zusammen mit dem Bauern im Stall mit dem Beschlagen des Pferdes beschäftigt war. Klaras Zorn war unermesslich: Nun benutzte der Bauer das Mädchen für seine Arbeit, und es konnte sich nicht um die Bäuerin und die Kinder kümmern. Der Bauer wollte erst jetzt in den tief verschneiten Wald, um Feuerholz zu besorgen. Klara herrschte den Bauern wütend an: „Über die Zustände hier sollte man die Carabinieri informieren." Der Bauer versuchte sie zu besänftigen, indem er ihr Feuerholz versprach. Das wollte Klara aber nicht annehmen, war er doch nicht einmal imstande, welches für seine eigene Familie zu besorgen.

Von der Schwester der Bäuerin erfuhr Klara später, dass der Bauer sich beschwert habe, noch nie so eine *froadige*[63] Hebamme

62 (Strick-)Jäckchen

63 zornige

erlebt zu haben. Der Bauer selbst rühre den ganzen Tag keinen Finger und lebe mit der Einstellung, dass ihm als Großbauer für einen guten Löffel Essen alle helfen würden. Von fremder Hilfe war jedoch keine Spur, denn er war allseits für seinen Geiz bekannt. Für sich behielt er das Beste wie die Eier und den Speck. Zum Glück gab es Verwandte, die sich um die Kinder kümmerten, sie mit Kleidung versorgten und sogar Feuerholz auf den Hof brachten. Klara war froh, dass etwas Ordnung eingekehrt war, und setzte ihre Drohung, zu den Carabinieri zu gehen, nicht in die Tat um.

Obwohl Klara nicht immer weite Wege zurückzulegen hatte, kam sie das eine oder andere Mal auch zu spät. Es war an einem Frühlingstag und sie war gerade mit dem Hausputz beschäftigt, als es an ihre Haustür klopfte. Der Freund einer jungen ledigen Frau, die ihr zweites Kind erwartete, erklärte Klara, dass die Wehen eingesetzt hätten. Klara war fast fertig mit ihrer Hausarbeit und erkundigte sich, ob seine Freundin, die nur im Nachbardorf wohnte, denn schon starke Wehen habe. Der junge Mann versicherte ihr, dass es auch noch Tage dauern könne. In der Meinung, die junge Frau hätte nur Vorwehen, brachte Klara ihren Hausputz noch fertig und machte sich dann sogar in aller Ruhe zu Fuß auf den Weg ins Nachbardorf. Klara war nicht wenig erstaunt, als die Frau bei ihrer Ankunft bereits ihr Kind in den Armen hielt. Klara kann sich noch gut an diese Frau erinnern, da sie eine der Ersten war, die damals ein Doppelbett besaß. Es war außerdem mit Matratzen ausgestattet und nicht, wie die sonst üblich, mit Strohsäcken. Klara übernahm noch die Nachsorge der Frau und sah zweimal am Tag nach dem Wohlbefinden der Wöchnerin und des Neugeborenen.

Pius Nanne
Anna Unterkalmsteiner Thaler

Mit ihren neunzig Jahren beim Interview im Dezember 2012 ist Anna noch voller Energie und Heiterkeit. Von der Ehrlichkeit, mit der Anna über ihr Leben erzählte, war ich beeindruckt. Das Thema Geburt ist oftmals ein Tabuthema vor allem für ältere Frauen, denn über „solche Sachen" wurde früher und wird auch heute noch teilweise nicht gesprochen. Ich staunte nicht schlecht, was sie mir erzählte und wie offen sie mit intimen Details umging, ohne dass ich nachhaken musste. Anna ist da eine Ausnahme und für ihre Offenheit bin ich ihr dankbar, da es für uns, die jüngere Generation, wichtig ist zu wissen, dass unsere Mütter und Omas eigentlich nicht anders waren, als wir es sind. Annas Lebensweisheit *„Zufriedenheit isch di beschte Medizin und sie köschtet nichts"*[64] beinhaltet wohl viel Wahres.

Mit viel Humor und Freude beginnt Anna ihre Lebensgeschichte wie so viele mit ihrer eigenen Geburt, die für sie ein ganzes Leben lang eine prägende Rolle gespielt hat, das weiß Anna heute mit Sicherheit. Vieles wäre leichter, jedoch auch anders verlaufen. So wie es war und wie es ist, ist es für Anna jedoch genau richtig.

Schon von Geburt an war sie Rauheit und Kälte gewohnt und lernte zu überleben. Annas Geburt ereignete sich unter äußerst kalten und harten Bedingungen. Annas Mutter war Dirn auf einem Bauernhof in Reinswald, als sie unverhofft und angeblich nach nur einer gemeinsam mit dem Kindsvater verbrachten Nacht schwanger wurde. Auf dem Hof, wo Annas Mutter Dienst tat, waren damals zwei Bauernfamilien in einem Bauernhaus untergebracht und Annas Vater war damals Knecht beim anderen Bauern. Beide wurden von ihren Bauern dazu beauftragt, die Almwiesen zu bearbeiten und

64 „Zufriedenheit ist die beste Medizin und sie kostet nichts."

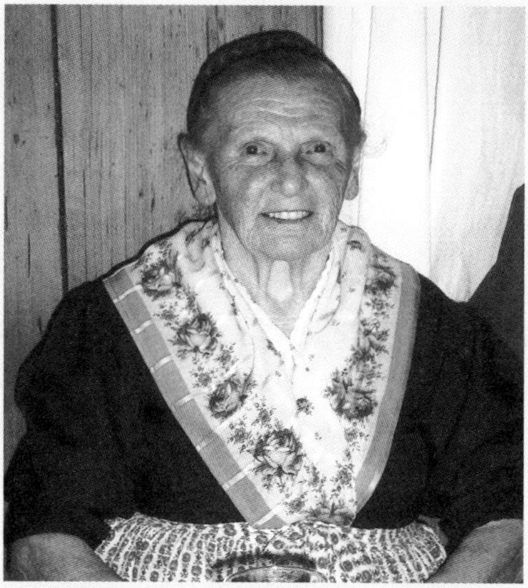

Anna Unterkalmsteiner Thaler, 2011

mussten in der dortigen *Schupf*[65] eine Nacht zusammen verbringen. Annas Mutter verheimlichte die Schwangerschaft vor jedem, nur der Kindsvater wurde in ihr streng gehütetes Geheimnis eingeweiht. In der Sarner Tracht, die man zu jener Zeit tagtäglich trug, konnte eine Schwangerschaft erstaunlich gut verheimlicht werden. Mit dem Kindsvater wollte sie jedoch nichts mehr zu tun haben und war ihm gegenüber nach der gemeinsam verbrachten Nacht äußerst kalt. Er hätte noch öfters gerne bei ihr geschlafen, da sie ja bereits schwanger war, sie verjagte ihn jedoch immer.

Annas Mutter, Maria Unterkalmsteiner, war erst 21 Jahre alt, als sie Anna gebar. Weil sie die Schwangerschaft verheimlichen wollte, verrichtete sie jede anfallende Aufgabe, auch solche, die selbst für Nichtschwangere viel zu anstrengend waren. So schleppte die hochschwangere Maria am Tag von Annas Geburt die schweren Säcke, die der Frächter auf den Hof gebracht hatte. In der Nacht auf den 4. Februar 1922 setzten bei ihr dann die Geburtswehen ein. Es war der *Flickwerchte*[66], an dem Anna zur Welt kam. Drei Wochen zu

65 Feldscheune zur Unterbringung des Futters, um es erst im Winter heimzuführen. Ohne Inneneinteilung, meist auf freiem Feld oder auf der Alm

66 Flickwerktag; der 4. Februar, an dem die Dienstboten frei hatten, um ihre Kleider flicken zu können

früh laut ihrer Berechnung und einen Tag zu früh, um es noch weiter verheimlichen zu können. Nur einen Tag später, am 5. Februar, wäre nämlich der *Schlengglttog*[67] gewesen und sie wäre dann wieder auf den elterlichen Hof zurückgekehrt, ohne dass jemand gewusst hätte, dass sie ein uneheliches Kind vom Knecht des Nebenbauern erwartete. Ganz sich selbst überlassen, kämpfte sich Maria durch die Wehen, bis sie glaubte, sie müsse unbedingt urinieren und sich auf das kalte Plumpsklo schleppte. Es war jedoch nicht der Drang zu urinieren, der sich bei ihr meldete, sondern die Fruchtblase war geplatzt und kurze Zeit danach verspürte sie einen starken Druck nach unten. Immer noch auf dem Plumpsklo, plagten sie bereits die Presswehen. Bis Annas Mutter verstand, dass jetzt ihr Kind zur Welt kam, war der kindliche Kopf geboren. In Windeseile begab sie sich zurück in ihre Bettstatt und gebar dort ihr Kind, wickelte es in ihre *Pfoat*[68] ein und deckte es mit ihrem Bette zu.

Ein älterer Knecht konnte in jener Nacht nicht einschlafen, denn ein Wimmern aus der Mägdekammer störte seinen Schlaf. Da es nicht aufhören wollte und ihm der Grund für das Wimmern unerklärlich war, machte er sich auf zu den Bauersleuten und meldete ihnen seine nächtliche Störung. Das Wimmern ähnelte dem Schreien einer Katze, jedoch das konnte mit Sicherheit ausgeschlossen werden, denn Katzen befanden sich nie im Haus. So ging die Bäuerin mit ihrer *Wintär* zusammen mit dem Bauern zur Mägdekammer, um nach dem Rechten zu sehen. Der Bauer blieb vor der Tür stehen, denn nur der Bäuerin war der Zutritt zur Mägdekammer gestattet. Dort musste sie mit Entsetzen feststellen, dass ihre Magd in eisiger Kälte und absoluter Finsternis ein Kind unter ihrem Bett versteckt hielt. Geschockt angesichts der Sünde, ein lediges Kind geboren zu haben, meinte die Bäuerin: *„Tüe Rei und Leid erweckn, sinscht wersche in dr Sind sterbn!“*[69] Dann wurde sofort nach der Nachbarin geschickt, die sich mit der Pflege von Kindern gut auskannte und auch einige Pflegekinder hatte. Sie war es auch,

67 Tag des Arbeitsplatzwechsels der für ein Jahr angestellten Dienstboten
68 Hemd, hier: Nachthemd
69 „Zeig Reue und Bedauern, sonst wirst du in Sünde sterben!“

die die Nabelschnur noch durchtrennte, sich um die Nachgeburt kümmerte und die Versorgung der Mutter und des neugeborenen Mädchens übernahm. Die Nachbarin wurde dann auch die Taufpatin dieses Mädchens, das den Namen Anna tragen sollte. Einige Tage verblieben Mutter und Kind noch auf dem Hof, bis sie dann mit dem *Hoorgrant*[70], der an ein Pferd gespannt wurde, zum elterlichen Hof, der sich ungefähr eine Stunde taleinwärts befand, gebracht worden. Ein Jahr verbrachte Anna mit ihrer Mutter auf dem Hof ihrer Großeltern, bis ihre Mutter wieder ihre Dienste als Magd auf dem Hofmannhof in Reinswald antrat. Es wurde sogar gebilligt, dass Anna mitdurfte, das Kleinkind fremdelte jedoch so sehr, dass es als Pflegekind zu seiner Taufpatin kam. Anna wurde bei ihren Zieheltern wie ein eigenes Kind behandelt und hatte das Glück, eine sorglose Kindheit in Geborgenheit zu erleben. An Besuche ihrer leiblichen Mutter kann sie sich nicht erinnern, sehr wohl jedoch an die eines Mannes, der der Ziehmutter immer 10 Centesemi übergab und einige wenige Male auch eine Kleinigkeit für die kleine Anna selbst übrig hatte. Für Annas Mutter war es sehr wichtig, dass der leibliche Vater bis zu Annas vierzehntem Lebensjahr voll für Annas Unterhalt aufkam. Bis zu diesem Alter hatte sie auch einen Vormund, den Bruder ihrer Mutter.

Für die damalige Zeit bei ledigen Kindern eher ungewöhnlich, wurde der Name des Kindsvaters auch am Meldeamt eingetragen, sodass die Vaterschaft ganz offiziell war. Viele Jahre später erfuhr sie von ihrem Vater selbst, dass er immer hart für ihren Unterhalt arbeiten musste, um sich alles leisten zu können. Im Grunde genommen tat ihr ihr Vater leid und wenn es nach ihr gegangen wäre, hätte er für sie nichts bezahlen gebraucht. Doch genau in jenem einen Punkt war mit ihrer Mutter nicht zu verhandeln gewesen. Annas Mutter war ihm gegenüber immer ablehnend; er hingegen hätte sie aufgrund der Schwangerschaft sogar geheiratet. Er fragte sie sogar, ob er ihre Erlaubnis erhalte, eine andere zu heiraten. Maria zeigte ihm jedoch immer nur die kalte Schulter und

70 Holzwanne zum Waschen der Schafe vor der Schur und zum Brühen der geschlachteten Schweine, um die Borsten von der Haut lösen zu können

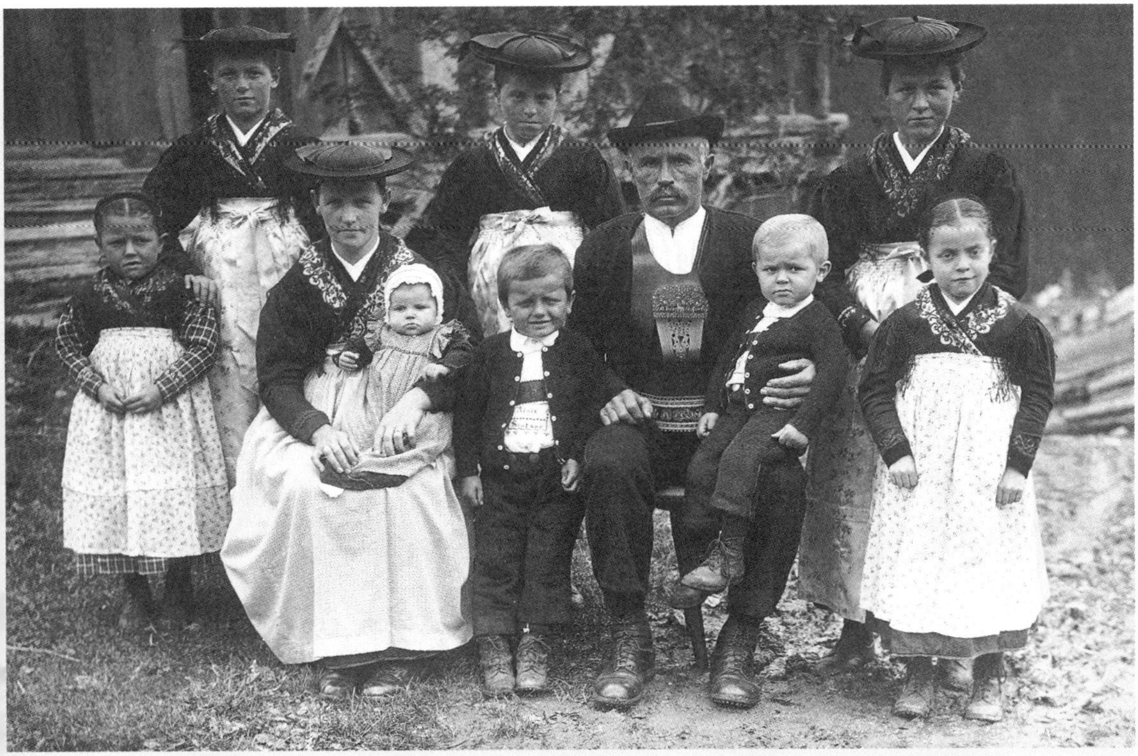

Anna (Erste von links, hinten) mit ihrer Mutter, ihrem Stiefvater, ihren Stiefgeschwistern und den Pflegekindern ihrer neuen Familie

wollte mit ihm nichts mehr zu tun haben. Sieben Jahre nach Annas Geburt heiratete ihre Mutter einen Bauern in Reinswald, der ein Jahr zuvor seine Frau bei der Geburt ihres zweiten Kindes verloren hatte. Für die Hochzeit wurde der siebenjährigen Anna ein Gedicht beigebracht, das sie vor allen Geladenen vortragen musste und noch bis heute beherrscht.

Liebe Brautleute, lieber Bräutigam,
ich bitte, tu mich anerkennen,
lass dich Vater nennen.
Du, oh Braut, hast gefunden jetzt ein Heim,
nun darf auch ich bei dir sein.
Doch die Mutterliebe schenk nicht mir allein,
gleich Mutter sollst du auch deinen Waislein sein.
Ich will euch ehren, lieben und gehorsam sein.
Von Herzen wünsch ich euch Glück und Segen,
Gesundheit und ein langes Leben.

Noch lange danach musste Anna dieses Gedicht vor den größeren Kindern immer wieder aufsagen. Sie verstand nicht, warum die anderen es immer so lustig fanden. Erst mit ungefähr vierzehn Jahren begriff Anna, dass sie mit dem Gedicht ihren Stiefvater um Erlaubnis fragte, mit in die neue Familie aufgenommen zu werden. Sie als ein Kind der Sünde musste darum bitten. Anna musste ihre eigentliche Familie, die Ziehfamilie, nach sieben Jahren verlassen und zu einer im Grunde genommen völlig fremden Familie ziehen. Ihre neue Familie setzte sich aus zwei Kindern erster Ehe ihres Stiefvaters, einem Pflegekind, Anna und noch weiteren vier Kindern aus der gemeinsamen Ehe der Mutter mit dem Stiefvater zusammen.

Die Arbeit auf dem Hof war für Anna wie für viele andere Kinder zur damaligen Zeit äußerst hart und entbehrungsreich, jedoch fühlte sie sich akzeptiert und wohl in ihrer neuen Familie. Ihr Stiefvater nahm sie auf wie ein eigenes Kind. Besonders gern erinnert sie sich an sein musikalisches Talent, mit dem er die ganze Familie unterhalten konnte. Anna konnte ihre gesamte Kindheit und Jugend auf dem Hof ihres Stiefvaters verbringen und wurde nicht zu anderen Bauern als Dienstmagd geschickt. Ein Jahr vor ihrer eigenen Hochzeit erlernte Anna das Schneidern, was ihr später von Vorteil war.

Am 8. Februar 1942 vermählte sich Anna mit Pius Thaler aus Unterreinswald, dem Halbbruder der Hebamme Klara. Da Anna damals erst zwanzig Jahre alt und somit nach damaligen Gesetz noch nicht volljährig war, mussten beide leiblichen Eltern schriftlich ihre Einwilligung geben.

Die ersten Ehejahre verbrachte das junge Paar noch im Hause der Eltern von Pius, bis sie im Jahr 1947 ihr eigenes Heim in unmittelbarer Nähe zu den Eltern erbauten. Pius verdiente seinen Unterhalt mit kunsthandwerklicher Metallarbeit, vorwiegend für die Sarner Tracht. Zum Beispiel fertigte er Knöpfe und Miederhaken an. Zusätzlich war er zwanzig Jahre lang Fotograf im Sarntal. Als solcher wurde er von den Sarnern bei wichtigen Ereignissen damit beauftragt, sie zu fotografieren. Anna ist deshalb im Besitz von vielen Fotografien ihrer Kinder, was für die damalige Zeit eine Seltenheit war.

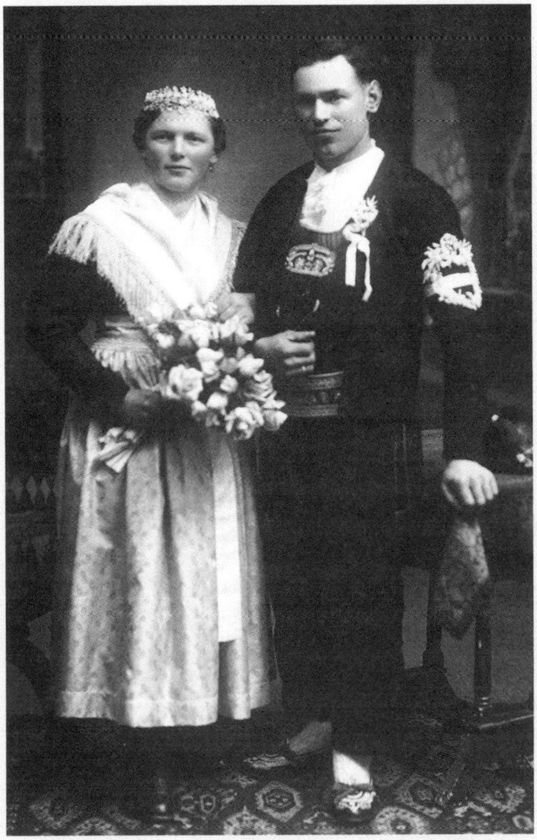

Hochzeitsfoto von Pius und Anna, 1942

Der Kindersegen blieb dem jungen Ehepaar nicht lange verwehrt und Anna behauptet sogar, sie sei sogar beim ersten gemeinsamen Beischlaf nach der Hochzeit sofort schwanger geworden. Übelkeit und Erbrechen waren die ersten Anzeichen dafür, dass Anna in guter Hoffnung war. Beim Gottesdienst in der Kirche kam es öfters vor, dass Anna aufgrund ihres starken Brechreizes die Feier frühzeitig verlassen musste. Die Bemerkung ihrer Schwiegermutter war dann: *„Sell bisch holt schwongr!"*[71] Das junge Ehepaar war über den erhofften Nachwuchs sehr erfreut und mit dem Verstreichen der Monate, den beginnenden Kindsbewegungen und dem Wachstum des Bauches wurde es immer mehr zur Gewissheit, dass sie ihr erstes Kind erwarteten. Die ganze Schwangerschaft über

71 „Na, du bist eben schwanger!"

suchte Anna weder Arzt noch eine Hebamme auf. Laut eigenen Berechnungen sollte ihr Erstgeborenes irgendwann im November zur Welt kommen. Am Morgen des 7. November 1942 plagten Anna Kreuzschmerzen, die sie dazu veranlassten, wieder das Bett aufzusuchen. Anna verständigte ihre Schwiegermutter und meinte zu ihr, dass heute ihr Kind zur Welt käme. Diese veranlasste unverzüglich, dass ein Bote zur Hebamme geschickt wurde, damit diese rechtzeitig eintreffe. In der Zeit des Faschismus wurde in Reinswald neben der dort tätigen Hebamme, der Keldrerin, auch eine italienische Hebamme angesiedelt. Anna, die nach der Keldrerin schicken ließ, der sie ihr Vertrauen schenkte, musste feststellen, dass diese italienische Hebamme zu ihr kam, denn die Keldrerin lag krank im Bett. Die italienische Hebamme beobachtete sofort nach ihrer Ankunft Annas Verhalten während einer Wehe und meinte zu ihr, ohne sie vorher untersucht zu haben: *„O, questo bambino ci mette ancora tanto tempo!“*[72] Die Hebamme hatte das Gefühl, Anna hätte noch zu wenig starke Schmerzen. Der merkte man es allerdings nur nicht an, weil sie es nicht gewohnt war zu jammern oder gar zu schreien. Der zunehmende Wehenschmerz übertraf aber jeden bisher gefühlten Schmerz bei Weitem. Die einzige Linderung erfuhr sie, wenn sie die Arme nach oben ausstreckte, sich an den Latten des Ofengerüstes festhielt und sich während der Wehe nach unten fallen ließ. Dadurch wurde der Rücken gestreckt und der Schmerz erträglicher.

Unterstützung vonseiten der Hebamme erfuhr die junge Erstgebärende keine. Ganz im Gegenteil, die Hebamme rauchte in ihrer Anwesenheit eine Zigarette nach der anderen, um so die Zeit totzuschlagen. Annas Mann Pius kam öfters von seiner Werkstatt in den oberen Stock, um nach seiner Frau zu schauen, die den Wehenschmerz geduldig alleine meisterte. Ihre Schwiegermutter war mit den Vorbereitungen für das Neugeborene beschäftigt. Von Wehe zu Wehe wurde Anna immer erschöpfter. Sie hatte starke, jedoch sehr kurz anhaltende Wehen. Durch die körperliche Erschöpfung hatte sie das Bedürfnis, sich ins Bett zu legen. Anna legte sich auf

72 „Oh, dieses Kind braucht noch eine ganze Weile!“

ihren Strohsack und ihr gesamtes Becken befand sich in einer Mulde. Sie verspürte bereits das Verlangen mitzuschieben, jedoch bewegte sich das kindliche Köpfchen nur sehr mühevoll. Als ihre Schwiegermutter nach ihr schaute und mit Erstaunen feststellte: *„Isch ollm nöi koan Pöppile dou?“*[73], entgegnete ihr die Hebamme: *„Ci vuol tanto a far strada, dovete aver pazienza.“*[74]

Annas Schwiegermutter, die Mutter von Klara, betreute öfters Gebärende, wenn die Keldrerin verhindert war. Sie konnte nicht mit ansehen, wie Anna litt und nichts weiterging. Sie holte ein Holzbrett und legte es Anna direkt unter das Gesäß, sodass Annas Becken aus dem Loch angehoben wurde. Daraufhin dauerte es nur wenige Wehen bis Anna gegen 10.30 Uhr ihren ersten Sohn gebar. Auch ihr Neugeborenes wurde, wie das damals üblich war, zuerst gewaschen und angekleidet und dann erst seiner Mutter überreicht. Die Hebamme blieb noch, bis die Nachgeburt geboren war, und vergewisserte sich, dass Anna im Intimbereich nicht genäht werden musste, bevor sie das Haus verließ. Annas Schwiegermutter übernahm fortan ihre Betreuung im Wochenbett. Auf die italienische Hebamme hätten sie sich keinesfalls verlassen können, denn die kam kein einziges Mal mehr, um nach der Wöchnerin und dem Neugeborenen zu schauen. Das junge Ehepaar genoss die Zeit mit seinem Erstgeborenen, denn das Stillen funktionierte gut und Anna konnte sich körperlich schnell von der Geburt erholen. Einzig Hämorrhoiden verursachten ihr Schmerzen und ein starkes Brennen. Die *Naandl*[75], die für viele Leiden ein Kraut oder eine Salbe hatte, konnte ihr diesbezüglich jedoch keinen Ratschlag erteilen. So beauftragte Anna den Bruder ihres Mannes nach Reinswald zur italienischen Hebamme zu gehen, um von ihr Rat zu holen. Der Ratschlag der Hebamme bestand darin, die Hämorrhoiden mit in siedend heißes Salzwasser getauchten Wattebauschen zu betupfen. Froh über irgendeinen Rat befolgte Anna die Anweisungen der Hebamme, erfuhr bei dieser Anwendung jedoch keine Linderung,

---

73 „Ist das Kind immer noch nicht da?“

74 „Gut Ding braucht Weile, habt noch Geduld.“

75 Großmutter

sondern zeitweise noch viel stärkeres Brennen. Für die Betreuung der Geburt bekam die Hebamme von Anna Geld, jedoch kann sie sich nicht an die genaue Summe erinnern.

Woran sich Anna jedoch noch sehr gut erinnern kann, ist dass ihr Sohn an einem ziemlich hartnäckigen Milchschorf im Bereich des Kopfes litt. Anna führte das darauf zurück, dass ihr Sohn an einem kalten Novembertag mit eiskaltem Wasser, das damals noch nicht vorgewärmt wurde, getauft worden war. Auf Anraten der *Naandl* versuchte sie, die Kopfhaut mit Butter und Öl aufzuweichen, um den Milchschorf anschließend mit kräftigem Schrubben und Kämmen zu entfernen.

Als Anna Anfang 1943 wieder schwanger war, sah sie erneut keinen Grund dazu, bereits in der Schwangerschaft Ratschläge bei einer Hebamme oder sogar bei einem Arzt einzuholen. Erst mit dem Einsetzen der ersten Wehen wurde ein Bote zur Keldrerin geschickt und wie es der Zufall haben wollte, war sie auch diesmal nicht zu Hause anzutreffen. Anna hatte großes Vertrauen zu ihrer Schwiegermutter und gebar ihr zweites Kind ohne Komplikationen mit ihr alleine. Auf die Anwesenheit der italienischen Hebamme, die ihr beim ersten Kind keine Hilfe gewesen war, konnte sie verzichten. In die Wirren des Zweiten Weltkrieges hineingeboren, war ihr Zweitgeborenes erst drei Wochen alt, als Pius als deutscher Soldat eingezogen wurde. Ihr Sohn versuchte Anna beim Abschied von Pius zu trösten mit den Worten: *„Votr kimp schun.“*[76] Es war für Anna eine schwere Zeit. Sie musste neben der eigenen Arbeit zusammen mit ihrer Schwiegermutter auch jene ihres Mannes übernehmen. Sie hatte von klein auf einen starken Glauben und großes Gottvertrauen und so war sie mit ihrem Mann auch während dieser Jahre immer im Gebet verbunden. Nur wenige Male bekam Pius Heimaturlaub – und bei jenem im Juni 1944 wurde Anna erneut schwanger. Sie nahm die Strapazen jedoch gerne auf sich und wünschte sich nur, dass ihr Mann wieder gesund nach Hause komme. Pius, den sie durch ihren ständigen Briefwechsel von der

76 „Vater kommt schon.“

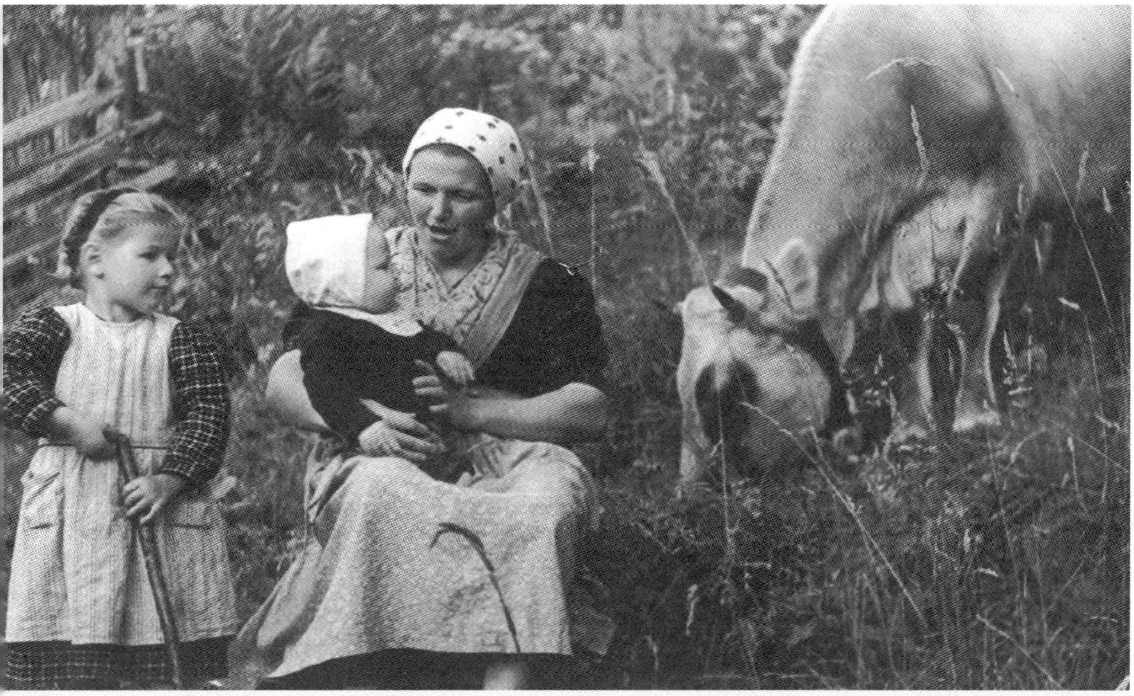

Anna mit zwei ihrer Kinder in der Wiese vor ihrem Haus

Schwangerschaft in Kenntnis gesetzt hatte, sah sein drittes Kind erst wieder nach seiner Rückkehr. Das Kind kam im März 1945 in Anwesenheit der Schwiegermutter zur Welt. Genau am Annatag, dem 26. Juli 1945, geschah es dann, dass Pius gesund vom Krieg zu ihnen zurückkehrte.

Bei ihrem vierten Kind fühlten sich schon in der Schwangerschaft die Kindsbewegungen anders an als bei ihren drei Kindern vorher. Durch das gewonnene Vertrauen zu ihrer Schwiegermutter wurde auch bei dieser Geburt überhaupt nicht mehr nach der Hebamme geschickt. Als Anna bei der Geburt dann die Fruchtblase platzte, musste die *Naandl* mit einer Kelle das Fruchtwasser aus dem Bett schöpfen. Selbst das *Wixleimit,* das den Strohsack vor Fruchtwasser und Blut schützen sollte, konnte die große Menge Fruchtwasser nicht mehr fassen. Anna erinnert sich noch gut, wie sie bei dieser Geburt schreien musste, als die Schultern des Kindes kamen, denn es ging nicht so problemlos wie bei den Geburten zuvor. Der Junge brachte stolze vier Kilo auf die Waage und wollte vom Stillen nichts wissen, trotz mehrerer Versuche, ihn an die Brust anzulegen. Anna, die bis dahin immer gute Erfahrungen mit dem Stillen gemacht hatte und es auch für die gesündeste Nahrung für ihre Kinder hielt, versuchte den Jungen sogar zu locken, indem sie die Brustwarze mit Honig und Zucker bestrich. Der Junge lehnte die Brust jedoch vehement ab, indem er immer wieder den Kopf hin und her bewegte und kräftig schrie. Ihre Schwiegermutter wollte von Anna wissen, ob sie und Pius denn schon wieder geschmust hätten nach der Geburt. Annas Antwort war ganz selbstverständlich: *„Sell hobn mr jo.“*[77] Für die *Naandl* war klar, dass das der Junge gerochen hatte und deshalb nicht zur Brust wollte. Anna war es so wichtig, dass ihre Kinder Muttermilch bekamen, dass sie die Mühe auf sich nahm, die Milch auszudrücken und sie dem Jungen zuerst mit einem Löffel eingab und dann aus einer kleinen Schale zum Trinken gab. Pius, ihr Mann, der die Muttermilch probierte, konnte gut nachvollziehen, dass sie den Kindern schmeckte, denn sie war süßlich.

An besondere Vorkommnisse bei ihrer fünften Schwangerschaft kann sich Anna nicht erinnern. Die Geburt verlief wieder problemlos ohne Hebamme. Als Anna mit ihrem sechsten Kind schwanger war und wie bei all ihren Schwangerschaften die Kirche beim Sonntagsgottesdienst verlassen musste, da ihr so übel war, meinte ihre Mutter nach der Messe zu ihr: *„Bisch schu wiedr schwongr? Jetz meg es dei Orbit obr lossn.“*[78] Zutiefst gekränkt durch diese Aussage ihrer eigenen Mutter, von der sie sich eigentlich Glückwünsche erwartet hätte, machte sie sich weinend auf den Nachhauseweg.

Die Kirche predigte damals, je mehr Kinder man hätte, desto weiter würde man in den Himmel kommen und mit diesem Gottvertrauen hat man auch vielen Kindern das Leben geschenkt. Mittel zur Verhütung und Aufklärung gab es keine und sie wurden von der Kirche auch nicht gebilligt. Vielen Kindern das Leben zu schenken wurde als ein großer Segen Gottes angesehen. In den Jahren des Krieges und der Nachkriegszeit war ein reicher Kindersegen jedoch immer auch mit einer großen Not verbunden. Für Anna war klar, dass einem dann in der Not niemand mehr helfen würde, auch nicht die Kirche.

---

77 „Natürlich haben wir das.“

78 „Bist du schon wieder schwanger? Jetzt solltet ihr damit aber aufhören.“

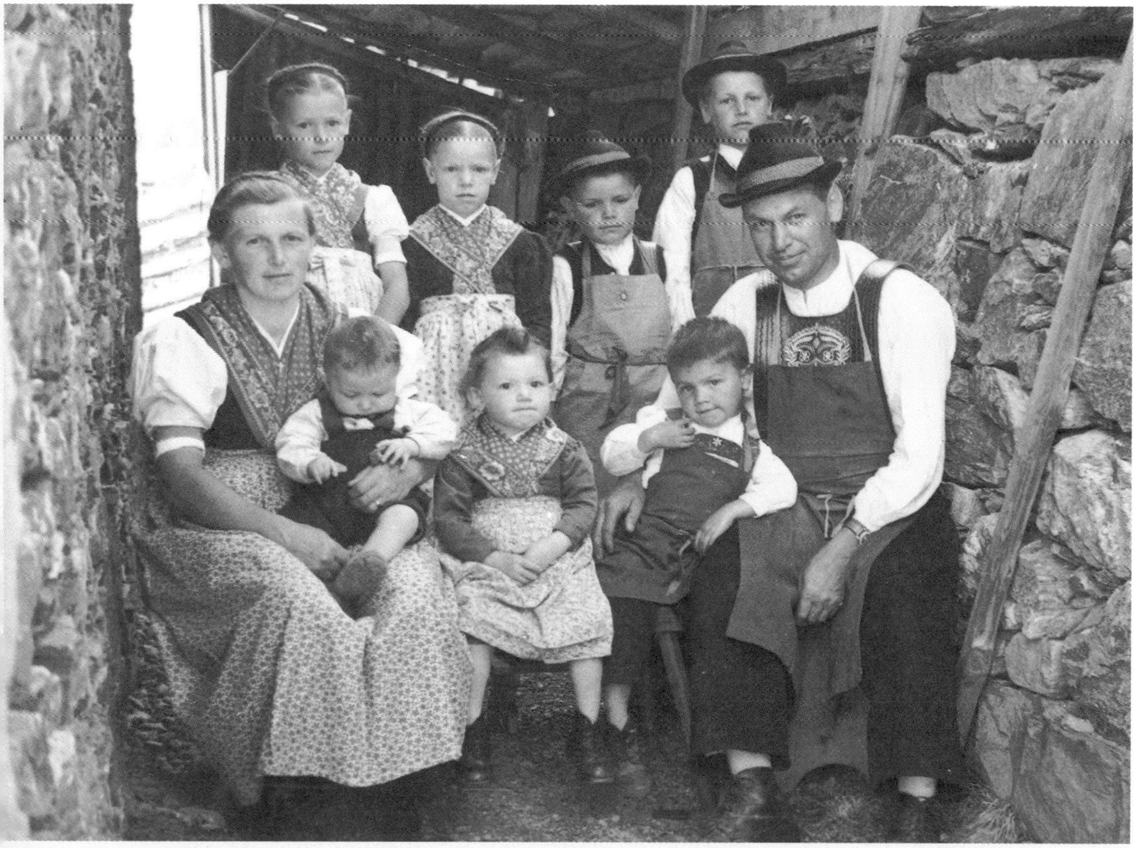

Anna als 29-Jährige mit ihren sieben ältesten Kindern und ihrem Mann, 1951

Anna und Pius liebten all ihre Kinder sehr und trotz der Bescheidenheit und Einfachheit ihres Lebens war das viele Kinderlachen mit nichts auf der Welt zu vergleichen.

Bei der sechsten und siebten Geburt wurde die Keldrerin hinzugezogen. Anna, die immer schnell gebar, wurde von der Hebamme in der Pressphase der Geburt angeleitet, nicht so heftig mitzuschieben, denn ein langsames Durchtreten des Kopfes würde ein Einreißen des Dammes verhindern. Da die Hebamme selbst Wunden nicht versorgen konnte, hätte dafür eigens der Arzt herbeigerufen werden müssen. Anna musste jedoch nach keiner einzigen Geburt im Intimbereich genäht werden. Die Keldrerin legte ihr auch nahe, in ihren weiteren Schwangerschaften ja nicht für zwei zu essen, denn dann würden die Kinder nur zu schwer. Die täglich anfallenden Arbeiten könne sie jedoch auch in einer Schwangerschaft problemlos ausführen, denn Bewegung täte ihr nur gut. Die Tatsache, dass eine Frau schwanger war, bedeutete damals für sie keine Schonung, die Arbeiten wurden ohne Klagen auch hochschwanger verrichtet. Anna hatte keine Angst vor den Geburten, sie war nur froh, dass die Schwangerschaften endlich vorbei waren, da ihr schon einfache Bewegungen schwerfielen. So erinnert sich auch Anna noch gut daran, wie sie hochschwanger bei der Heuernte in steilem Gelände plötzlich ins Rutschen kam und einige Meter den Berghang hinunterrollte. Anna hatte sich nicht verletzt und hoffte das auch für ihr Ungeborenes. Eine Fachperson suchte sie wegen des Sturzes nicht auf, obwohl sie Sorgen um ihr Kind plagten. Erst, als sie ein gesundes Kind gebar, konnte sie sich ganz sicher sein, dass auch ihr Kind den Sturz unbeschadet überstanden hatte.

Bei Annas achtem Kind hatte Klara, ihre Schwägerin, die Ausbildung zur Hebamme bereits abgeschlossen und so ließ Anna nach ihr rufen. Klaras Bemerkung als sie zur Tür hereinkam, wird Anna wohl nie vergessen: *„Nöi mochsche mr awie zi wiene a schiachs Gsicht!“*[79] Anna hatte jedoch bereits starke Schmerzen und auch die *Naandl* meinte, dass alle Geburten von Anna schnell gegangen wären. So war es auch bei ihrem achten Kind der Fall, denn als die Fruchtblase platzte, ließ das Mädchen nicht mehr lange auf sich warten. Klara nahm die Wochenbettbesuche sehr genau und besuchte Anna mit ihrem Neugeborenen fast jeden Tag. Bei diesem Kind hatte Annas Mutter ihr versprochen, sich während des Wochenbettes um den Haushalt und die restlichen Kinder zu kümmern, und nicht wie üblich die Schwiegermutter.

Wie damals üblich, machte sich Pius auch dieses Mal bereits am zweiten Tag nach der Geburt zu Fuß nach Reinswald auf, um das Mädchen taufen zu lassen. Auf dem Weg dorthin begegnete er Annas Mutter, die ihm schon von Weitem zurief, er möge diesem Kind nun endlich den Namen Maria geben, denn sonst würde sie nicht zu ihrer Tochter *auwortn* kommen. Pius wusste nur allzu gut, dass er seiner Schwiegermutter nicht zu widersprechen bräuchte. Wieder zu Hause angekommen, blieb ihm nichts anderes übrig, als Anna

79 „Dein Gesicht ist mir noch zu wenig schmerzverzerrt!“

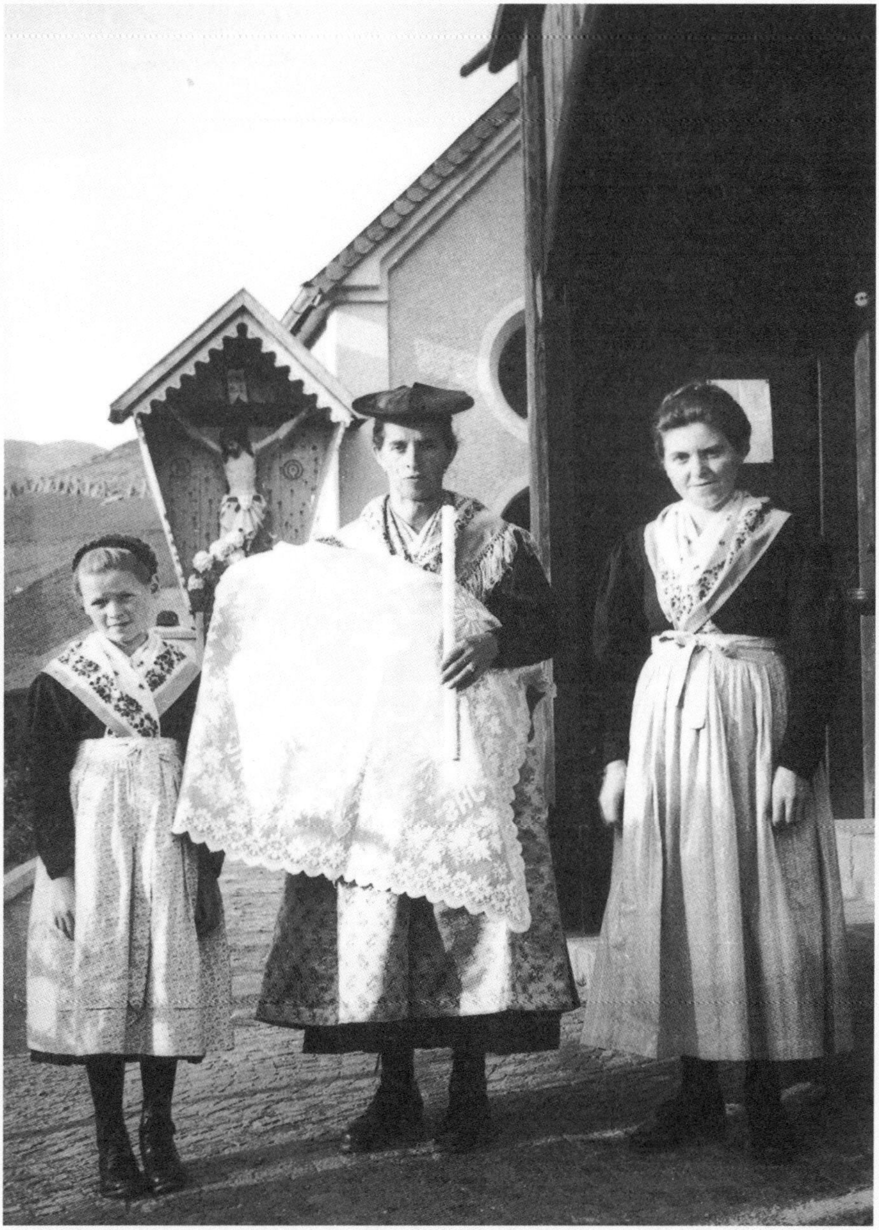

Annas Tochter (links), ihre Stiefschwester (rechts) und die Taufpatin bei der Taufe von Annas achtem Kind, 1954

schonend beizubringen, dass ihre Tochter nun nicht wie vereinbart Waltraud hieß, sondern Maria. Anna war darüber alles andere als erfreut, wusste aber, dass Pius keine Schuld traf. Anna, die sich öfter Hilfe von ihrer eigenen Mutter erwartet hätte, musste jedoch immer wieder feststellen, wie geizig diese war. Als *Weisit*[80] für ihre Enkelkinder brachte sie immer nur einen Knollen Butter. Die wenigen Male, die sie sie besuchen kam, brachte sie nicht einmal Milch für ihre Enkelkinder mit, obwohl sie viele Kühe auf dem großen Bauernhof besaß. Zum Glück hat Anna, wie sie mit einem verschmitzten Lächeln überzeugt sagt, das *Froade*-Sein nicht von ihrer Mutter geerbt. Anna ist davon überzeugt, obwohl sie eindeutig kein Kind der Liebe war, so habe sie trotzdem viel Liebe in ihrem Leben erfahren dürfen und auch an ihren Mann und an ihre Kinder weitergeben können.

Anna war bekannt, wann die fruchtbaren Tage im Zyklus einer Frau waren und wann nicht, und so machte sie sich immer ihre Rechnung. Bei ihrem letzten Kind muss sie sich wohl verzählt haben oder der Luftwechsel war Schuld. Pius und sie verbrachten nämlich eine Nacht am Latzfonser Kreuz, denn ihre Schwiegermutter hatte sich bereit erklärt, sich in der Zwischenzeit um die acht Kinder zu kümmern. Durch den Höhenwechsel könnte ihr Zyklus total aus dem Rhythmus gekommen sein – anders kann sie es sich nicht erklären, dass sie am dritten Tag nach der Regelblutung schwanger werden konnte.

Anna fühlte sich mit ihren sechsunddreißig Jahren bereits zu alt, um noch ein Kind zu bekommen, muss sich jedoch eingestehen, dass sie ihr letztes Kind immer zum Fressen gerne hatte. In der Zwischenzeit hatte auch Annas ältere Stiefschwester die Ausbildung zur Hebamme abgeschlossen. Sie war es schließlich auch, die Anna dazu überreden konnte für ihre letzte Geburt ins Spital nach Sarnthein zu gehen. Dort bräuchte sie für die Geburt nichts zu bezahlen und sie selbst würde sich rund um die Uhr um Anna kümmern. Die letzte Phase der Geburt zog sich in die Länge, was Anna von ihren vorherigen Geburten noch nicht kannte. Aufgrund des

80 Feine Weißbrotgabe, welche die Nachbarinnen den Wöchnerinnen gaben

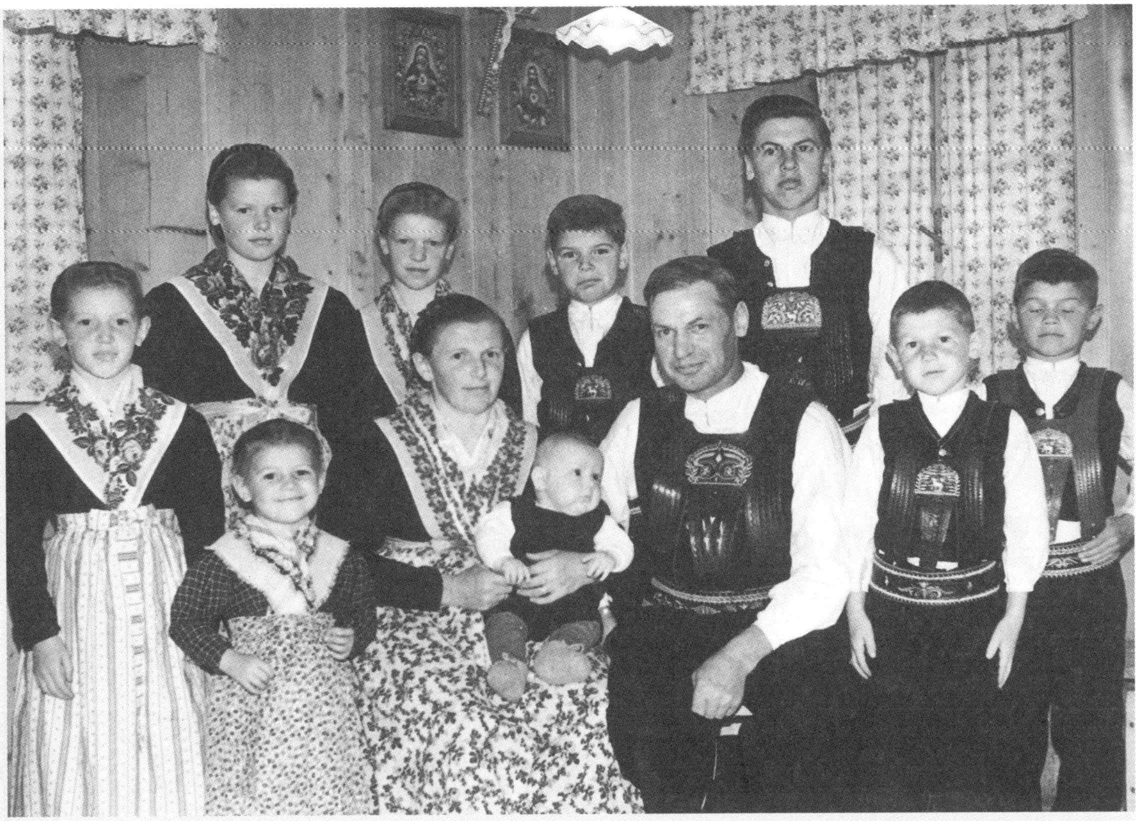

Die vollzählige Familie Thaler, 1958

Geburtsstillstandes wurde der Hausarzt hinzugezogen, der sich sicher war, dass das Kind die Nabelschnur um den Hals hatte. Nach einigen weiteren Presswehen kam ihr letzter Sohn tatsächlich mit der Nabelschnur um den Hals zur Welt. Sogar zwei Mal hatte sich die lange Nabelschnur um den Hals des Kindes gewickelt, dessen Kopf durch die Blutstauung ganz blau war.

Anna hielt im Wochenbett die strenge Bettruhe immer ein, konnte dies allerdings nur, weil ihr Mann, die *Naandl* und auch gelegentlich ihre Mutter sie unterstützten. Sogar zum Urinieren wurde die Bettschüssel verwendet, sodass auch dafür das Bett nicht verlassen werden musste. Sofort nach den Geburten plagte Anna immer starker Schüttelfrost, darum bereitete ihre Schwiegermutter schon vorher immer zwei Betten und eine warme Bettflasche vor.

Anna hat ihre Kinder etwa drei Monate lang voll gestillt. Bei Stillproblemen wusste die *Naandl* so manchen Rat, zum Beispiel ließ das Einreiben der Brustwarzen mit Muttermilch vor allem in

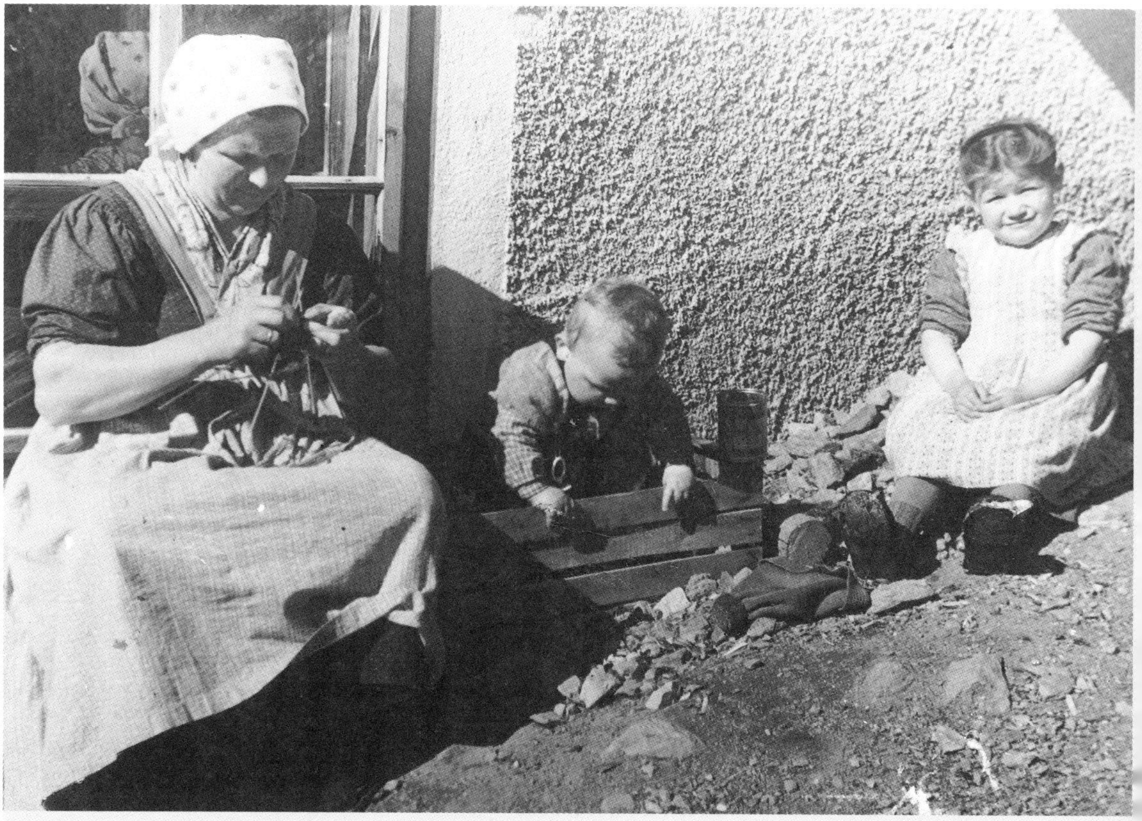

Anna beim Stricken vor ihrem Haus mit ihren beiden jüngsten Kindern, etwa 1959

den ersten Tagen nach der Geburt die offenen Brustwarzen gut verheilen. Bei einer Brustentzündung riet sie dazu, Schweinefett aufzulegen und zum Kühlen der Brust kalte Kartoffeln oder Kraut zu verwenden. Die Milch von der entzündeten Brust wurde manuell ausgestreift und weggeleert. Erst wenn sie wieder abgeheilt war, konnte sie beidseits stillen. Anna zog sich fürs Stillen dann immer in die eigene Kammer zurück oder auf die Ofenbrücke mit einem vorgezogenen Vorhang. Die anderen Kinder waren dann immer sehr neugierig, was denn ihre Mutter dort Heimliches mache, wo sie nicht dabei sein durften. In ihrer Familie sagte man dann immer: *„Di Mame tüet hoamln.“*[81]

Während einer Geburt wurden die anderen Kinder entweder zu Nachbarn gebracht, einige waren in der Schule oder sie schliefen, wenn es in der Nacht zur Geburt kam. Woher das Neugeborene

81 „Die Mama tut *hoamln.*“ („hoamln“: kommt wahrscheinlich von „heimlich“)

gekommen war, wurde ihnen nicht erklärt. Viele Familien erzählten, dass die Hebamme es in ihrer großen Tasche mitgebracht hätte oder dass es die *Wier*[82] herbeigeschwemmt hatte, die neben dem Haus verlief.

Nach einer Geburt sollte es für längere Zeit zu keinem Geschlechtsverkehr kommen, bis die Wöchnerin ausgesegnet wurde. Da Anna jedoch bei keinem ihrer Kinder Geburtsverletzungen hatte, nahmen sie und Pius das nicht so streng, sondern schliefen wieder miteinander, sobald es für sie beide in Ordnung war. Anna wusste, dass sie somit gesündigt hatte und hätte beichten müssen. Ohne vorher zu beichten, hätte sie bei der Messe die Hl. Kommunion nicht empfangen dürfen. Anna ging dennoch zur Kommunion, sonst hätte sie für Gesprächsstoff im Dorf gesorgt und alle hätten gewusst, dass sie „gesündigt" hatte. Damit der reiche Kindersegen gesichert war, wurde der Samen des Mannes als etwas sehr Wertvolles gesehen. Er diente ausnahmslos der Zeugung und durfte auch in der Ehe nicht missbraucht werden.

Mit neun Kindern hatte Anna alle Hände voll zu tun. Sie fertigte dank ihrer in jungen Jahren erlernten Nähkünste die gesamte Kleidung ihrer Kinder selbst an und verdiente durch das Nähen der Sarner Tracht eine Kleinigkeit dazu. Sie hatte dafür keinen eigenen Raum, sondern nähte immer in der Stube zusammen mit den kleinen Kindern. Von den älteren Kindern, die sich nun öfters um die kleineren kümmern mussten, wurde Anna etwas entlastet. Die Fürsorge, die heutzutage Kleinkindern geschenkt wird, war damals überhaupt nicht üblich. Das Neugeborene wurde durch eine besondere Technik in Stoffwindeln gewickelt, sodass Arme und Beine eng an den Körper *gfaatscht* wurden und es sich so nicht bewegen konnte. Die meiste Zeit verbrachte das Kind im *Stubnwaagele*[83], denn man hatte nicht die Zeit, das Kind herumzutragen. Ein Schnuller aus Gummi wurde zur Beruhigung eingesetzt. In den kalten Wintermonaten verließ Anna mit den kleinen Kindern nicht oft das Haus, setzte sich mit ihnen höchstens kurz in die warme Mittagssonne

82 Wasserkanal, Mühlbach
83 Stubenwagen

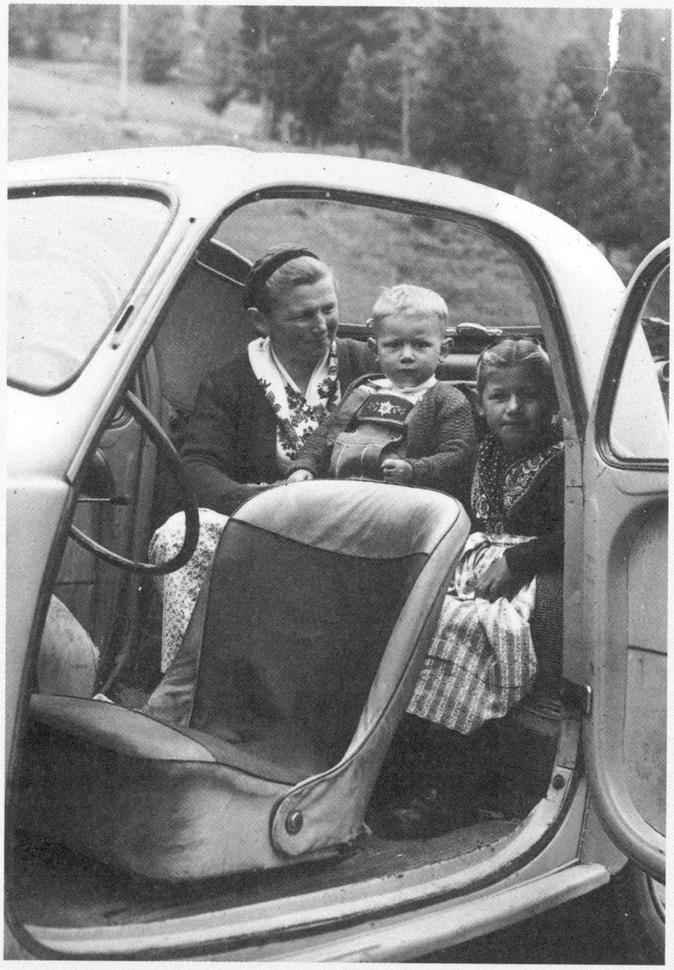

Anna und ihre beiden Jüngsten bei einem seltenen Ausflug mit einem geliehenen Auto, Anfang der 1960er-Jahre

auf die Holzbank vor dem Haus. Sie wusste, dass die Kinder vor allem im Winter auch Tageslicht und Sonne brauchten.

Besonders schwierig war es für Pius und Anna, als mehrere ihrer Kinder gleichzeitig krank waren. Einmal hatten sogar sechs ihrer Kinder Keuchhusten und das kleinste war gerade einmal drei Wochen alt. Annas altbewährtes Mittel gegen starken Husten und auch Keuchhusten war der *Hobr-Stroh*[84]. Aus dem Stroh des Hafers wurde Tee gekocht und den Kindern löffelweise verabreicht. Es war das einzige Mittel, das den zähen Schleim etwas zu lösen vermochte.

84 Tee aus Haferstroh

Um zu ein paar Stunden Schlaf zu kommen, wechselten sich Anna und Pius ab. So schlief sie die Stunden vor Mitternacht und Pius in jenen danach. In jenen Wochen kam auch öfters das Kinderfräulein, eine ledige Frau, um nach den Kindern zu schauen und um sie zu impfen. Für Anna war dieser Besuch nur lästig, denn in ihren Augen kam sie immer nur, um zu *gschafftln*[85] – besser ging es den Kindern danach nicht.

Anna kann von Glück sagen, niemals eine Fehlgeburt gehabt zu haben und keines ihrer Kinder im Kindesalter verloren zu haben. Der Tod gehörte einfach zum Leben und wurde akzeptiert, wenn nicht sogar herbeigesehnt. Viele stark gläubige Familien wünschten sich bei einem reichen Kindersegen, dass auch mal ein Kind nicht überlebte. So hatten sie ein Englein im Himmel und manche, die das nicht hatten, beklagten oft sogar ihren Zustand. Der Umstand, dass um wenig Geld damals sogar mit Kindern gehandelt wurde, zeugt ebenfalls davon, dass die große Not die Eltern dazu zwang. Anna erinnert sich an eine Bäuerin, die mehrere Kinder zur Pflege in ihrer Obhut hatte. Eines Tages trat eine andere Bäuerin, die nur einen einzigen Sohn hatte und sich nichts sehnlicher wünschte als ein Mädchen, an sie heran und meinte, sie möge ihr doch eines der vielen Mädchen überlassen. Die Frau erwiderte daraufhin: *„Gibsche mir 100 Lire und an Sock völl Palln fi di Hennin.“*[86] Der Handel war getan und das Mädchen wechselte ihre Pflegefamilie.

Während ihre Kinder noch alle zu Hause waren, hatte Anna keine Freizeit und dachte sich immer, wenn ihre Kinder erwachsen seien, hätte sie wieder mehr Zeit für sich selbst. Mit Verwunderung musste Anna jedoch in späten Jahren immer wieder feststellen, dass sie sogar noch weniger Zeit für sich hatte, durch die vielen Enkel- und Urenkelkinder war ihr Alltag nie von Einsamkeit oder Langeweile geprägt. Sie pflegt zu sagen: *„Di Kindr bringn die Zeit und sie nemmin di Zeit widr mit.“*[87]

85 sich aufzuspielen
86 „Gib mir 100 Lire und einen Sack voll Futter für die Hühner.“
87 „Die Kinder bringen die Zeit und sie nehmen die Zeit wieder mit.“

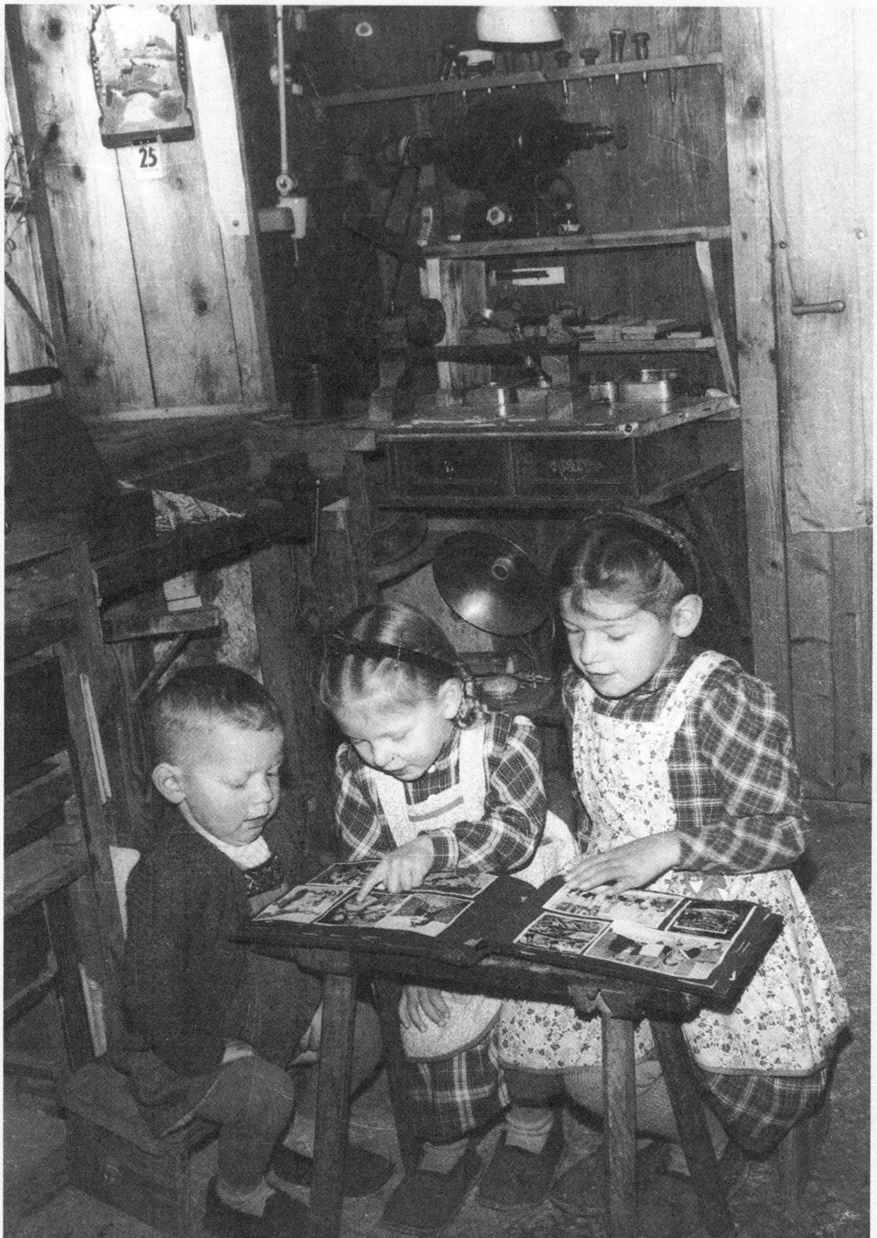

Die drei jüngsten Kinder von Anna beim Durchstöbern des Fotoalbums, 1960er-Jahre

Klaras Familienleben

Da eine Zeit lang die Meinung vorherrschte, eine Hebamme müsse selbst geboren haben, um ihren Beruf ausüben zu können, war dies teilweise sogar Voraussetzung, um zur Ausbildung zugelassen zu werden. Es gab jedoch auch eine Zeit, in der vor allem ledige Frauen Hebammen waren, da sie für eine eigene Familie überhaupt keine Zeit hatten. Bei Klara hat sich die Familienplanung ganz zufällig ergeben, wie sie selbst meint. Dass sie geheiratet und drei Kinder geboren hat, hat ihre Arbeitsweise in vielerlei Hinsicht geändert. Sie muss sich heute selbst eingestehen, dass sie sich nach ihren Geburten besser in die Frauen einfühlen konnte.

Als Klara nach ihrer Ausbildung in ihrer kleinen Mietwohnung bei Astfeld lebte, konnte sie sich gerade die Miete und ihre Kost leisten und nebenbei noch der Bank den Kredit für ihre Studiengebühren zurückzahlen. Als junge Hebamme widmete sich voll und ganz ihrem Beruf und ans Heiraten dachte sie noch lange nicht. Sie war sich nicht einmal sicher, ob sie überhaupt einen Mann wollte. Doch wie das Leben oft so spielt, kommt manches unverhofft und lässt sich nicht planen.

Klara wohnte nicht weit vom Schusterhaus entfernt und kannte auch den Schustersohn, mit dem sie aber nur einige Male kurz gesprochen hatte. Die Schusterfrau war ihr aufgrund des Vorfalls mit den Bergschuhen in ihren jungen Jahren nicht in guter Erinnerung und sie versuchte stets Begegnungen mit ihr zu vermeiden.

Im Jahre 1957 wurde Klara längere Zeit von starken Bauchschmerzen geplagt. Sie befürchtete bereits das Allerschlimmste, denn zwei ihrer Onkel waren an Magenkrebs verstorben. An einem Vormittag verließ sie ihre Mietwohnung mit starken Schmerzen, die sie bereits die ganze Nacht wach gehalten hatten. Auf der Straße wurde sie plötzlich ohnmächtig. Wie ihr später berichtet wurde, bemerkte eine

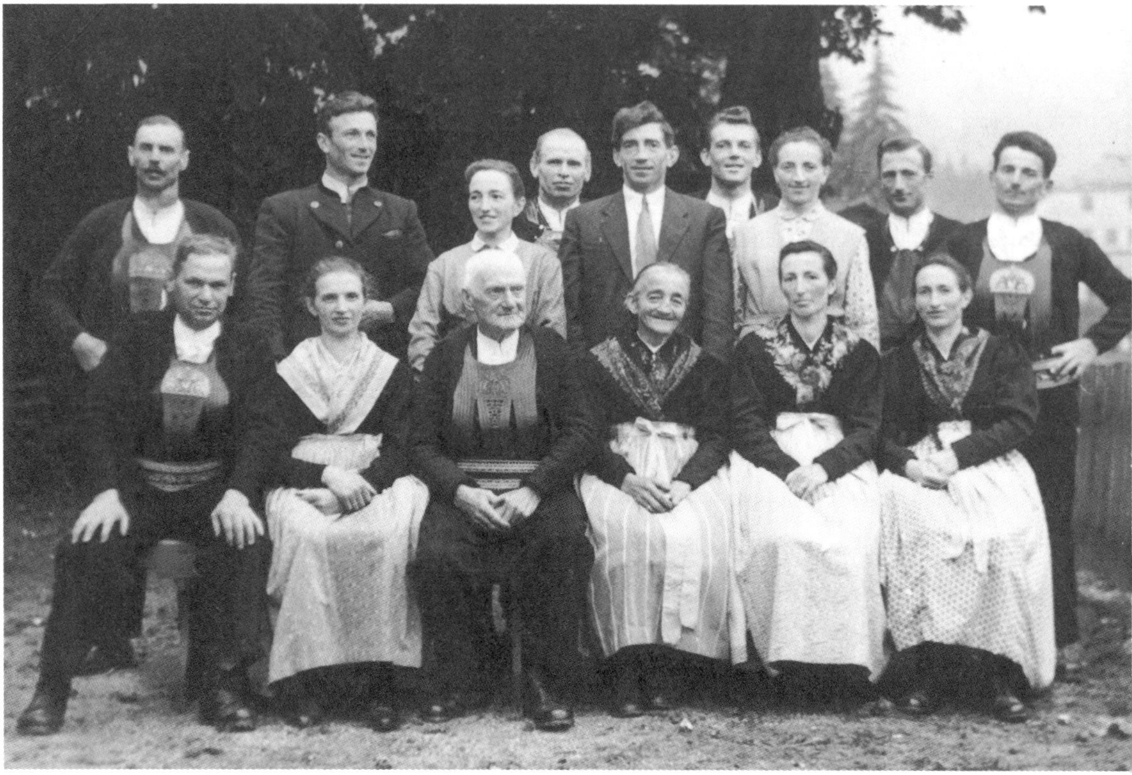

Klara (Dritte von rechts, hinten) 1958 mit ihrer gesamten Familie. Das Foto entstand zum 40-jährigen Hochzeitsjubiläum ihrer Eltern Stanislaus und Katharina, einer der seltenen Anlässe, zu denen die Familie Thaler vollzählig zusammenkam.

Nachbarin, wie sie regungslos auf der Straße lag und organisierte einen Fahrer, der sie sofort ins Sarner Spital brachte. Klara musste aufgrund eines Blinddarmdurchbruchs notoperiert werden und der diensthabende Arzt holte einen Kollegen aus Bozen nach Sarnthein, damit sie die Operation gemeinsam durchführen konnten.

Erst am nächsten Tag erwachte Klara und wusste überhaupt nicht, was geschehen war. Sie wollte wie gewohnt aufstehen, doch der Schmerz zwang sie, sich wieder ins Bett fallen zu lassen. Sie musste einige Zeit im Krankenhaus verbringen und bekam während ihres Aufenthaltes zweimal unerwarteten Männerbesuch: Der Hausarzt, mit dem sie oft zusammenarbeitete, kam, um sie für seine ablehnende, häufig ausfallende Art um Verzeihung zu bitten. Der andere Besuch war der Sohn des Schusters, der sie fragte, ob sie denn seiner Mutter wieder einmal Spritzen machen könnte, wie sie es öfter tat. Klara, die nicht einmal aufrecht stehen konnte, gab ihm zu verstehen, dass er sich zunächst jemand anderen für diesen

Dienst suchen müsse. Der Schustersohn fügte dem noch hinzu, dass er es sehr bedauere, nichts für sie mitgebracht zu haben, nicht einmal eine Tafel Schokolade. Seine Mutter überlasse ihm jedoch jede Woche nur gerade so viel Geld, dass er sich damit ein *Kracherle*[88], Sprudelwasser und eine Packung Zigaretten leisten konnte. Natürlich hätte sich Klara über ein Geschenk gefreut, gab ihm jedoch zur Antwort: „Du musst mir nichts mitbringen."

Nur ein Jahr später verstarb die Schusterfrau und Klara kam dem Schustersohn immer näher. Obwohl sie immer noch nicht ganz davon überzeugt war, dass sie heiraten wollte, willigte sie schließlich in seinen Heiratsantrag ein. Sie entschlossen sich, am 19. Jänner 1959 zu heiraten. Zu Lebzeiten ihrer Schwiegermutter wäre Klara nie in das Haus des Schusters gezogen, das wäre nie und nimmer gut gegangen. Doch jetzt stand dem nichts mehr im Wege. Klara war bei ihrer Hochzeit dreiunddreißig Jahre alt und ihr Mann Gottfried bereits siebenunddreißig.

In den ersten Jahren ihrer Ehe musste Klara immer wieder an eine Geburt denken, die sie zu Beginn ihrer Hebammentätigkeit erlebt hatte. Eine Frau hatte damals ihr siebtes Kind bekommen und die gesamte Geburt war ohne Komplikationen verlaufen. Was die etwas forsche Frau aber nach der Geburt zu ihr sagte, wollte Klara einfach nicht mehr aus dem Kopf gehen. Ohne Umschweife erkundigte sie sich bei Klara, wieso sie denn noch immer nicht verheiratet sei, wenn sie die Kinder ja so gern hätte. Die Frau meinte in ihrem Sarner Dialekt: *„Es woas koan Orzt und koan ledige Hebomm, wie des innwende tuet, des woas lei die Frau, dei wos is Kinn kreg."*[89] Die Frau war davon überzeugt, Klara müsste diesen Schmerz am eigenen Leib erfahren, um den Gebärenden eine einfühlsame Hebamme sein zu können. Ihre Ratschläge führten aber noch weiter und sie erklärte Klara, dass diese nicht unbedingt heiraten müsse – jeder Mann könne ihr ein Kind machen. Auf keinen Fall wollte Klara aber ein lediges Kind aufziehen. Sie war mit ihrem Beruf voll und

88 Getränk mit Sprudel wie Cola, Limonade o. Ä.

89 „Kein Arzt und keine ledige Hebamme wissen, wie es sich im Inneren anfühlt, das weiß nur die Frau, die das Kind kriegt."

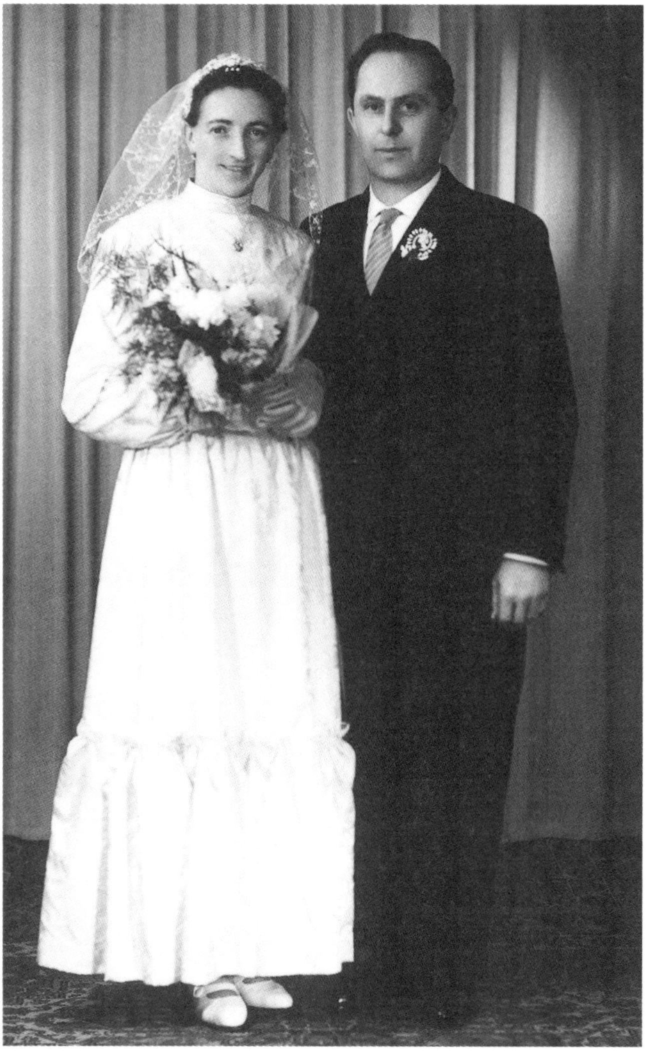

Hochzeitsfoto von Klara Thaler und Gottfried Stuefer, 19. Jänner 1959

ganz ausgelastet und ans Heiraten hatte sie damals noch keinen Gedanken verschwendet, obwohl die meisten in ihrem Alter schon längst verheiratet waren. Immerhin war sie schon um die dreißig. Die Begegnung mit jener Frau ließ in ihr aber tatsächlich die Sehnsucht nach einer eigenen Familie immer größer werden. Eigene Kinder wünschte sie sich schon und der Gedanke an eine eigene *Homit*[90] reizte Klara ebenfalls.

90 Zuhause, wörtl. „Heimat“

Klara begegnete der Frau viele Jahre später, als sie bereits verheiratet war und drei Kinder hatte. Die Frau war froh zu hören, dass Klara geheiratet hatte, und auch Klara musste sich eingestehen, dass die Erfahrungen sie reicher gemacht hatten und sie in ihrer Arbeitsweise aufmerksamer geworden war. Hatte sie den Frauen vor ihren eigenen Geburten ohne Bedacht öfters auf den Bauch gedrückt, um die Geburt zu beschleunigen, so sah sie in Zukunft davon ab. Nachdem sie diesen Eingriff am eigenen Leib erfahren hatte, wusste sie, wie schmerzhaft er wirklich war.

Gerade in kleinen Dörfern, wo jeder jeden kennt, ist niemand vor Gerüchten geschützt. So kursierten auch über Klara allerlei Geschichten. Vor ihrer Hochzeit wurde gemunkelt, sie sei von dem Schusterjungen, der als Einzelgänger bekannt war, schwanger. Außerdem sei sie ihm immer nachgelaufen. Klara schrieb dem Schusterjungen einen Brief, in dem sie ihm erklärte, dass diese Behauptungen nicht der Wahrheit entsprächen. Heute muss sie nur noch lachen: Das war der einzige Liebesbrief, den sie ihrem Mann jemals geschrieben hat – und eigentlich war es gar keiner. Trotzdem trug ihn ihr Mann jahrzehntelang in seiner Brieftasche immer bei sich. Das Gerücht um ihre vermeintliche Schwangerschaft versiegte, als sie Monate später immer noch nicht runder um die Hüften wurde.

Nach ihrer Hochzeit machten dann gegensätzliche Gerüchte die Runde, denn es dauerte drei Jahre, bis Klara schwanger wurde. So wurde sie eines Tages zu einem Gespräch zum Dekan bestellt. Klara konnte sich nicht erklären, wieso der Dekan mit ihr sprechen wollte, der kam jedoch sofort auf den Punkt mit den Worten: „Mir ist zu Ohren gekommen, dass Sie mit diesen neumodischen Pillen arbeiten und sie sogar den Frauen austeilen." Klara wusste natürlich sofort, dass von einer Verhütungspille die Rede war, und entgegnete ihm nur, sie habe noch nie so eine Pille gesehen, selbst genommen oder ihren Patientinnen verabreicht. Die streng katholische Klara wusste genau, dass die Kirche jede Art von Verhütung ablehnte und viele Kinder als Gottessegen angesehen wurden. Und auch sie selbst hoffte, endlich schwanger zu werden. Natürlich war ihr klar, dass einige Frauen froh gewesen wären, wenn ihnen irgendeine Art der Verhütung zur Verfügung gestanden hätte. Klara ließen solche Anschuldigungen zwar nicht kalt, doch war sie mit sich im Reinen. Sie hatte sich um Wichtigeres zu kümmern. Später, als sie schwanger wurde, legten sich auch diese Gerüchte, und wieder einmal bestätigte sich Klaras Meinung, dass die Wahrheit immer siegt – wenn auch manchmal sehr verspätet.

Drei Jahre nach ihrer Hochzeit wurde Klara also zum ersten Mal schwanger. An eine Schonung in der Schwangerschaft war nicht zu denken, sie musste ihrem Beruf bei Tag und bei Nacht nachgehen, als ob sie nicht schwanger gewesen wäre. Klara fiel die Arbeit jedoch schwerer und sie hätte sich mehr Ruhe und Zeit für ihr Kind gewünscht. Doch sie meisterte auch diese schwere Zeit ohne zu jammern. In all ihren Schwangerschaften suchte sie keinen Arzt und keine Hebamme auf, Übelkeit verspürte sie in keiner Schwangerschaft und die Kindsbewegungen gaben ihr die Sicherheit, dass es den Kindern gut ging. Klara war sich selbst Hebamme, so vergewisserte sie sich zum Beispiel selbst, ob das Kind im Mutterleib richtig lag und nicht in Steißlage. Mehr brauchte sie nicht zu wissen. Als Hebamme wusste sie natürlich genau, dass man auch damit rechnen musste, bei einer Geburt zu sterben. Doch Klaras Einstellung dazu war eine einfache: *„Di ondrn Fraun hobns jo a drpockt und sünscht stirb i holt.“*[91]

Im achten Schwangerschaftsmonat hatte Klara Handwerker im Haus, da ein neuer Dachstuhl aufgesetzt werden sollte. Der Zimmermeister meinte zu ihr, sie solle bitte auf den Dachboden kommen, er müsse sehen, wie hoch der Dachstuhl sein muss, damit sie noch ihre Wäsche aufhängen könne. Klara hatte Bedenken, da zwischen Dachboden und zweitem Stock noch keine Zwischendecke eingezogen war und nur einzelne Holzbretter ausgelegt waren. Besorgt erkundigte sie sich, ob die Bretter sie als Hochschwangere auch sicher tragen würden. Da der Zimmermeister aber keine Bedenken hatte und Klara auf seine jahrelange Erfahrung vertraute,

91 „Die anderen Frauen haben's auch gepackt und sonst sterbe ich eben.“

ging sie hoch. Ihre Ängste waren jedoch nicht umsonst gewesen, als achtsame werdende Mutter hatte sie bereits geahnt, was passieren würde: Als sie über die Bretter ging, dauerte es nicht lange und sie verlor den Boden unter ihren Füßen – ein Brett war gebrochen. Die hochschwangere Klara war eine ganzes Stockwerk tief gefallen und auf den harten Holzboden aufgeschlagen. Der Schock saß nicht nur bei Klara tief, sondern auch bei dem Zimmermeister, der sich mehrere Male bei ihr erkundigte, ob ihr bestimmt nichts fehle. Klara war selbst überrascht, dass sie den Sturz ohne größere Schaden überstanden hatte. Offensichtlich ging es auch ihrem Kind gut, das sich kurz darauf schon wieder bewegte, als wäre nichts geschehen. Klara war davon überzeugt, dass ihr und ihrem ungeborenen Kind nichts passiert war. Dankbar verlor sie keine weiteren Gedanken an diesen Zwischenfall. Anderen Schwangeren hätte Klara nach so einem Sturz sicherlich geraten, einen Arzt oder ein Krankenhaus aufzusuchen, für sich selbst sah sie jedoch keine Notwendigkeit.

Klara hatte jedoch zu großes Vertrauen in sich selbst gehabt. Am nächsten Tag, es war der 24. September 1962, trat plötzlich eine starke vaginale Blutung auf. Als Hebamme wusste Klara, was das bedeutete: „Wäre es nur eine geringe Blutung gewesen, wäre ich wahrscheinlich nicht ins Krankenhaus gefahren. Aber die Blutung war stark." Ein Nachbar, der ein Auto besaß, erklärte sich bereit, Klara nach Bozen in eine Privatklinik zu fahren. Ihr Mann Gottfried begleitete sie nicht – zu groß war seine Angst vor Krankenhäusern. So kam er Klara auch in den kommenden Tagen nie besuchen und holte sie nicht vom Krankenhaus ab. Mit der Provinzialhebamme, die damals in jener Klinik tätig war, hatte Klara vereinbart, dass sie sie bei ihrer ersten Geburt betreuen würde. Sie hatte in die aus Süditalien stammende Kollegin großes Vertrauen und sie daher für diese Aufgabe ausgewählt. Als Klara in der Klinik ankam, war die Hebamme bereits vor Ort. Ein junger Arzt nahm sich Klara an und meinte, sie müssten die Wehen abwarten und sie könne auf normalem Weg entbinden, obwohl die Blutung nach wie vor stark war. Die kindlichen Herztöne wurden mit dem Hörrohr immer wieder auskultiert. Gegen Abend setzten die Wehen ein. Die Schmerzen wurden zunehmend unerträglich, doch Klara war es nicht gewohnt zu klagen oder zu schreien und versuchte deshalb die Schmerzen auszustöhnen. Durch das Verabreichen von Schmerzmitteln wollte der Arzt den Wehenschmerz etwas unter Kontrolle bekommen, doch Klara erfuhr keine Linderung und auch die vaginale Blutung wollte nicht aufhören. Aufgrund der starken Blutung traf der Arzt dann doch noch den Entschluss, einen Kaiserschnitt durchzuführen. Während eilig alles dafür vorbereitet wurde, hatte Klara bereits die Presswehen und ihr Kind wollte unbedingt kommen. Der Kopf war schon zu tief ins Becken eingetreten. Die Herztöne müssen schwächer geworden sein, denn nur so konnte sich Klara die zunehmende Eile des Arztes und der Hebamme erklären. Der junge Arzt machte ihr sogar den Vorschlag, bei ihr eine neue Methode zur Beschleunigung der Geburt anzuwenden, die Saugglocke. Dafür, dass er es an ihr das erste Mal ausprobierte, würde er es auch kostenlos machen. Klara, die noch nie eine Saugglocke gesehen hatte, wollte auf keinen Fall, dass ihr Kind so auf die Welt geholt wurde, und lehnte es vehement ab. Wie sie später erfuhr, wurde an einer anderen Frau, die nach ihr gebar, die Saugglocke angewandt. Das Kind dieser Frau soll davon jedoch einen Schaden davongetragen haben.

Der Arzt drückte Klara fest auf den schwangeren Bauch, um die Geburt so zu beschleunigen. Klara war wie benommen von den Schmerzen und so sehr geschwächt von der starken Blutung, dass sie nur noch weiß, dass ihr Sohn, der mit einem Gewicht von 2.600 Gramm zur Welt kam, nach der Geburt keinen Ton von sich gab. Ganz blass war er und ohne Muskeltonus, sodass alle Extremitäten schlaff an dem kleinen Körper herunterhingen. Klara wusste, dass es ihrem Kind nicht gut ging und glaubte sogar, es sei tot. Durch den starken Blutverlust aufgrund der vorzeitigen Plazentalösung als Folge des Sturzes verlor sie kurz nach der Geburt das Bewusstsein.

Erst am nächsten Tag kam Klara wieder zu sich und ihr wurde mitgeteilt, dass ihr mehrere Blutkonserven verabreicht worden waren, sonst wäre sie verblutet. Ihr Junge lebte, war jedoch noch sehr schwach und befand sich deshalb im einzig vorhandenen Brutkasten der Klinik. Wie jede Mutter verspürte sie nur den einen Wunsch: Endlich ihr Kind in den Armen zu halten oder ihn wenigstens zu sehen, um sich selbst ein Bild von ihm machen zu können. Ihrem Wunsch wurde jedoch nicht nachgekommen. Überhaupt wurde ihr wenig Aufmerksamkeit geschenkt. Ihr wurde nur erklärt, sie selbst sei zu schwach, um zu ihrem Kind zu gehen, und ihr Sohn sei zu schwach, um auch nur für kurze Zeit aus dem Brutkasten geholt zu werden. Klaras ständiges Bitten nützte nichts, obwohl sie es immer wieder von Neuem versuchte.

Am dritten Tag gegen Abend war eine ihr bis dahin unbekannte Krankenschwester im Dienst und Klara wusste, dass das ihre einzige Chance war. Als die junge Nachtschwester ihr Zimmer betrat, bat Klara sie erneut, sie möge sie zu ihrem Kind begleiten. Wie schon so oft wurde es ihr verneint. In Klara stieg unglaubliche Wut auf. *„I bin söile froade gwen und vrzweifelt, hon gweint und ihr gsog, wenn sie mi net zi mein Büe bring, donn hupf i fin Fenstr öi.“*[92] Sie wäre natürlich nie aus dem Fenster gesprungen, wusste jedoch, dass diese verzweifelte Aussage einer Mutter doch jedes Herz erweichen musste – und dem war auch so. Die Schwester machte eine große Ausnahme und brachte sie mit dem Rollstuhl zu ihrem Kind. Auf dem Weg dorthin versprach sich die Schwester und verriet ihr so, dass ihr Kind nicht, wie Klara weisgemacht worden war, im Brutkasten sei, sondern sich in einem Kinderbett in einer entlegenen Ecke des Zimmers befände. All die Zeit hatten Ärzte und Schwestern sie belogen und Klara wusste, dass nur die toten oder sterbenden Kinder in diese Ecke gelegt wurden. Klaras Gefühle waren unbeschreiblich: Sie glaubte ihr Kind in guten Händen, wurde jedoch bitterlich enttäuscht. In der ganzen Klinik war nur ein Brutkasten und da kurz nach Klara ein angesehenes Paar Zwillinge bekommen hatte, war denen der Vorzug gegeben worden. Klara ist sich sicher, dass sogar die ihr abgepumpte Milch den Zwillingen gegeben wurde und nicht ihrem Sohn, denn auch diesbezüglich hatte sich die junge Schwester verplappert. Klaras Sohn wurde mit der billigsten

---

92 „Ich war so zornig und verzweifelt, habe geweint und ihr gesagt, wenn sie mich nicht zu meinem Jungen bringt, spring ich aus dem Fenster.“

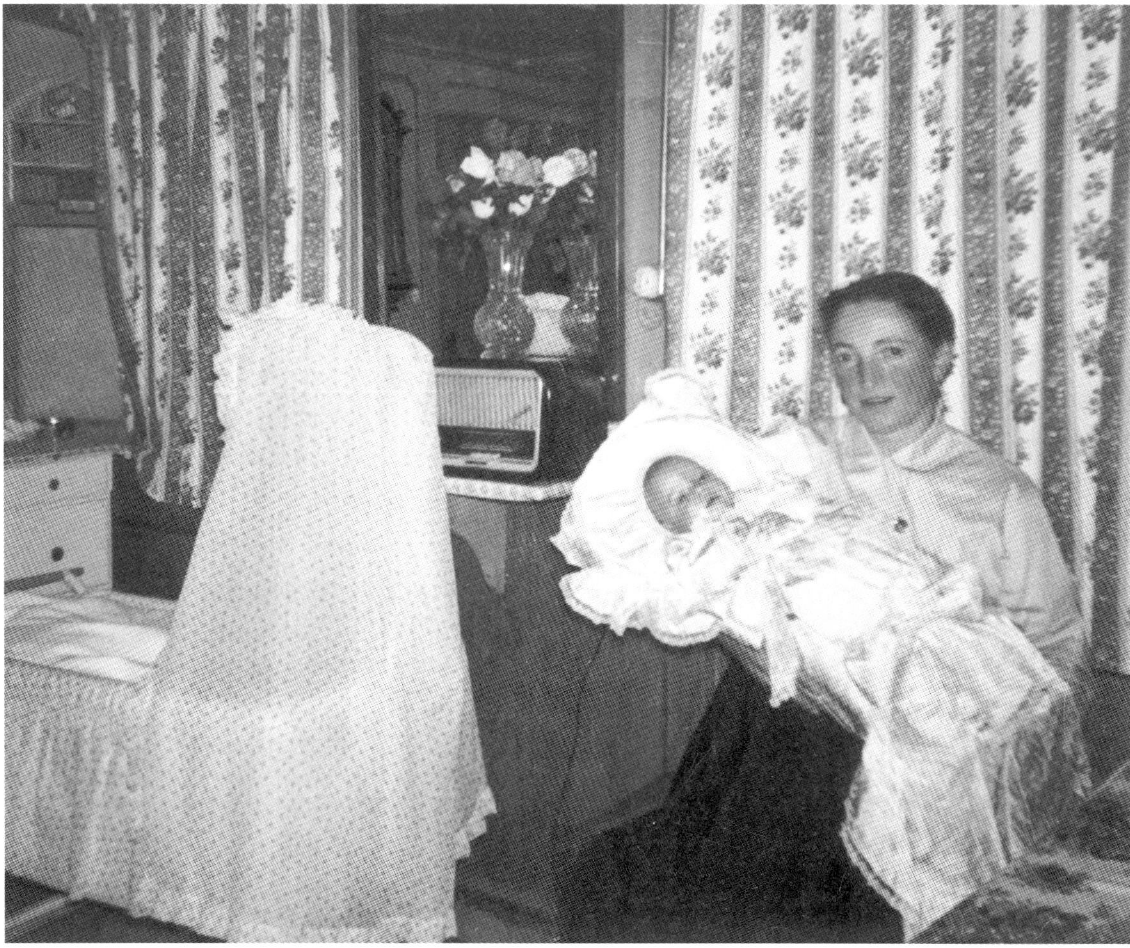

Klara mit ihrem Sohn Alois nach ihrer Rückkehr aus der Klinik, 1962

künstlichen Milch gefüttert, während Klara jedoch regelmäßig abpumpen musste. Die Provinzialhebamme, auf deren Hilfe sie hätte zählen können, hatte aufgrund des plötzlichen Todes ihres Vaters nach Süditalien abreisen müssen. Völlig auf sich selbst gestellt, kündigte Klara mit fester Überzeugung dem Arzt und den Schwestern an, sie würde am nächsten Tag um 17 Uhr mit ihrem Kind das Krankenhaus verlassen. Sie wurde jedoch nur belächelt und keineswegs ernst genommen. Wer sollte sie schon holen kommen? Ein Telefonat wurde ihr verweigert und sie war ohnehin zu schwach, allein bis zum Telefon am Eingang der Klinik zu gehen. Der Arzt entgegnete ihr kühn: „Wenn niemand verständigt wird, wird Sie auch niemand holen kommen und überhaupt würde Ihr schwaches Kind die Fahrt nach Sarnthein nicht überleben."

Der Arzt kannte Klaras eisernen Willen nicht, ohne den sie sich als Mädchen in ihrer großen Familie nie behaupten hätte können. Schließlich schlich sich Klara mit letzter Kraft auf eigenen Füßen aus ihrem Zimmer in die Eingangshalle. Eine Sarner Klosterfrau, die ihre Notlage nachvollziehen konnte, erlaubte ihr ein Telefonat. Also verständigte Klara ihre Stiefschwester und beauftragte sie, sie am nächsten Tag abholen zu kommen. Am darauffolgenden Tag, als ihre Schwester um 17 Uhr noch nicht da war, wurde sie wiederum nur belächelt. Als sie aber die Formulare unterschrieb, um die Klinik auf eigene Gefahr verlassen zu können, staunte das Krankenhauspersonal nicht schlecht. Klara meinte nur noch, sie komme in drei Wochen wieder, um ihre Schuld zu begleichen.

Vorerst galt ihre Sorge ihrem schwachen Kind. Ihr Junge, der im Krankenhaus immer beigefüttert wurde, nahm ihre Brust sofort, als sie zu Hause angekommen waren. Klara versuchte ihn so gut es ging zu stillen, jedoch ging das nicht lange. Sie ist davon überzeugt, dass ihr vor Zorn darüber, wie sie in der Klinik behandelt worden war, die Milch weggeblieben sei. Ihr Sohn entwickelte sich zum Erstaunen aller prächtig, nahm an Gewicht gut zu und hatte von der schwierigen Geburt keinen Schaden genommen.

Klara hielt ihr Wort und machte sich nach drei Wochen mit einem Bekannten, der in der Umgebung hohes Ansehen genoss, auf nach Bozen, um ihren Klinikaufenthalt zu bezahlen. Klara brauchte männlichen Beistand, denn wie befürchtet wollte man ihr die gesamten Kosten für den Brutkasten anrechnen. Sie setzte sich aber zur Wehr und erklärte, darüber Bescheid zu wissen, dass ihr Sohn nur einen Tag im Brutkasten verbracht hatte. Die Schwester Oberin wurde zu der Auseinandersetzung hinzugezogen und als Klaras Begleiter mit einer Anzeige drohte, war diese plötzlich einsichtig und verrechnete Klara nur minimale Kosten für ihren Aufenthalt. Klara war jedoch dermaßen wütend, dass sie beim Verlassen der Klinik noch meinte, sie werde nie mehr einer Frau diese Klinik empfehlen, sondern nur noch die andere Privatklinik in Bozen.

Dass sie ihr Kind nicht voll stillen konnte, lag wahrscheinlich auch daran, dass sie als Hebamme keinen Mutterschaftsurlaub kannte. Wieder zu Hause, wurde sie wieder zu Geburten gerufen und musste Tag und Nacht für andere Gebärende da sein, obwohl ihr eigenes Kind sie dringend gebraucht hätte. Vom starken Blutverlust geschwächt, fielen Klara die weiten Wege natürlich auch schwer. Vor allem ihr Mann unterstützte sie in dieser Zeit so gut es ging und übernahm teilweise die Betreuung ihres Sohnes. Durch seinen Beruf als Schuster hatte er die Möglichkeit, zu Hause zu arbeiten, und konnte sich auch um die Kinder kümmern, was ihm große Freude bereitete. Hauptsächlich übernahmen aber Kindermädchen, meist Verwandte, die Betreuung der Kinder und unterstützten Klara auch im Haushalt.

Es vergingen nur wenige Monate und Klara war erneut *in der Höffning*[93]. Mit ihrem kleinen Sohn, der Arbeit als Hebamme und dem Haushalt verging die zweite Schwangerschaft wie im Flug. Als der Geburtstermin immer näher kam, stand für sie fest, dass sie für die Geburt nicht zu Hause bleiben wollte, auch aus Platzmangel, und sie entschied, ins Spital nach Sarnthein zu gehen, um dort ihr Kind zur Welt zu bringen. Als am 9. November 1963 die Wehen einsetzten, machte sie sich zu Fuß auf den Weg dorthin. Aufgrund der wiederkehrenden Wehen brauchte sie für diese Strecke wohl eine gute Stunde oder mehr. Ihr Mann wollte bei der Geburt wie bereits beim ersten Kind nicht anwesend sein und auch Klara wäre seine Begleitung nicht recht gewesen – schließlich musste er bei ihrem Sohn bleiben.

Als Klara endlich das Spital erreichte, war die Geburt bereits weit fortgeschritten und der Muttermund gute neun Zentimeter eröffnet. Die andere tätige Hebamme im Sarner Spital übernahm die Betreuung von Klara. Obwohl Klara zuversichtlich war und mit einer raschen Geburt rechnete, zog sie sich in die Länge und die Wehen wollten nicht enden. Sie hatte bereits längst Presswehen und das kindliche Köpfchen übte großen Druck auf den restlichen Muttermund aus. Dadurch schwoll dieser an und machte ein Passieren

93 schwanger

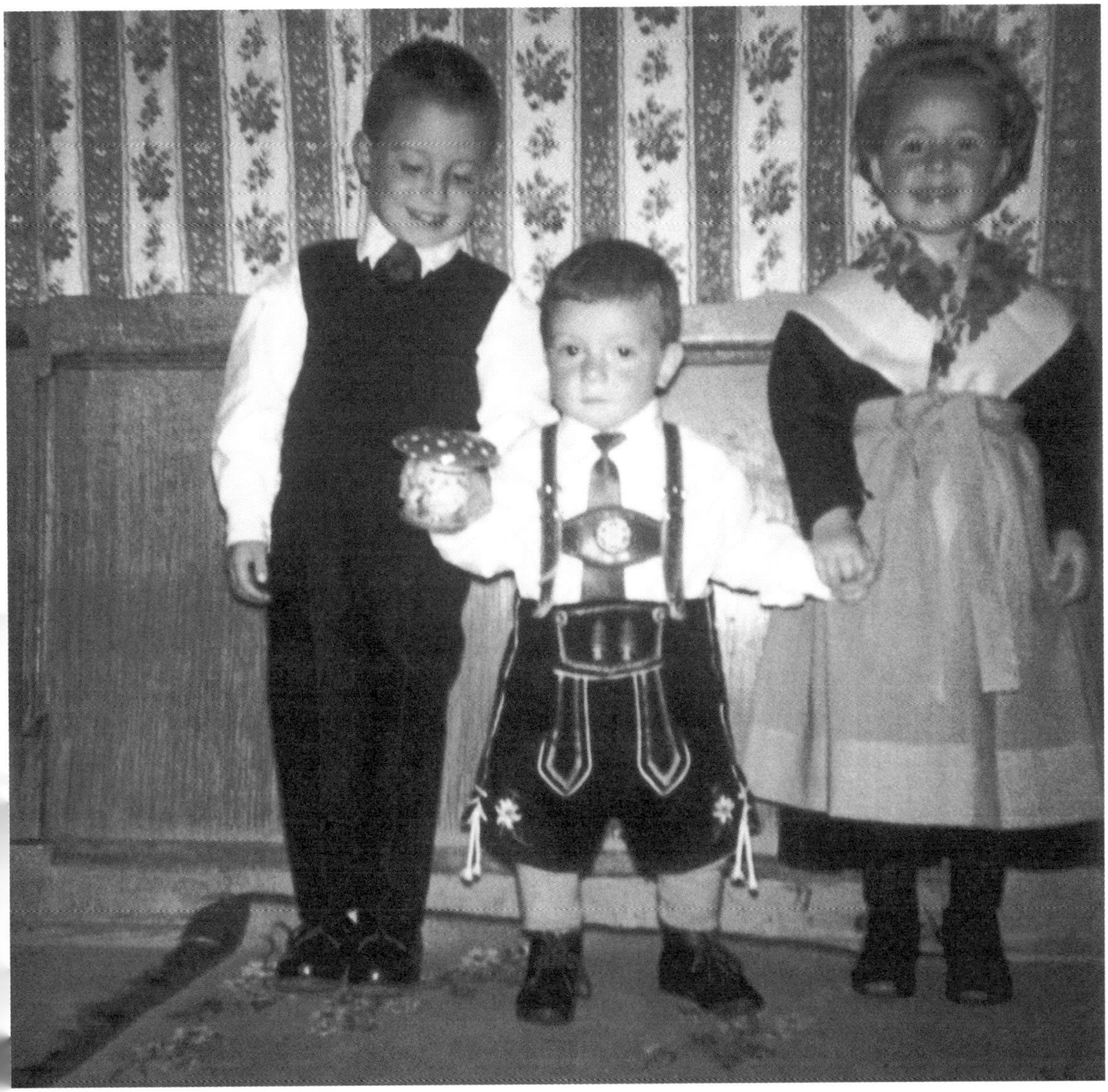

Klaras drei Kinder Alois, Josef und Katharina (von links), 1967

des Kindes unmöglich. Klara kannte die Situation nur zu gut aus ihrem Berufsleben und wusste auch, was zu tun war: Der Muttermund hätte von der Hebamme mit den Fingern über den kindlichen Kopf zurückgeschoben werden müssen. Zwischen dem knöchernen Becken und dem kindlichen Kopf eingeklemmt, wäre er immer dicker geworden und hätte zu Komplikationen führen können. Klara hatte furchtbare Schmerzen und nichts ging weiter, aber ihre Kollegin weigerte sich, den Muttermund zurückzuschieben. Am liebsten hätte Klara es selbst getan, sie konnte jedoch mit ihrem Bauch den

Muttermund nicht erreichen. Die betreuende Hebamme zog den Hausarzt hinzu. Dieser erkannte, ebenso wie Klara, sofort das Problem und schob die bereits dick angeschwollene Muttermundslippe hinter das kindliche Köpfchen. Von dem Moment an ging die Geburt schnell und nur wenige Augenblicke später hatte Klara ein gesundes Mädchen mit einem Gewicht von 3.300 Gramm zur Welt gebracht. Der angerissene Muttermund blutete anschließend stark und die Naht, die der Arzt machte, löste bei Klara heftige Schmerzen aus, sodass sie ihr Neugeborenes wieder nicht in die Arme nehmen konnte. Sie ist davon überzeugt, unnötig lange Schmerzen ausgestanden zu haben und war sich nicht ganz sicher, ob ihre Kollegin sie nicht absichtlich so lange mit den starken Wehen ausharren hatte lassen, denn sie beide verstanden sich nicht sonderlich gut.

Als Klara 1964 erneut schwanger war, wollte sie es vermeiden, dass sie dieselbe Hebamme erneut betreute, denn dem Hausarzt vertraute sie mehr. Sie überlegte lange, wie sie es wohl am besten anstellen sollte, um ihr aus dem Weg gehen zu können. Als am 10. August 1965 die Wehen einsetzten, veranlasste sie, dass sofort dem Arzt Bescheid gegeben wurde, jedoch nicht der Hebamme. Bevor sie mit starken Wehen ins Spital fuhr, verabreichte sie sich selbst noch eine Spritze in die Vene, um die Geburt zu beschleunigen. So kam sie wiederum erst mit den Presswehen im Spital an und als sie bei ihrer Ankunft nach der Hebamme rufen ließ, war diese außer Haus. Der Arzt selbst assistierte bei der problemlos verlaufenden Geburt ihres zweiten Sohns, der mit einem Gewicht von 3.200 Gramm das Licht der Welt erblickte. Zum ersten Mal konnte Klara ihr neugeborenes Kind gleich nachdem es gebadet und angezogen worden war in die Arme nehmen. Die Hebamme traf erst einige Augenblicke nach der Geburt ein.

Klara ist froh, selbst drei Kinder geboren zu haben und als Hebamme dankbar – ihre eigenen Erfahrungen ließen sie im Umgang mit den Gebärenden bewusster und achtsamer werden. Zudem wurde ihr klarer, wie wichtig das Vertrauen der Frauen in sie als Hebamme war, um gut gebären zu können.

Die Höfminin Karolina Gasser Stofner

Karolina kenne ich schon seit vielen Jahren. Im Mai 2011, als sie mir von ihren Geburten erzählte, war sie 83 Jahre alt. Karolina war wegen ihrer großen Familie immer eine viel beschäftigte Frau und Mutter. Die Arbeit im Haus und auf dem Hof begann frühmorgens und endete spätabends für sie. Karolina nahm die Kraft dafür immer schon aus einem tief verwurzelten Gottvertrauen und dem täglichen Gebet.

Karolina erzählt mit Bescheidenheit und einem Lächeln im Gesicht ihre Geschichte. Sie wurde am 21. Dezember 1928 im elterlichen Haus in Sarnthein geboren. Ihre Mutter war *Nootarin*[94] und fertigte ausschließlich die Sarner Tracht für Frauen und Männer an. Ihr Vater war *Towerchar*[95] und übernahm alle Arbeiten, die so anfielen.

Als drittjüngstes von insgesamt neun Kindern wurde sie hauptsächlich von ihren älteren Geschwistern großgezogen. Jedoch war es der Kinderschar nicht gegönnt, vollzählig zu bleiben. In ihrer Kindheit musste sie miterleben, wie ihre älteste, an Epilepsie leidende Schwester im Jugendalter verstarb. Eine weitere Schwester erlag bereits im Kleinkindalter einer Hirnhautentzündung. So waren es schlussendlich sieben, die das Erwachsenenalter erreichten und nacheinander ihren eigenen Weg einschlugen.

Bereits ab der dritten Volksschule musste auch Karolina die Sommer als kleine Dienstmagd bei Bauern verbringen, so etwa im Penser Tal oder in der Fraktion Riedelsberg. Karolina war eigentlich gerne bei den Bauern, denn dort bekam sie wenigstens genug zu essen, was zu Hause meistens nicht der Fall war. Damals besuchte

94 Näherin, Schneiderin
95 Tagelöhner, wörtl. „Tagwerker“

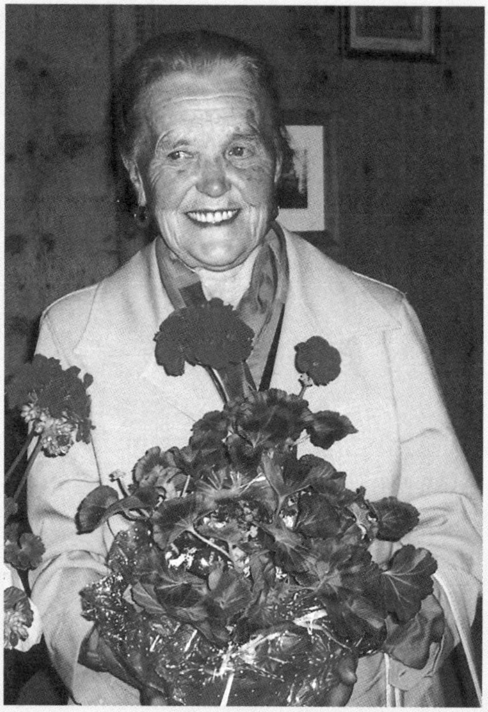

Karolina Gasser Stofner, 2011

man nur die Volksschule, Mittelschule gab es keine. Die Unterrichtssprache war während der Zeit des Faschismus Italienisch. Karolina erlernte erst mit ihren Kindern und bei einem Sprachkurs, den sie einen Winter lang besuchte, die deutsche Sprache zu schreiben.

Karolina erinnert sich, wie sie später einen Winter lang in einem Gasthaus in Sarnthein als Köchin arbeiten sollte. Es wurde ihr versprochen sie würde das Kochen erlernen. Sie erledigte dort jedoch alle anderen anfallenden Arbeiten und am wenigsten durfte sie kochen. Als Lohn bekam sie dann am Ende ihrer Dienstzeit ein Kochbuch geschenkt. Karolina muss lachen. Sie hat ihre Kindheit in guter Erinnerung, trotz der vielen Arbeit und Entbehrungen.

Mit 25 Jahren heiratete Karolina Johann Stofner, den Hofmannbauern in Reinswald. Ein Jahr später war sie dann zum ersten Mal *in dr Höffning*. Am Anfang der Schwangerschaft suchte sie keinen Arzt und keine Hebamme auf. Erst gegen Ende der Schwangerschaft – den Entbindungstermin wusste man nur ungefähr durch eigene Berechnungen – besuchte Karolina Klara, um ihr mitzuteilen, dass sie bald ihre Dienste als Hebamme in Anspruch nehmen würde. Noch heute kann sie sich deutlich daran erinnern, wie sie gespannt mitverfolgte, wie ihr die Hebamme bei diesem Besuch den Bauch abtastete und mit dem Hörrohr die Herztöne des Kindes abhorchte. Klara erklärte ihr in einem kurzen Gespräch noch einige praktische Dinge für die Vorbereitung auf die Geburt. Karolina machte sich aber nicht allzu große Sorgen, sondern dachte sich nur: „Wenn's andere geschafft haben, werde ich es ja wohl auch schaffen."

Karolina kannte die fast gleichaltrige Klara bereits aus ihrer Jugend und schätzte sie sehr, hatte sie von anderen Frauen gehört, dass sie eine gute Hebamme sei, obwohl sie zu der Zeit noch nicht lange in ihrem Beruf tätig war.

Als sich dann einige Wochen später die ersten Wehen bemerkbar machten, schickte sie ihren Mann nach Astfeld, um Klara für die Geburt zu holen. Mit der Materialseilbahn machte sich ihr Mann von Reinswald auf nach Unterreinswald, von wo er mit seiner Vespa weiter nach Astfeld fuhr. Johann musste Klara holen, jedoch verständigte er auch die *Auworterin.* Klara fuhr mit ihm bis nach Unterreinswald, wo es dann wieder mit der Materialseilbahn nach Reinswald ging.

In der Zwischenzeit blieb Karolinas Schwägerin und gleichzeitige Nachbarin bei ihr, damit sie während der Wehen nicht ganz alleine war. Als Klara dann kam, fühlte sich Karolina sicher und auch ihre Schwägerin war froh, aus den Diensten entlassen zu sein. Klara massierte Karolina den Rücken und erklärte ihr, wie sie am besten den Wehenschmerz veratmen konnte. Karolinas Mann war bei der Geburt anwesend, verfolgte das Geschehen jedoch im Hintergrund und Karolina war so mit der Geburtsarbeit beschäftigt, dass sie seine Gegenwart nicht wahrnahm. Von Klara wurde seine Anwesenheit geduldet. Sollte es zu Komplikationen kommen oder musste sie die Frauen stützen oder halten, dann war ihr die Maneskraft eine große Hilfe.

Karolina hatte ungefähr einen halben Tag lang Wehen und sie erinnert sich, wie Klara ihr vor der Geburt eine Spritze gab, damit die Geburt schneller ging, was tatsächlich der Fall war. Während der ganzen Geburt kam kein Schrei über ihre Lippen, dasselbe galt für ihre weiteren acht Geburten. Bis heute kann sie sich nicht vorstellen, dass Frauen während der Geburt schreien, denn für sie kam das nicht infrage. Ihr erstes Kind, ein Mädchen, hatte die Nabelschnur zweimal um den Hals gelegt. Sofort nach der Geburt wurde das Neugeborene von der Hebamme gewaschen und angekleidet, erst dann durfte Karolina ihr Kind in die Arme nehmen und es das erste Mal sehen.

Nach der Geburt folgte Karolina gewissenhaft den Anweisungen der Hebamme und verbrachte die erste Woche größtenteils im Bett. Von einem Bekannten hatte Karolina eine Flasche *Ferrochina*[96] oder, wie sie ihn nennt, *Eisenkinewein* zur Stärkung nach der Geburt bekommen. Sie nahm jeden Tag *a Maul völl*[97] zu sich. In der Tat empfand Karolina diesen Trank als sehr wohltuend und folglich nahm sie ihn auch bei ihren anderen Geburten im Wochenbett zu sich.

In der Zeit nach der Geburt besuchte die Hebamme Klara sie fast täglich für ungefähr eine halbe Stunde, um nach ihr und dem Kind zu sehen. Immer wieder gab sie ihr hilfreiche Ratschläge, um die ersten Tage des Mutterseins zu erleichtern.

Karolinas zweites Kind, ein Sohn, wurde 1955 an einem Sonntag geboren, als alle gerade bei der Mrenn zusammensaßen. Der Dillarbauer vom Nachbarshof besaß damals als einziger bereits ein Auto und machte sich mit Karolinas Mann auf nach Astfeld, um die Hebamme Klara erneut auf den Hofmannhof zu holen. Klara war jedoch nicht anzutreffen, da gerade auch auf einem anderen Hof ihr Wissen und Können vonnöten war. Karolinas Mann wollte sich wieder auf den Heimweg machen, doch der Dillarbauer meinte mit Entschlossenheit: *„Ohne Hebomm gien mir net wiedr hoam.“*[98] In der Zeit, in der die Männer sich auf die Suche nach einer anderen Hebamme machten, war wieder Karolinas Schwägerin bei ihr. Diese

96 Eisenhaltiges, alkoholisches Getränk
97 ein Mundvoll
98 „Ohne Hebamme gehen wir nicht wieder heim.“

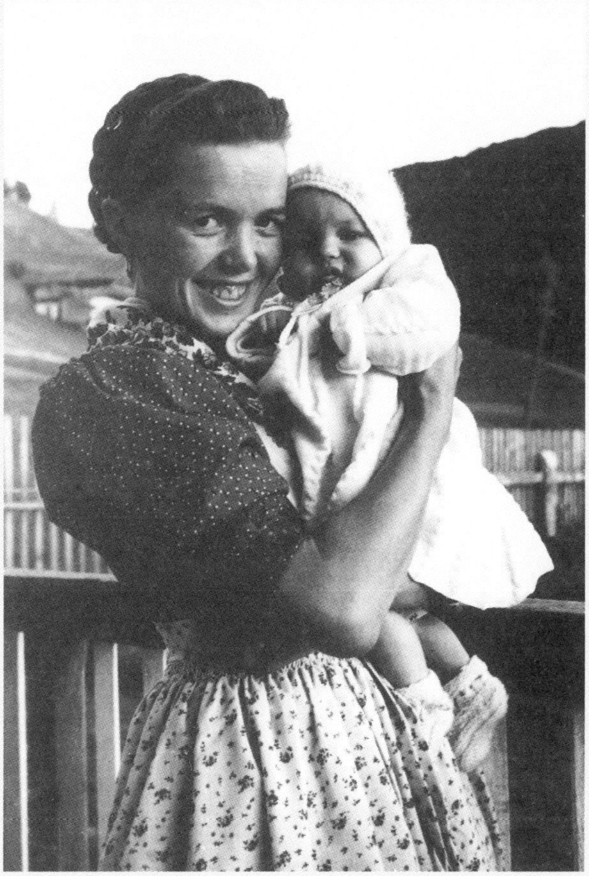

Karolina mit einem ihrer Kinder

war auch *Auworterin* und war es also gewohnt, sich um Wöchnerinnen und Neugeborene zu kümmern, jedoch nicht um Gebärende. Deshalb war sie auch nervös – immerhin bekam Karolina ihr Zweites und es war bekannt, dass die Geburt beim zweiten Kind schneller ging. Immerfort meinte die Schwägerin zu Karolina: *„Gib a Rüe und leg di niedr! Drnoch wenn di Hebomm do isch, donn ischs mir gleich.“*[99]

Die Männer kamen schließlich mit der schon etwas älteren Turm Thres[100] auf den Hofmannhof zurück. Als diese die Stube betrat, erschrak Karolina so sehr, dass sie keine Wehen mehr hatte. Sie hatte einfach zu fest mit Klara gerechnet und war auf diese andere

99 „Leg dich hin und gib Ruhe. Später wenn die Hebamme hier ist, ist es mir dann egal.“

100 Theresia Gruber Oyrer, Hebamme im Sarntal

Hebamme gar nicht vorbereitet. Doch die Thres wusste sich zu helfen und gab ihr einen sehr starken Kamillentee zu trinken. Tatsächlich kamen die Wehen wieder zurück und von da an hatte sie das Vertrauen der Gebärenden gewonnen. Auch die Hebamme Thres fühlte sich sehr wohl, denn auf dem Hofmannhof war schon alles für die Geburt und für das kommende Kind vorbereitet: Das Bett war frisch bezogen und die Kleidung für das Kind schon bereitgestellt. Thres ärgerte es nämlich, dass diese Vorbereitungsarbeit oft der Hebamme überlassen wurde, obwohl sich diese auf ihre wirkliche Arbeit konzentrieren und sich um die Gebärende kümmern sollte.

Karolinas drittes Kind – wieder ein Mädchen – kam einen Monat zu früh auf die Welt und wog nur 2.800 Gramm. Karolina hob damals eine große, schwere Holzschüssel vom Holzofen, daraufhin platzte ihr die Fruchtblase. Jedoch vergingen noch zwei weitere Tage, bis die Wehen einsetzten und die wirkliche Geburt begann. Klara kam während dieser Zeit täglich vorbei, um nach dem Rechten zu sehen. Sie kontrollierte die Herztöne des Kindes. Da alles in Ordnung schien, wurde einfach abgewartet und weitergearbeitet, wie an jedem anderen Tag der Schwangerschaft. Letztendlich verlief auch diese Geburt ohne Komplikationen.

Bei ihrem vierten Kind, einem Jungen, wurde Karolina ebenfalls gegen Ende der Schwangerschaft einmal von der Hebamme untersucht. Klara stellte bei dieser Routineuntersuchung jedoch eine Steißlage des Kindes fest. Für Klara war klar, dass Karolina dieses Mal für die Entbindung ins Spital nach Sarnthein musste. Karolina holte sich aber zunächst eine zweite Meinung ein. Sie hatte von einem Gynäkologen in Bozen erfahren und machte sich mit zwei Freundinnen, die ebenfalls schwanger waren, auf den Weg dorthin. Nach der Untersuchung meinte der Arzt zu Karolina, sie könne auch bei diesem Kind zu Hause gebären. Für sie bestand daraufhin kein Zweifel mehr, dass sie auch bei dieser Geburt zu Hause bleiben würde. Als die Wehen einsetzten und sie nach der Hebamme schicken ließ, veranlasste Klara sofort die Verlegung ins Spital, denn das Kind befand sich immer noch in Steißlage. Für

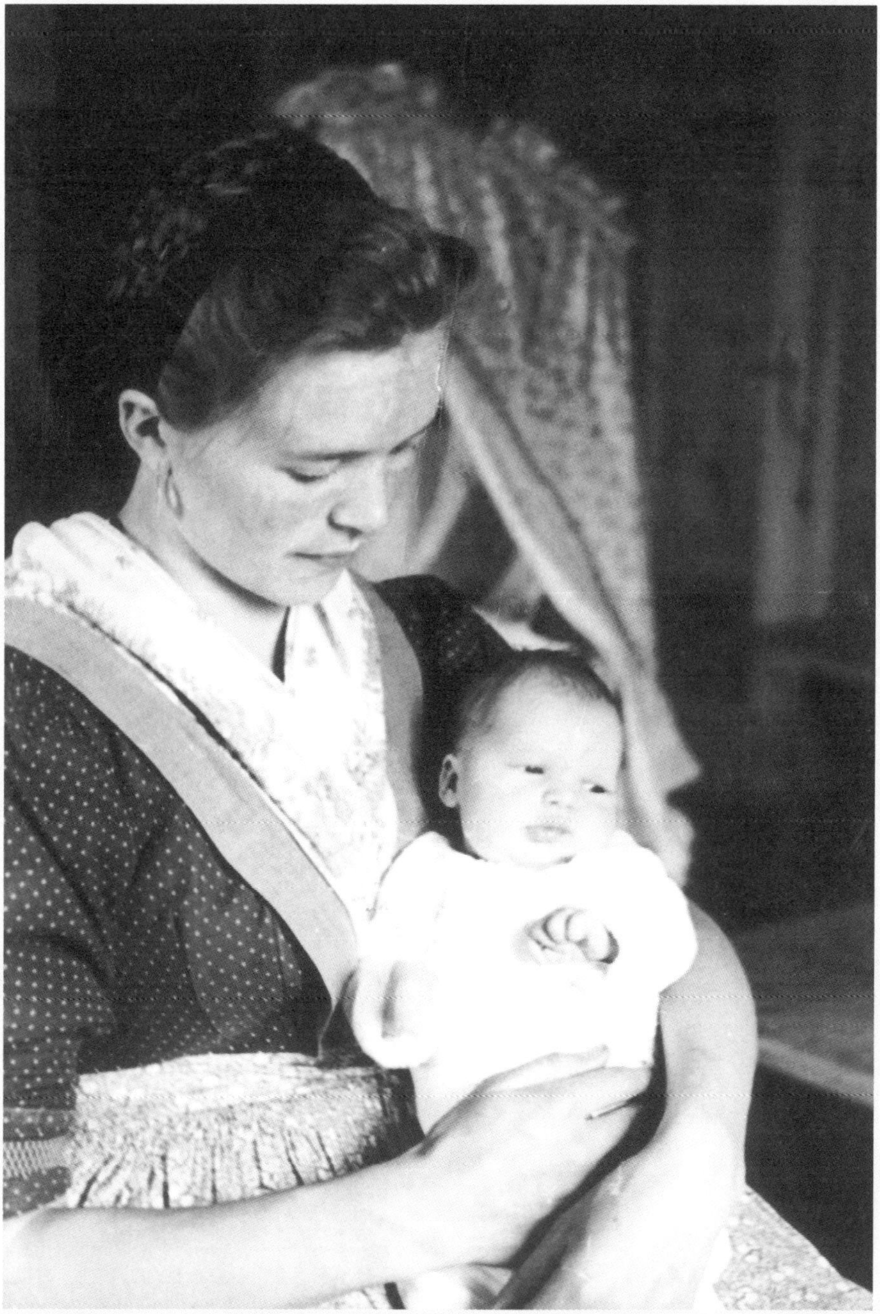

Karolina mit ihrem Neugeborenen in der Bauernstube

eine Spontangeburt aus Steißlage musste ein Arzt anwesend sein, obwohl Klara die Geburt und die erforderlichen Maßnahmen bei einer Steißlagengeburt in ihrer Ausbildung bestens gelernt hatte. Im Spital angekommen, wurde Karolina von ihrem Hausarzt und Klara weiterbetreut. Ihr Mann, der sie besorgt begleitet hatte, wurde vom Arzt vor die Tür geschickt, weil dieser der Meinung war, ihm könnte schlecht werden. Ob es Karolinas Mann gefiel oder nicht, er musste sich fügen und das Zimmer verlassen. Es dauerte nicht lange und eine weitere Mehrgebärende meldete sich im Spital für die Geburt, die unmittelbar bevorstand. Da nur ein Gebärstuhl vorhanden war, musste Karolina ihn für die andere Frau räumen. Karolina legte sich in der Zwischenzeit auf den Diwan im selben Zimmer. Sie kannte die andere Gebärende gut, da sie aus demselben Dorf kamen. Nun hatte Klara alle Hände voll zu tun und sie und der Arzt waren froh um die Gesellschaft von Karolinas Mann, denn sie waren mit der Geburt der anderen Frau beschäftigt. Eigentlich hätte noch eine andere Hebamme gerade im Spital Dienst gehabt, diese hatte es aber völlig übermüdet in einem Sessel verschlafen.

Die zweite Frau hatte eine sehr schnelle Geburt und danach musste Klara die andere Hebamme wecken, damit sie noch bei der Nachgeburt assistierte und Klara sich wieder Karolina widmen konnte. Klara erinnert sich noch genau, wie erstaunt die Hebamme war, dass eine Geburt stattgefunden hatte, ohne dass sie es mitbekommen hatte. Das Bild, wie der Hausarzt sich vor Lachen über ihre Reaktion den Bauch halten musste, hat Klara immer noch vor Augen. Diese zwei Frauen mit ihren Männern hatten in einem einzigen Raum zusammen geboren. Bei Karolina war die Geburt durch die Steißlage etwas anstrengender und als der Junge endlich das Licht der Welt erblickte, meinte der Arzt trocken: *„Des Kind hot die letschte Forb.“*[101] Trotz dieser Feststellung erholte sich der Junge gut und wurde später zu einem stämmigen Mann. Karolina und Klara erinnern sich beide noch gut an diese Geburt und daran,

101 „Dieses Kind ist kurz vor dem Sterben“, wörtl. „Dieses Kind hat die letzte Farbe.“

wie anschließend der Mann der zweiten Frau allen Eiercognac zum Anstoßen besorgt hatte.

Im Jahr 1959 kam Karolinas fünftes Kind, erneut ein Junge, zur Welt. Karolina erinnert sich noch genau, wie sie bereits im achten Schwangerschaftsmonat überzeugt war, dass ihr Kind jetzt auf die Welt kommen würde. Damals brannte in der nahen Umgebung ein Hof und der Schreck ging ihr so durch Mark und Bein, dass die Wehen einsetzten. Sofort ließ sie nach der Hebamme Klara rufen. Nach Abtasten des Bauches und einer vaginalen Visite, die ergab, dass der Muttermund noch geschlossen war, war für die Hebamme klar, dass es noch nicht so weit war. Sie war sogar der Meinung, dass es noch eine ganze Weile dauern würde, bis die richtigen Geburtswehen kommen sollten. Karolina war die Situation unangenehm, sie hatte Klara den beschwerlichen Weg nach Reinswald auf sich nehmen lassen für nichts und wieder nichts. Doch Klara schimpfte sie dafür nicht und darüber war Karolina froh. Klara blieb noch eine Weile, um zu sehen, ob sich die vorzeitigen Wehen wieder beruhigen würden und machte sich dann wieder auf den Heimweg.

Wie es die Hebamme vorhergesagt hatte, verging noch genau ein Monat, bis die Geburtswehen einsetzten. Wie es der Zufall wollte, war Karolinas Mann genau an diesem Tag in Pens *af an Hondl*[102] und als sie nach Klara riefen ließ, war auch diese nicht zu Hause anzutreffen. Klara wurde dieses Mal von einer Wanderung zur fünften Geburt auf den Hofmannhof geholt. Die Geburt selbst verlief schnell und problemlos. Die Zeit vorher schien dafür umso länger. Denn während Karolina schon in regelmäßigen Abständen die Wehen verspürte und nur noch auf das Eintreffen der Hebamme wartete, war ein Bekannter zu Besuch. Trotz Karolinas offensichtlichen Zustandes machte der Bekannte keine Anstalten, sich zu verabschieden. Er erzählte im Gegenteil lustig darauf los. Karolina musste also nicht nur wegen der Wehen die Zähne zusammenbeißen. Weil sie aber nicht unhöflich sein wollte, hoffte sie auf die

102 um ein Geschäft abzuschließen

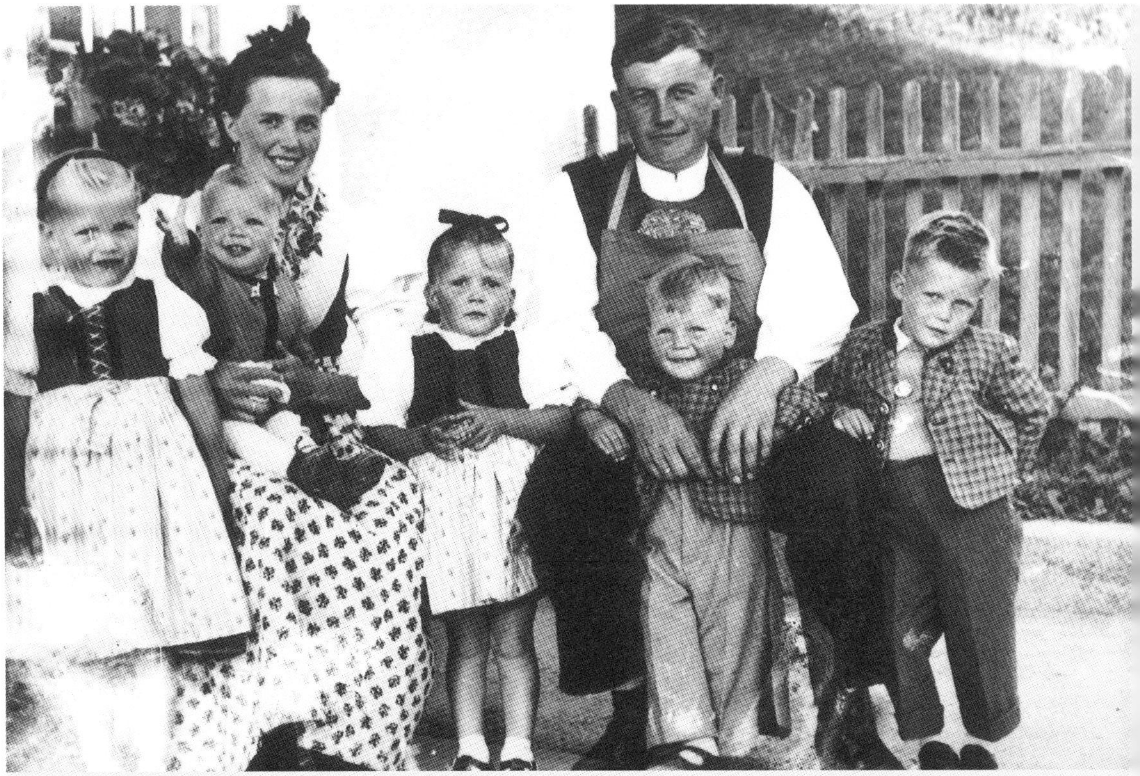

Karolina mit ihrem Mann und fünf ihrer Kinder vor dem Haus

Rücksicht des Bekannten, der sich jedoch erst kurz vor dem Eintreffen der Hebamme verabschiedete.

Das sechste Kind der Hofmannhof-Bauern, ein Junge, kam zur Zeit der Heuernte zur Welt. Karolina konnte es sich somit nicht leisten, wie von der Hebamme empfohlen, eine Woche im Bett zu verbringen. Heute gibt Karolina zu, dass sie das sowieso nur nach ihrem ersten Kind eingehalten hat. Die Arbeit auf einem Hof brach eben nie ab und nahm mit der stetig wachsenden Kinderzahl noch zu. Mägde und Knechte kamen mit hungrigen Mägen von der Heuernte nach Hause und verlangten nach dieser strapaziösen Arbeit eine ordentliche Mahlzeit auf dem Tisch. Nebenbei galt es noch, die sechs Kinder zu versorgen. Um alles zu schaffen, musste auch das Neugeborene des Öfteren zurückstecken. Darum durfte es auch nicht an die Brust, während Karolina das Essen zubereitete und musste warten, bis die Arbeit getan war. Karolina stillte all ihre Kinder höchstens zwei Monate lang. Einerseits weil die Hebamme der Meinung war, das Kind sollte „etwas Ordentliches" zu trinken bekommen und nicht nur dieses *„K-Wossr“*[103], andererseits gestaltete sich das Stillen aber auch aus praktischen und organisatorischen Gründen als schwierig. Wegen der Sarner Tracht, die man tagtäglich trug, war es immer höchst unpraktisch, sich ausziehen zu müssen, um das Kind zu stillen – das müsste man dann etwa acht Mal in 24 Stunden machen. Außerdem hinderte das Stillen die Frauen an der Arbeit, die zuhauf vorhanden war. Da war es schon leichter, dem Kind die Flasche in die Hände zu drücken, sobald es sie halten konnte. Karolina meint: *„A Kinn wor domols lei a Nebnsoch fi olle.“*[104]

Der einzige beheizte Raum auf dem Hof war die Stube, in der sich immer alle aufhielten. Wollte man das Kind stillen, musste man sich in einen anderen Raum zurückziehen, denn es galt als Sünde, die weibliche Brust vor anderen zu entblößen. Auch die anderen Kinder durften dann nicht bei ihrer Mutter sein. Das führte des Öfteren zu Tumulten vor der verschlossenen Tür.

Bereits die Neugeborenen bekamen zwischen den Stillmahlzeiten in einer Schnullerflasche Zuckerwasser zur Beruhigung, wenn sie schrien. Karolina erinnert sich auch daran, dass eine stillende Wöchnerin im Grunde genommen nicht viel essen durfte, da das Kind zum Beispiel von Sauerkraut oder Speck Blähungen bekommen konnte. Es wurde geraten, viel Milch zu trinken und sich eigentlich nur von Wasser, Eiern, einer *Brennsupp*[105], *Mües*[106] oder einem Germzopf, den man als *Weisit* bekam und der besonders viel Milch produzieren sollte, zu ernähren. Es ist also kein Wunder, dass bei dem kargen Essen und der viel zu harten Arbeit viele Frauen schon wenige Tage nach der Geburt keine Milch mehr hatten, um ihre Kinder zu stillen.

So wurde den Kindern bereits wenige Wochen nach der Geburt eine Brennsuppe oder a *Woazes Miesl*[107] gekocht und in einer Trinkflasche verabreicht. Karolina erinnert sich, dass sie, als die Kinder

103 Molke bei der Käseherstellung
104 „Ein Kind war damals für alle nur Nebensache.“
105 Einbrennsuppe, mit Kuhmilch und Wasser aufgekocht
106 Mus (Brei aus Milch, Wasser, Weizen- und Maismehl)
107 Weizenmus (Brei aus Milch, Wasser und Weizenmehl)

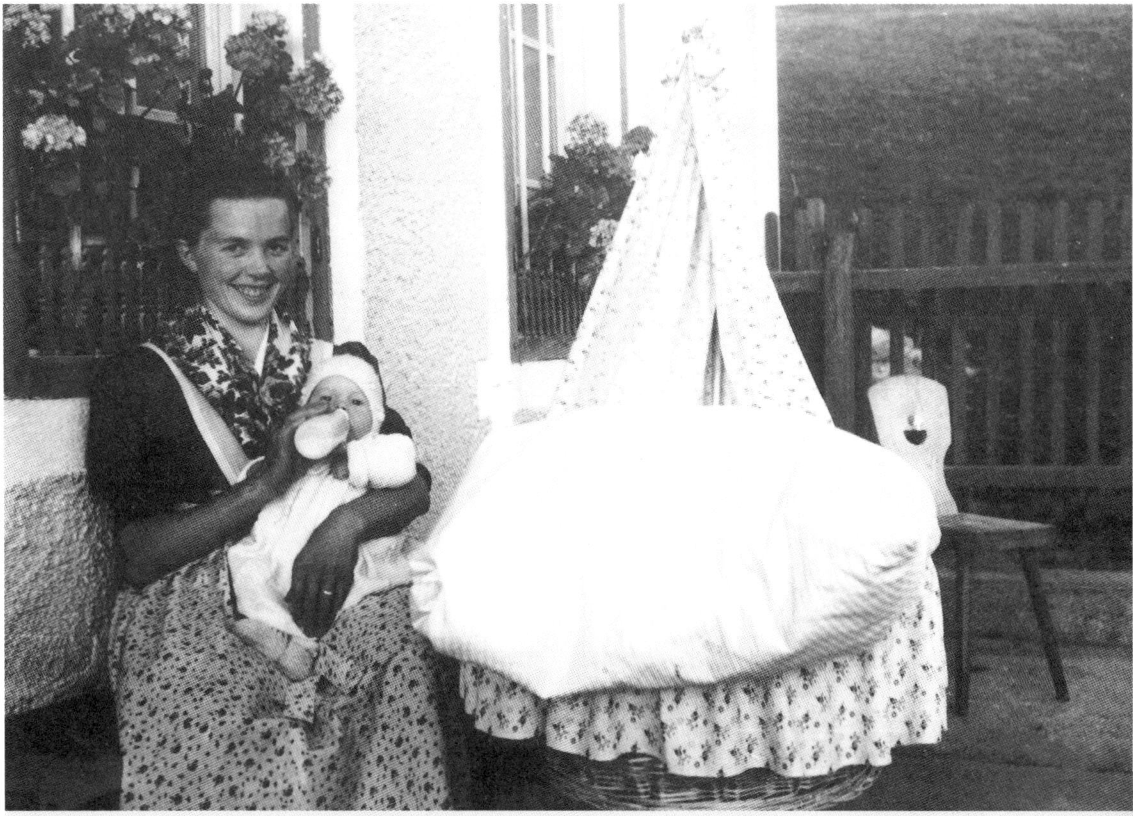

Karolina beim Füttern ihres Kindes im Garten

schon ungefähr sechs Monate alt waren, zuerst eine Beikost aus geriebenen Äpfeln und Karotten verabreichte. Sie meint allerdings, sie wäre eine der Wenigen gewesen, die das so gehandhabt haben. Den meisten Kindern wurde bereits mit wenigen Monaten alles gegeben, was auch die Erwachsenen aßen: Knödel, Suppen und so weiter. Außerdem wurde ihnen oft, bis sie schon etwa fünf Jahre alt waren, noch die *Pap*[108] gegeben, vor allem am Abend.

Karolinas siebtes Kind, eine kleine Tochter, kam an einem Fronleichnamssonntag zur Welt. Dieses Mal entschloss sich Karolina, für die Geburt ins Spital nach Sarnthein zu gehen. Sie machte sich zusammen mit ihrem Mann zuerst zu Fuß auf den Weg nach Unterreinswald, um dann mit dem Auto eines Bekannten weiter nach Sarnthein ins Spital gebracht zu werden. Nach der Geburt blieb sie

108 Künstliche Milch

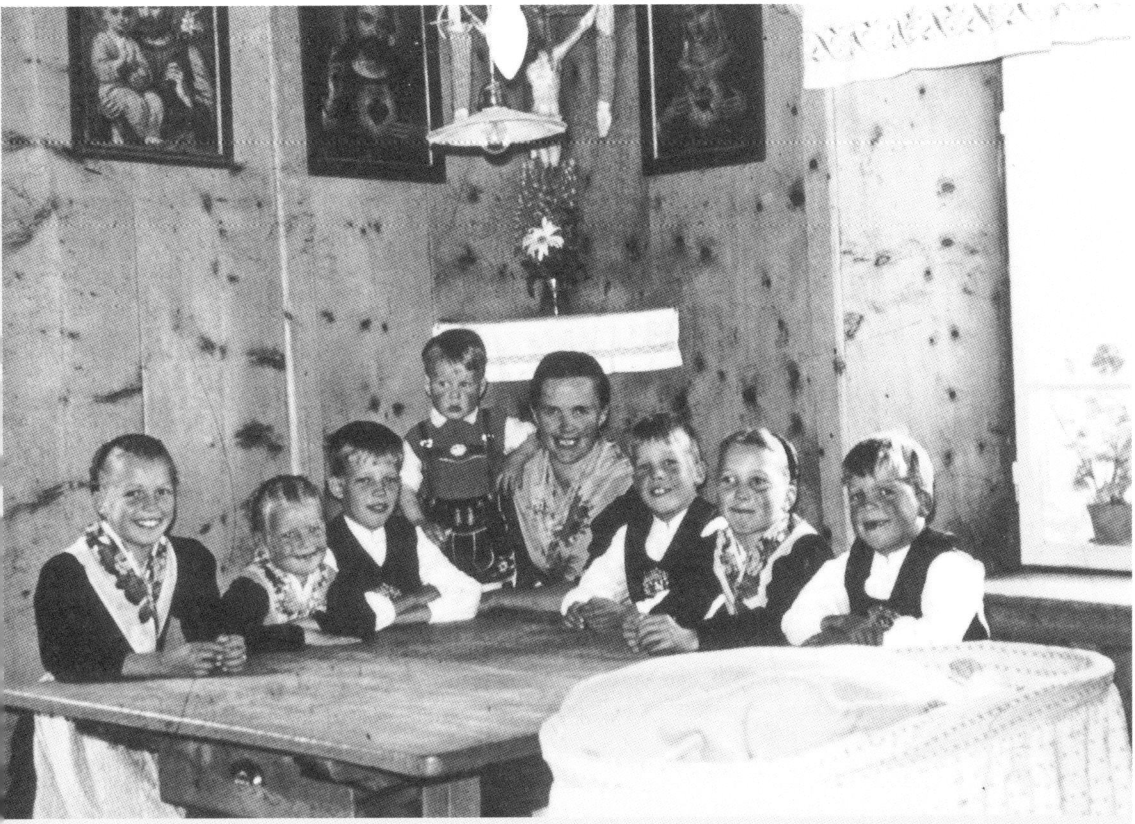

Karolina mit acht ihrer neun Kinder in der Bauernstube

noch eine Woche im Spital. Es fiel ihr schwer, so lange von ihren anderen Kindern getrennt zu sein, und immer wieder kreisten ihre Gedanken um ihr Zuhause und ihre Kleinen. Jedoch musste sie sich auch eingestehen, dass sie es genoss, einmal nicht die harte Arbeit, die täglich auf sie wartete, verrichten zu müssen und sich richtig ausruhen zu dürfen. Die Nächte konnte sie durchschlafen, denn die Kinder wurden getrennt von ihren Müttern auf der Säuglingsstation betreut. Ihr fiel es nicht schwer diese Regelung anzunehmen, sie hatte Vertrauen zu den Krankenschwestern und konnte sich den Schlaf gönnen, der ihr, einmal Zuhause, sicher fehlen würde.

Ihr Krankenhausaufenthalt war von der Krankenversicherung gedeckt. Bei Hausgeburten hingegen musste man 6.000 Lire an die Hebamme bezahlen. In jener Zeit war das eine schöne Summe Geld. Darum wurden die Hebammen auch so oft in Naturalien bezahlt.

Karolina erinnert sich gerne an jene Zeit zurück; ein Aspekt des Gebärens in früheren Zeiten hinterließ jedoch einen etwas bitteren

Nachgeschmack: Obwohl von der Kirche Fruchtbarkeit und der Kindersegen als eine Pflicht des Ehelebens gesehen wurden, waren Schwangere und Wöchnerinnen nur ungern in der Kirche gesehen, vor allem in Karolinas Dorf. Sie wurden erst nach dem *Aussegnin*[109] wieder in die Kirche gelassen. Dabei wurde ihnen ein Segen durch einen Geistlichen erteilt, erst danach wurden sie wieder als rein erachtet und durften die Messe besuchen. Solange die Schwangerschaft nach außen nicht zu sehen war, ging Karolina immer zur Messe. Als der Bauch aber nicht mehr gut zu verstecken war, blieb sie zu Hause. Nur zu gut ist ihr noch in Erinnerung, wie der Dorfpfarrer sie einmal zur Seite nahm und sie zurechtwies: „Was machst du denn hier? Du solltest daheimbleiben!“ Auch ihrer Nachbarin riet der Pfarrer zu Hause zu bleiben, diese war jedoch entsetzt, denn sie hatte ihr Kind erst geboren und war generell etwas beleibter.

Irgendwie war Karolina aber sogar froh, dass sie die Zeit, in der die Messen stattfanden, zu Hause für sich alleine hatte. Das Aussegnen empfand Karolina immer als erniedrigend. Nach einer Hausgeburt musste man damals den Pfarrer fragen, wann man zum Aussegnen kommen durfte, denn vorher galt man als unrein im Sinne der Kirche. Der Pfarrer sagte dann, wann es ihm recht war. War der Tag der Aussegnung gekommen, musste sie vor der Sakristei warten, bis der Pfarrer kam, der ihr dann die Stola um den Hals legte und lateinische Verse verlas. Auf den Knien musste sie dann die Kirche betreten, wo ihr der Segen erteilt wurde, der sie wieder rein machte. Dem ganzen Ritual saßen auch Ministranten bei, was Karolina als weitere Erniedrigung empfand. Der Priester bekam für die Aussegnung nichts von den Frauen, aber immerhin wurde ihm fast wöchentlich Butter oder Brot gebracht.

Bei einer Entbindung im Spital ging das Aussegnen unkonventioneller vonstatten. Der Dekan kam kurz vorbei und erteilte der Wöchnerin seinen Segen. Einmal fassten sich Karolina und einige andere Frauen ein Herz und befragten den Dekan nach dem Sinn und Zweck des Aussegnens: Der antwortete, dass es sich dabei um

109 Aussegnen

einen Segen für die Mutter handle. Karolina empfand es aber eher als eine Erniedrigung der Mutter als eine Segnung.

Das letzte Kind, das Karolina zur Welt brachte, war wiederum ein Junge. Es kam am Heiligen Abend zur Welt. Genau in der Weihnachtszeit all ihre Kinder zurückzulassen, fiel Karolina am schwersten. Zu Hause wollte sie aber nicht gebären, denn sie genoss die Woche Krankenhausaufenthalt nach der Geburt, die für sie die einzige Erholung bedeutete, zu sehr. Ihre älteste Tochter war damals bereits 18 Jahre alt und musste für die Mutter einspringen und ihre Arbeit übernehmen. Das bedeutete auch, das Mittagessen für den Christtag zuzubereiten. Trotz der Mühe, die sich ihre Tochter gab, konnte sie es mit der Erfahrung und Handfertigkeit der Mutter in der Küche nicht aufnehmen. Somit musste sich Karolina nach ihrer Rückkehr die Unzufriedenheit ihrer Familie anhören: *„Asöi epis hotts jetzt nöi nie in Chrischtog gebn!“*[110]

Karolina überstand ihre neun Geburten immer gut und hatte niemals Komplikationen. Sie hatte niemals Geburtsverletzungen und musste somit auch nie von der Hebamme oder vom Arzt versorgt oder im Intimbereich genäht werden. Sie hat nur gute Erinnerungen an ihre Geburten. Allerdings möchte sie um keinen Preis in der heutigen Zeit schwanger sein und diese ganzen Untersuchungen machen, die ihrer Meinung nach nur zu mehr Verunsicherungen führen. Sie ist froh, das alles schon hinter sich zu haben, und ist davon überzeugt, dass mit ihrem Unwissen bezüglich Schwangerschaft und Geburt damals alles leichter gewesen sei.

110 „So etwas hat's ja noch nie gegeben an einem Christtag!“

Männer

Als Klara jung war, war sie im Sarntal als finanziell unabhängige Frau eine große Ausnahme. Sie war damals eine der wenigen Frauen, die berufstätig waren, und musste sich bei den Männern oft Respekt verschaffen, waren sie es doch nicht gewohnt, von Frauen Anweisungen zu bekommen. Klara wusste sich aber zur Wehr zu setzen, um den Frauen in bestimmten Lebenssituationen zu helfen – ohne diese Eigenschaft hätte sie als Berghebamme wohl nicht lange bestehen können.

Die Männer waren bei den Geburten nur in einzelnen Fällen anwesend. Einerseits wollten sie nicht dabei sein – das war damals reine Frauensache –, andererseits hatte Klara einige Male mit den Männern mehr zu tun als mit den Frauen. So war es beispielsweise bei einem Zwischenfall im Sarner Spital, als ein Mann plötzlich ohnmächtig wurde und Klara ihn gerade noch halten konnte. Sie konnte ihn mit letzter Kraft vor die Tür ziehen und um Hilfe rufen. Von jenem Zwischenfall an richtete sie es immer so ein, dass eine Klosterfrau für sie bereitstand und ihr bei der Geburt half. Wollte hie und da einmal ein Mann unbedingt anwesend sein, war es Klara recht. Musste für die Geburt jedoch der ältere Hausarzt gerufen werden, duldete der die Anwesenheit der Männer überhaupt nicht. Meistens suchten die Männer jedoch von selbst das Weite, vor allem im Spital. So hieß es dann, man gehe nur für einen Moment ins *Dörf*, um etwas zu besorgen. Zurückgekommen ist dann keiner mehr, bevor alles vorüber war. So meinte einmal ein Mann zu seiner Frau, als die bereits geboren hatte und er von seinem Gasthausbesuch wieder ins Spital kam, um nach ihr zu sehen: „Schlimm kann das nicht gewesen sein, ich habe nur ein Viertel Wein getrunken."

Bei den Hausgeburten waren die Männer öfter anwesend, denn Klara war auf ihre Hilfe angewiesen, auch wenn sie nur ein Bein ihrer Frau halten mussten, wenn diese während der Presswehen Halt brauchte. Es kam jedoch auch bei Hausgeburten vor, dass Männer oft plötzlich wie vom Erdboden verschwunden waren, wenn Klara beim Heben und Halten der Frauen die Manneskraft tatsächlich dringend gebraucht hätte. Die Rolle der Männer übernahmen dann die Mütter, Schwiegermütter, die *Auworterin*, die oft schon vor der Geburt anwesend war, oder auch andere weibliche Verwandte der Gebärenden. Sie befolgten die Anweisungen der Hebamme, kümmerten sich um das leibliche Wohl der Anwesenden und übernahmen die Fürsorge der restlichen Kinder.

Die Männer der damaligen Zeit waren es von Kindheit an gewohnt, keine Gefühle zu zeigen. Wenn doch, wurde ihnen zum Teil auf unliebsame Weise beigebracht, in jeder Situation ein starker Mann zu sein. Geprägt von der harten, arbeitsamen Realität der Bergwelt und von traumatischen Kriegsereignissen, waren sie wohl oft auch Gefangene ihrer eigenen Lebensgeschichte.

Klara, die oft stundenlang bei den Frauen saß, wenn diese in den Wehen lagen, wurde Ohrenzeugin so mancher Erlebnisse, die sich die Frauen von der Seele redeten. Waren es oft schwerwiegende Vorkommnisse, forderten die Frauen von Klara jedoch immer absolute Verschwiegenheit und Klara hielt Wort – auch heute noch. So manche Geschichte kann nicht über ihre Lippen kommen, da sie es den Frauen versprochen hat. Es wandten sich jedoch auch Frauen an sie als Hebamme, die hofften, sie könne ihnen helfen, indem sie den Männern ins Gewissen redete und sie darauf aufmerksam machte, dass sie es zum Beispiel zu unterlassen hätten, die Frau im Wochenbett zum Beischlaf zu zwingen. Damit musste Klara jedoch sehr vorsichtig sein und einschätzen können, wen sie auf seine Missetaten aufmerksam machen konnte und wo sie besser schwieg. Denn manche wären wohl nicht davor zurückgeschreckt, auch Klara etwas anzutun, hätte sie es gewagt, etwas Negatives über sie zu sagen.

In Klaras Augen war damals in vielen Familien der Mann das eigentliche, erste Kind, das es zu versorgen galt und um das sich die

Frau zu kümmern hatte. War er erst mal zufrieden, so kamen die Kinder an die Reihe und erst ganz zum Schluss die Frau selbst. Als Mutter musste sie für die ganze Familie kochen und selbst mit dem zufrieden sein, was vom Essen noch übrig blieb. Einige Männer behielten das Beste – rohe Eier, den Rahm von der Milch oder den Speck – ganz für sich selbst zurück. Im Wochenbett wurde die Ernährung der Wöchnerin oft bis auf ein Glas Milch reduziert. Durch diese karge Ernährung war es nicht verwunderlich, dass den Frauen größtenteils die Muttermilch fehlte. Die körperlich viel zu anstrengende Arbeit tat ihr Übriges. Das Kind wurde außerdem nicht nach Bedarf gestillt, sondern nur dann, wenn es die knappe Zeit erlaubte und die Mutter vor neugierigen Blicken geschützt war.

Klara begleitete die Frauen nicht nur durch die Schwangerschaften, Geburten und das Wochenbett, sondern war für sie ein ganzes Leben lang Ansprechpartnerin. Sie vertrauten ihr, wussten um ihre Verschwiegenheit und kannten auch ihren Mut zu handeln, wenn Hilfe dringend nötig war. So wurde sie eines Tages von einer Frau mittleren Alters aufgesucht, die bereits vielen Kindern das Leben geschenkt hatte und obwohl sie schon in den Wechseljahren war, immer wieder vaginale Blutungen hatte. Durch genaues Zuhören und Hinterfragen fand Klara heraus, dass sie immer wieder mit ihrem Mann schlafen musste. Die Verletzungen im Genitalbereich fingen durch erneuten Beischlaf immer wieder zu bluten an. Hatte sie selbst nicht das Bedürfnis, mit ihm zu schlafen, so wandte ihr Mann eine besonders taktische Methode an, um sie dazu zu überreden. Er bediente sich ihres einzigen Lasters: einer Tafel Schokolade. Der Genuss von Süßigkeiten war damals in ärmlichen Bauersfamilien eine derartige Seltenheit, dass die Frau es kaum über sich brachte, darauf zu verzichten. Hatte ihr Mann also das Bedürfnis mit ihr zu schlafen, so legte er eine Tafel Schokolade auf den Tisch und grinste: „Wenn du sie willst, folgst du mir in die Kammer." Der Verführung nicht standhaltend, nahm sie die Schokolade viel zu oft. Die einzigen Male, in denen sie aufgrund der großen Schmerzen im Intimbereich widersprach, aß er die ganze

Tafel voller Genuss vor ihren Augen auf, ohne ihr auch nur ein einziges Stück abzugeben. Durch die Verletzungen, die nicht abheilen konnten, hörte die Blutung nie auf und als die Schmerzen schier unerträglich waren, sah sie sich gezwungen, sich Klara anzuvertrauen, obwohl sie wusste, dass ihr Mann das sicher nicht gutheißen würde. Als Hebamme konnte Klara für die Frau nichts machen, außer ihr dringend zu raten einen Arzt aufzusuchen. In ihrer Verzweiflung befolgte die Frau Klaras Ratschlag.

Der Arzt veranlasste sofort einen stationären Aufenthalt von zwei Wochen, sodass ihre Wunden vollkommen abheilen konnten. Klara, deren Gedanken noch lange um das Schicksal jener Frau kreisten, begegnete ihr einige Wochen später. Sie erkundigte sich bei ihr, wie es denn nun zu Hause aussehe. Die Frau, sichtlich in einem besseren Zustand, erzählte, dass ihr Mann sie nach ihrem langen Fernbleiben nun öfters verschone. Es war ihm eine Lehre gewesen, denn nochmals so lange alleine den Hof bewirtschaften zu müssen, wollte er vermeiden.

Obwohl das Phänomen des Beischlafs im Wochenbett allseits bekannt war, wurde das Thema totgeschwiegen. Von einigen Frauen war es bekannt, dass ihre Männer bereits wenige Tage nach der Geburt die eheliche Pflicht des Beischlafs einforderten. Diese wenigen Frauen waren den Hebammen und Ärzten bekannt, sodass ihnen im Spital kein Einzelzimmer gegeben wurde. In einzelnen schweren Fällen wurden die Frauen sogar nach der Geburt in ein Gemeinschaftszimmer ins Krankenhaus nach Bozen verlegt, denn der Weg dorthin war den Männern dann doch meistens zu weit. Das Schicksal einer Frau, die sich zwar nicht im Wochenbett befand, traf Klara besonders tief. Die Frau hatte mehrere Tage hohes Fieber und war bereits im Spital von Sarnthein aufgenommen, denn die Ärzte konnten die Ursache des Fiebers beim besten Willen nicht herausfinden und der Frau so nicht helfen. Machte es dann den Anschein, als wolle es der Frau besser gehen, folgte tags darauf wieder eine Verschlechterung und so ging es über Wochen weiter – bis eines Tages Klara von einer Bekannten der Tipp gegeben wurde, man möge die Ursache doch beim Mann der Frau suchen und nicht bei ihr selbst. Klara verstand, was die Bekannte anzudeuten versuchte und informierte den zuständigen Arzt. Der Mann der Patientin gab sich nach außen hin total unauffällig, gar „heilig", wie Klara zu sagen pflegt. Tatsächlich besuchte er täglich seine kranke Frau, und zwar immer dann, wenn die Klosterfrauen sich für das Mittagessen nach 13 Uhr in die Küche zurückzogen und für einige Zeit total ungestört sein wollten. Wie es der Zufall haben wollte, hatte jene Frau auch noch ein Einzelzimmer in den oberen Stockwerken bekommen, denn ihr Fieber hätte auch ansteckend sein können. Klara und der Arzt einigten sich darauf, der Sache auf den Grund zu gehen, indem sie dem Mann am Tag darauf unbemerkt folgen wollten. Der Mann kam auch an jenem Tag um die übliche Zeit und verschloss die Tür des Einzelzimmers nach seinem Betreten. Klara fühlte sich in ihrer Annahme bestätigt und teilte ihre Beobachtungen dem Arzt mit. Sie selbst wollte mit der Sache aber nicht in Verbindung gebracht werden und zog sich indes auf ein anderes Stockwerk zurück, weshalb sie nur Bruchteile des Geschehens verfolgen konnte.

Ohne zu zögern trat der Arzt die verschlossene Tür ein und erwischte den Mann in flagranti. Der darauffolgende lautstarke Wortwechsel zwischen dem Arzt und dem Mann war bis in die unteren Stockwerke zu hören. Eine ganze Stunde lang dauerte das Wortgefecht zwischen den beiden Männern. Der Ehemann der Patientin war sich aber keiner Schuld bewusst. Der Arzt meinte, er könne ja ins Dorf hinübergehen, da gäbe es genug Huren, die ihm diesen Dienst erweisen würden. Er müsse sich deshalb nicht an seiner kranken Frau vergehen. Der Mann entgegnete ihm, dass er dann dafür bezahlen müsse, seine Tat außerdem genau genommen Ehebruch wäre und somit eine Sünde in Gottes Augen. Der Arzt – zornig wie selten zuvor – antwortete ihm noch ein einziges Mal, dass in seinen Augen, die eigene Frau *zi drhängn*[111], noch die viel größere Sünde sei. Dem Mann war es fortan untersagt, seine Frau ohne

---

111 zugrunde zu richten

Anwesenheit einer Schwester zu besuchen und der Gesundheitszustand der Frau verbesserte sich von Tag zu Tag, bis sie wieder nach Hause entlassen werden konnte.

Staunen musste Klara auch darüber, welch sexuellen Drang oft noch ältere Männer ganz ungeniert an den Tag legten. Obwohl Klara im Spital nur für die Frauen zuständig war, sprang sie nachts auch manchmal in der Männerabteilung ein, um die diensthabende Klosterfrau etwas zu entlasten. Ein älterer Patient, schon um die achtzig, klingelte vor allem nachts immer nach den Schwestern und war der Klosterfrau schon bestens bekannt. Klara machte es nichts aus, zu ihm zu gehen und ihn zu fragen, was er bräuchte. Wieder einmal hatte er Durst und Klara bereitete ihm einen Tee zu. Der Alte war von Klara, die er noch nie gesehen hatte, angetan und unterhielt sich mit ihr. In Erinnerungen schwelgend, erzählte er dann von seiner Jugend, wo Mädchen auf den Kirchtagen bereits um wenig Geld nett zu ihm waren. Auch Klara war in seinen Augen ein nettes Mädchen und er fragte sie ganz ungeniert, ob sie ihm seinen *Wisbaam*[112] ein bisschen halten könnte. Klara war nicht von seiner Aussage schockiert, sondern von der Tatsache, dass er in seinem Alter noch solches Verlangen verspürte. Sie gab ihm zu verstehen, dass sie so etwas nie getan hätte und auch nie tun würde und fügte dem hinzu: „*I bring dr süscht olls, weil zin sem sein mir dou.*“[113] Die Klosterfrauen sollte er mit solchen Sachen nicht belästigen, denn die würden nicht gerne darüber reden. Von jener Nacht an hatte er plötzlich nachts nie mehr Durst und die Nachtschwester war sichtlich erleichtert. Das Sprichwort „*Bol dr Wisbaam groh iberschen steht, muess di Frau gschikt sein*“[114], kann Klara nach all den Jahren Berufserfahrung also nur bestätigen.

112 Holzstange mit je einem oder zwei Holznägel an den Enden, hier bildlich für das männliche Geschlecht

113 „Ich bringe dir sonst alles, denn dazu sind wir hier.“

114 „Wenn die Stange sich hochreckt, muss die Frau bereit sein.“

Klara war durch ihre eigene zum Teil harte Lebensgeschichte nicht schreckhaft und so leicht konnte ihr niemand Angst einjagen, denn dafür hatte sie schon zu viel erlebt. So ließ sie sich auch von Männern nicht einschüchtern. Bei den Hausgeburten, wenn noch keine *Auworterin* oder sonst jemand anwesend war, beauftragte Klara auch mal den Ehemann damit, die Windeln für das Neugeborene so zu falten, wie sie es ihm zeigte, oder auch die Frau bei der Geburt abzustützen. Als Klara als junge Hebamme zur sechsten Geburt einer Bäuerin gerufen wurde, kümmerte sich der Mann selbst um die Vorbereitungen für die Geburt. Klara war das erste Mal bei jener Frau, denn vorher war deren Hebamme immer die Keldrerin gewesen und Klara war mit den Gewohnheiten des Paares nicht vertraut. Als sie sich mit der Gebärenden in der Stube aufhielt, meinte diese nach einiger Zeit zu ihrem Mann: „Jetzt solltest du das Bett vorbereiten, es wird nicht mehr lange dauern." Als der Mann aus dem Schlafzimmer zurück in die Stube kam, staunte Klara nicht schlecht, wie dreckig er war. Ihr war das nicht geheuer und sie wollte sich selbst ein Bild vom Bett machen, auf dem die Frau ihr Kind zur Welt bringen sollte. In der Kammer traute sie ihren Augen nicht: Der Mann hatte einige Kartoffelsäcke, die zuvor mit Sägemehl gefüllt gewesen waren, entleert und auf dem Strohsack ausgebreitet, der ihnen als Matratze diente. Auf Nachfragen Klaras, gab die Gebärende nur an, dass sie nun fünf Mal so geboren hätte und alles immer gut gegangen sei. Die andere Hebamme habe auch nichts dagegen gehabt. Klara, die gelernt hatte, dass Hygiene unerlässlich war, wies die Frau darauf hin, dass sie von den dreckigen Säcken ganz sicher Kindbettfieber bekommen würde. Für die Bäuerin war das jedoch nichts Neues, sie hatte nach jeder Geburt unter Kindbettfieber gelitten. Klara versuchte ihr nochmals zu erklären, dass das Fieber vom Schmutz kam, und bestand darauf, die dreckigen Kartoffelsäcke durch Leintücher zu ersetzen, die in einem Schrank in der Stube lagen. Die Frau glaubte zwar nicht daran, dass das Kindbettfieber von der mangelnden Hygiene kommen sollte, ließ Klara aber gewähren.

Als dem Mann nach der Geburt auffiel, dass Klara das Bett neu gemacht hatte, meinte er nur: *„Is Kindbettfiebr kriegn olle Fraun und meinige hots a olm kop.“*[115] Klara war entsetzt und erstaunt, dass trotzdem immer alles gut gegangen war. Der Mann hatte die dreckigen Säcke nach den Geburten immer nur aus dem Fenster geworfen, unter dem sich der Wassertrog befand, und dort das Blut herausgewaschen. Ähnlich handhabte er es auch mit der Nachgeburt. Nachdem Klara sie auf ihre Vollständigkeit kontrolliert hatte, warf er sie kurzerhand aus dem *Wolkn*[116], um sie später dann auf dem Misthaufen eingraben zu können.

Dies war nicht der einzige Fall, in dem sich Klara mit alteingesessen Bräuchen oder Handhabungen konfrontiert sah. Doch versuchte sie sich immer dagegen zu behaupten, war sie doch überzeugt von den Praktiken, die sie in Padua gelernt hatte.

Selbstverständlich behandelten nicht alle Männer ihre Frauen schlecht. Einige liebten ihre Ehefrauen und trugen sie, auch wenn sie es vielleicht nicht öffentlich zugaben, auf Händen. Sie versuchten, ihre schwangeren oder im Wochenbett liegenden Frauen dann so gut es nur ging bei der täglich anfallenden Arbeit zu unterstützen. Klara erinnert sich noch gut an einen besonders fürsorglichen Ehemann: Er kümmerte sich so rührend um seine Frau nach all ihren Geburten, dass er eine absolute Ausnahme war. War er sonst eher einer, der gerne herumalberte, die eine oder andere Geschichte zu erzählen wusste und selbst für Gesprächsstoff sorgte – auch heute noch, lange nach seinem Tod –, so war er seiner Frau damals ein fürsorglicher Mann. Er machte ganz selbstverständlich nach jeder Geburt alles sauber, sodass Klara sich nicht darum kümmern musste. Er war bei der Geburt anwesend, stand seiner Frau bei und half, wo er nur konnte, ohne im Wege zu sein. Während des Wochenbetts kümmerte er sich rührend um seine Frau und die Kinder, sodass Klara lediglich die Routinekontrollen bei Frau und

115 „Kindbettfieber bekommen alle Frauen und meine hat's eben auch immer gehabt.“

116 Fenster

Kind durchzuführen hatte, alles andere immer schon erledigt war und es nie an Sauberkeit mangelte.

Dazu erzogen, keine Gefühle zu zeigen, kam es jedoch auch vor, dass so mancher Mann seine Emotionen nicht mehr kontrollieren konnte: Diese Männer litten mit ihren Frauen wirklich mit. Wurde während des Geburtsverlaufs eine Komplikation festgestellt und konnte das Kind nicht auf spontanem Weg zur Welt gebracht werden, so musste die Gebärende für einen Kaiserschnitt, der im Sarner Spital von niemandem durchgeführt werden konnte, immer nach Bozen verlegt werden. Eines Tages musste Klara mit einer Frau in den frühen Morgenstunden nach Bozen aufbrechen, da die Geburt zum Stillstand gekommen war und die Frau immer stärkere Wehen hatte. Ihr Mann, der damals einer von wenigen im Sarntal war, der bereits ein Auto besaß, saß selbst hinter dem Steuer. In einem der vielen Tunnels der Sarntaler Straße meinte der Mann plötzlich, er könne nicht mehr weiterfahren, denn ihm sei schlecht und er sei einer Ohnmacht nahe. Obwohl seine Frau während der Fahrt nicht schrie, hatte er wegen ihres lauten Stöhnens so großes Mitleid mit ihr, dass ihm übel wurde. Klara, die selbst keinen Führerschein besaß, war sich der ernsten Lage bewusst und wusste sich keinen Rat, denn in dieser Herrgottsfrüh war noch kein Auto unterwegs. Tatsächlich dauerte es dann aber nicht lange, bis ein Mann mit seinem Auto vorbeikam – er war auf dem Weg zur Arbeit in den Lancia-Werken in Bozen. Klara stellte sich mitten auf die Straße, sodass dem Fahrer nichts anderes übrig blieb als anzuhalten. Er erklärte sich sofort bereit, sie ins Krankenhaus zu fahren. So konnte die Fahrt ohne größeren Zeitverlust fortgesetzt werden und das Kind wurde im Krankenhaus von Bozen mittels Kaiserschnitt zur Welt gebracht. Meistens begleitete Klara die Frauen auch in Bozen in den Operationssaal, sodass sie sie als Vertrauensperson bei sich hatten. Wenn das nicht möglich war, wartete Klara vor dem Operationssaal und vergewisserte sich später noch, dass es Mutter und Kind gut ging, bevor sie wieder die Heimfahrt antrat.

Wie mit den Frauen sammelte Klara so auch mit den Männern ihre Erfahrungen und versuchte von da an zu vermeiden, dass die werdenden Väter selbst mit dem Auto ins Spital fuhren. Überhaupt war sie stets bemüht, auch die Handlungsweisen der Männer zu verstehen und nachzuvollziehen.

Schattenseiten des Hebammenberufes

Als Hebamme Neugeborene mit ihren Eltern als Erste auf dieser Welt willkommen zu heißen, ist immer ein besonderer und einzigartiger Augenblick, in dem die Ehrfurcht vor dem Leben jedes Mal groß ist. Jedoch birgt auch der Beruf der Hebamme nicht nur Glücksmomente, sondern auch Schattenseiten, die jede Hebamme an der eigenen Berufung zweifeln lassen. Die Zeit lässt schreckliche Erinnerung teils verblassen, doch manche Erlebnisse bleiben im Gedächtnis, als wären sie erst gestern geschehen. Für Klara ist es bis heute schwierig, über besondere Geburtserlebnisse zu sprechen, so sehr kommen die damals verspürten Gefühle wieder hoch. Die Tatsache, dass Klara mir sechzig Jahre später noch genau von dem schlimmsten Ereignis in ihrer Hebammentätigkeit erzählen kann, zeugt davon, wie stark ein Mensch traumatische Ereignisse verinnerlicht. Ich brauchte sie nicht darauf anzusprechen, sondern sie begann eigenmächtig zu erzählen, anfangs unter der Bedingung, dass es nicht veröffentlicht werde. In dieser Situation fühlte Klara nichts anderes als blanke Ohnmacht. Die Gewissheit, Dinge nicht ändern zu können, bedeutete auch, sie eben aushalten zu müssen. Ich spürte in Klaras Erzählungen keine Wut darüber, wie sie damals behandelt worden war. Aber es war klar, dass sie jene Zeit stark geprägt und sie einiges im Umgang mit Menschen gelehrt hatte. Sie, die geglaubt hatte, alles getan zu haben, war unsäglich enttäuscht von der Reaktion der Menschen und davon, wie es einigen so leicht fiel, voreilig zu urteilen, ohne die genauen Umstände zu kennen.

Klara war erst seit einem Jahr Hebamme im Sarntal, als sie zum schlimmsten Erlebnis ihrer Tätigkeit als Hebamme in all ihren

Arbeitsjahren gerufen wurde. Eine schwangere Frau aus einem Seitental des Sarntals wollte bald ihre Dienste in Anspruch nehmen. Im Dorf erzählte man sich, dass die Mutter der Schwangeren bei ihrer letzten Geburt aufgrund einer Gebärmutterruptur verstorben sei. Nun war dies bereits die sechste Geburt der Schwangeren und ihr wurde das gleiche Schicksal prophezeit. Auch sie selbst behauptete, dass sie diese Geburt nun nicht mehr überleben würde. Trotzdem bestand die Frau darauf, zu Hause zu gebären – und sie wollte Klara als Hebamme, obwohl diese noch relativ unerfahren war. Der Arzt riet Klara davon ab, die Frau zu Hause zu betreuen. Er meinte sogar, Klara brauche im Notfall gar nicht nach ihm rufen lassen, denn er würde nicht kommen. Klara wollte den Gerüchten um diese Schwangere keine Aufmerksamkeit schenken, machte sich jedoch zusehends mehr Sorgen. Also machte sie sich auf nach Bozen zur Provinzialhebamme und informierte sich bei ihr, ob sie denn die Frau betreuen müsse oder ob sie einfach ablehnen sollte. Die Antwort war eindeutig: Jede Schwangere habe das Recht, von einer Hebamme betreut zu werden, unabhängig vom Ausgang der Geburt. Die pflichtbewusste Klara wusste, dass sie dem Wunsch der Gebärenden nachkommen musste, und so nahm das Schicksal seinen Lauf.

Eines Abends kam Klaras Nachbar mit der Nachricht zu ihr, es sei so weit, die Frau sei in den Wehen. Er fuhr sie mit dem Auto zu dem Bauernhof und Klara bat ihn, er möge mit dem Auto so lange warten, bis die Frau geboren habe, falls es zu Komplikationen kommen würde. Klara traute ihren Augen nicht, als sie die Küche betrat: Die Bäuerin war noch spät abends, so gegen 21 Uhr, dabei *Striezl*[117] zu backen. Man hatte viel zu früh nach ihr rufen lassen. Doch bei näherem Beobachten fiel Klara auf, dass die Bäuerin in immer kürzeren Abständen ganz plötzlich innehielt und ein rotes Gesicht bekam. Also hatte sie doch Wehen und ließ es sich nur nicht anmerken. Klara nutzte die Zeit und bereitete alles für die Geburt vor.

---

117 Beliebte Sarner Spezialität aus Roggenteig, wird in Fett gebacken und mit Speck gefüllt

Zwar versuchte sie noch, die Schwangere und ihren Mann von einer Geburt im Spital zu überzeugen, musste sich jedoch mit einem klaren Nein abfinden. Der Entschluss, zu Hause zu gebären, war bei der Gebärenden in der gesamten Schwangerschaft gereift. Klara redete auch auf ihren Mann ein, der jedoch die Entscheidung seiner Frau unterstützte. Klaras Sorge und das ungute Gefühl wurden verstärkt, als die Schwangere meinte: „*Wenn i heint stirb, donn müesch du mir versprechn, dass du mir bis zin Schluss die Hond hebsch und bi mir bleibsch.*"[118] Klara verließ kurz den Raum, um auf der Toilette zu beten, wie sie es immer tat, wenn sie in Nöten war. Nun hatte sie tatsächlich auch Angst bekommen – eine ungute Stimmung lag auf dem ganzen Haus.

Es dauerte keine Stunde, bis die Bäuerin zu Klara meinte, sie müsse sich nun hinlegen, denn das Kind käme zur Welt. Die Frau hatte recht: Nur wenige Minuten später hatte sie einen Jungen zur Welt gebracht. Der Knabe hatte deformierte Füße, war sonst jedoch wohlauf. Die Geburt war unkompliziert und schnell verlaufen, aber sofort danach fing die Frau an stark zu bluten. Klara blieb das Herz stehen. Sie konnte nun nichts mehr tun. Alle Maßnahmen, die Blutung zu stillen, misslangen, die Frau blutete nur umso stärker, als sie beispielsweise versuchte, die Gebärmutter zu massieren oder sie mit einer Hand festzuhalten. Klara unternahm alles, was in ihrer Macht stand, und ließ sofort nach dem Arzt rufen. Sie kümmerte sich kurz um die Versorgung des Neugeborenen, um sich dann wieder der Frau zuzuwenden. Doch die Blutung hörte einfach nicht auf. Der Arzt kam ziemlich schnell, nach einer halben Stunde, und schimpfte sofort nach seiner Ankunft drauf los: „Da kann ich nichts mehr tun." Er gab der Bäuerin eine Spritze, damit sich die Gebärmutter stärker zusammenzog, tobte aber immer weiter: Er habe es ja gewusst und nun sei alles zu spät. Klara war verzweifelt, erinnerte sich jedoch noch, dass sie in ihrer Ausbildung gelernt hatte, in einem solchen Fall die Blutung aus der Scheide mit einem Tuch zu tamponieren und die Frau so schnell

118 „Falls ich heute sterbe, musst du mir versprechen, bis zum Ende meine Hand zu halten und bei mir zu bleiben."

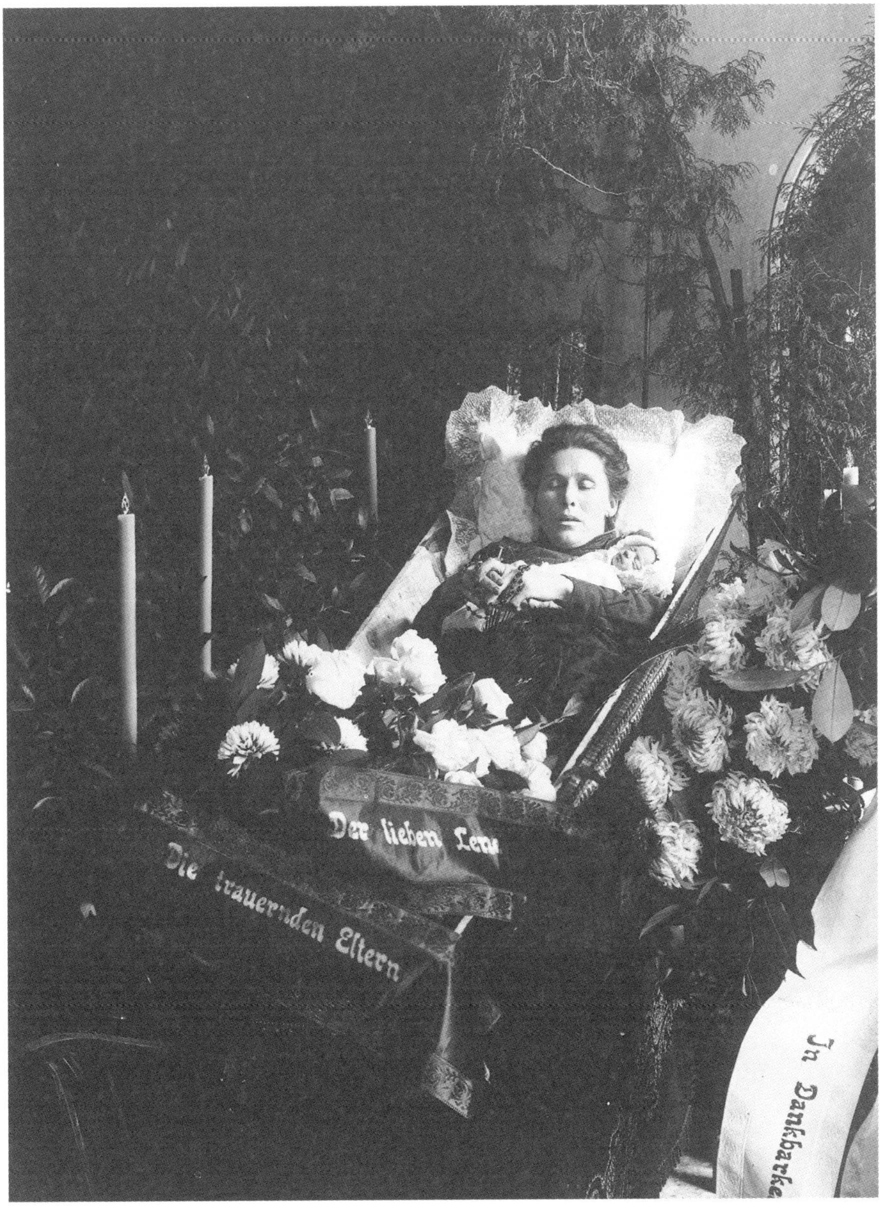

Fotografie einer Frau, die bei der Geburt ihres Kindes starb und gemeinsam mit ihrem toten Kind aufgebahrt wurde. Die Tochter der Abgebildeten war mit einem Bauern im Penser Tal verheiratet und erlitt dasselbe Schicksal: Sie starb bei einer Hausgeburt unter Klaras Aufsicht.

wie nur möglich nach Bozen zu bringen, damit ihr die Gebärmutter entfernt würde – nur dann würde sie aufhören zu bluten. Der Arzt tobte noch mehr und wiederholte nochmals: „Hier ist nichts mehr zu machen!“ Jeder der Anwesenden wurde beschimpft, der Ehemann, Mägde und Knechte. Klara blieb die ganze Zeit bei der Frau und hielt ihr den Kopf.

Bald verlangte die Frau, dass nach dem Pfarrer gerufen werde, der kurze Zeit später bereits bei ihr eintraf. Die Stunden vergingen und Klara empfand eine Mischung aus tiefer Trauer und Wut einerseits und einer unendlichen Hilflosigkeit andererseits. Sie wich nicht von der Seite der Sterbenden, wie diese es gewünscht hatte. Als sie dringend auf die Toilette musste und der Frau versprach, sicher wiederzukommen, kam einer der Söhne der Bauern die Holztreppe heruntergelaufen. Er wollte unbedingt zu seiner Mutter. Klara nahm den Jungen in ihre Arme und versuchte ihn zu trösten. Der Arzt, der das Geschehnis mitverfolgt hatte, meinte in einem abschätzigen Tonfall: „Jetzt kümmert sie sich auch noch um den Jungen.“ So wurde dieser von einer Magd wieder in seine Kammer begleitet und durfte nicht zu seiner Mutter. Schweren Herzens kehrte Klara zurück zu der sterbenden Frau – am liebsten wäre sie jetzt irgendwo anders gewesen. Große Zweifel an ihrem Beruf erfüllten sie: Wäre sie doch Dienstmagd geblieben, was hatte sie sich bloß dabei gedacht? Tausend Gedanken schossen ihr durch den Kopf. Dennoch ging sie zurück zur Frau und hielt ihr die Hand, denn auch sie musste den Schmerz der Sterbenden aushalten. Jede Minute schien ihr eine Ewigkeit zu dauern. Gegen fünf Uhr morgens verstarb die Frau dann.

Der Arzt, für den es jetzt nichts mehr zu tun gab, trat mit seinem Auto den Heimweg an. Trotz all der Beschimpfungen, mit denen er Klara bedacht hatte, forderte er sie auf, sie möge alles zusammenpacken und mit ihm fahren, er nehme sie mit. Klara fiel ein Stein vom Herzen, denn auch sie war völlig erschöpft und wollte nur noch nach Hause. Die Straße war mit Eis und Schnee bedeckt, sodass die Fahrt recht lange dauerte. Die beiden sprachen kaum miteinander, zu sehr saß ihnen der Schock der letzten Nacht noch in den Knochen. Gegen sechs Uhr erst legte sich Klara endlich in ihr Bett. An Schlafen war natürlich nicht zu denken, etwas anderes konnte sie aber auch nicht tun – wie gelähmt von dem Geschehenen, ließ sie die Nacht in ihren Gedanken Revue passieren.

Es verging keine halbe Stunde, da läutete es an Klaras Haustür. Unmöglich konnte sie jetzt erneut zu einer Geburt gehen, dazu sah sie sich nicht imstande. In ihrem Schlafrock öffnete sie die Tür um zu sagen, sie sei heute krank und könne nicht mitgehen. An der Tür war der Maresciallo, dessen Frau für ein Kind eigentlich schon zu alt war. Dass er wegen dem Vorfall der vergangenen Nacht zu ihr kommen könnte, kam Klara nicht mal in den Sinn. Der Maresciallo erklärte ihr, dass gerade der Hausarzt bei ihm gewesen sei und gegen Klara Anzeige erstattet hätte. Der Arzt hatte ihm gegenüber behauptet, er sei erst gerufen worden, als die Frau bereits tot war, und deshalb müsse er Klara nun bezüglich der Geburt befragen. Nach all den Anstrengungen, Ängsten und der Trauer war Klara völlig am Ende und konnte keinen klaren Gedanken mehr fassen. Dennoch musste sie die Geburt in allen Einzelheiten schildern. Sie versuchte sich an jedes noch so kleine Detail zu erinnern. Anschließend machte sich der Maresciallo auf zu dem Bauern, um auch dort alle Anwesenden zu befragen. Da auch deren Aussagen mit Klaras übereinstimmten, wurde letztlich keine Anzeige gegen sie erstattet. Klara war zwar erleichtert, jedoch waren die Tage und Monate nach diesem schrecklichen Ereignis für sie eine sehr schwierige Zeit. Noch am selben Tag musste sie ins Spital, um nach ihren Wöchnerinnen zu sehen. Am liebsten wäre sie nicht mehr aus dem Haus gegangen, aber sie musste ihre Arbeit verrichten, die ihr nun das erste Mal schwierig erschien.

Wie des Öfteren musste sie auch auf das Gemeindeamt und sie musste sich dort von einer Gemeindeangestellten anhören: *„A oltr Besn kehrt dechtr bessar als wie a nuir!“*[119] Immer mehr wurde Klara das Ausmaß jener Nacht bewusst. Sie selbst glaubte nach bestem Wissen und Gewissen gehandelt zu haben und ihre Arbeit wie immer

119 „Ein alter Besen kehrt eben doch besser als ein neuer!“

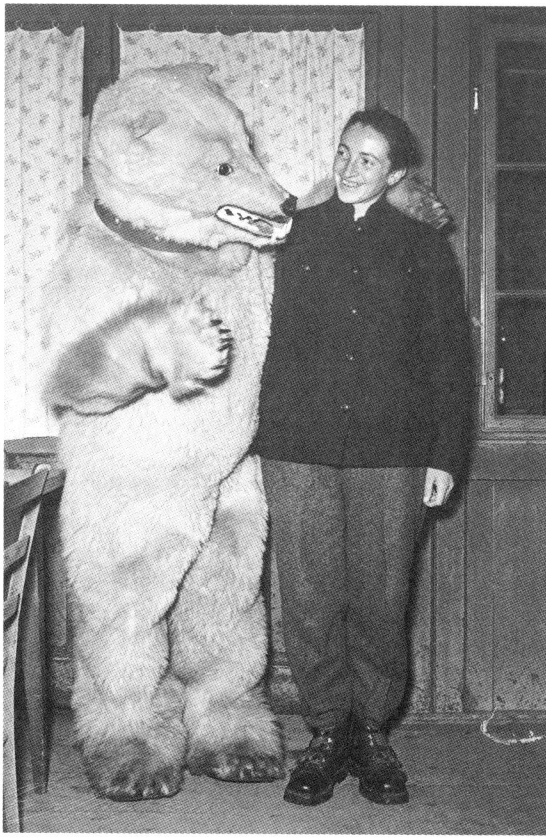

Am Tag nach der traumatischen Nacht, in der Klara eine Gebärende verloren hat, fordert ein Unbekannter im Bärenkostüm sie in einer Gaststätte dazu auf, mit ihm für ein Foto zu posieren. Obwohl ihr gar nicht danach zumute ist, lächelt sie tapfer.

verrichtet zu haben, doch alle anderen sahen in ihr die Schuldige. Sie hörte von zahlreichen Gerüchten, manche Menschen hatten auch keine Scheu, sie persönlich darauf anzusprechen. Im Dorf machte das Gerücht die Runde, dass Klara die Frau *drhäng* hätte. Sie konnte im Vorbeigehen auch mitverfolgen, wie zwei Frauen miteinander redeten und die eine zur anderen, die schwanger war, meinte: „*Dei brauchsche net zur Geburt riefn, sischt bische hin.*“[120] Klaras Gefühle waren unbeschreiblich – am liebsten hätte sie alles hingeworfen, denn tatsächlich mieden sie die Schwangeren und sie wurde für einige Monate zu fast keiner Geburt gerufen. Sogar der Pfarrer riet bei einer Tauffeier allen Anwesenden ab, Klara zur Geburt hinzuzuziehen. Solche Anschuldigungen verärgerten Klara,

120 „Die brauchst du nicht zur Geburt zu rufen, sonst bist du tot.“

denn sie war sich keiner Schuld bewusst und hatte alles Menschenmögliche und in ihrer Macht Stehende unternommen.

Den Schwangeren nahm Klara ihre Ängste nicht übel. Wer weiß, wie sehr sie selbst das Gerede verunsichert hätte, wäre sie vor einer Geburt gestanden. Auch Klara brauchte in dieser Zeit Abstand zu ihrem Beruf und musste sich selbst erst wiederfinden. Nach einiger Zeit war das Geschehene jedoch etwas in den Hintergrund gerückt, Klara wurde wieder zu mehr Geburten gerufen und allmählich wurde nicht mehr darüber gesprochen. Doch Klara vergaß jene Nacht ein Leben lang nicht und betet auch heute noch oft für die Verstorbene. Als Schuster musste Klaras Mann dem Jungen, der damals zur Welt kam, wegen seiner deformierten Füße später eigene Schuhe anfertigen. Wie es das Schicksal wollte, verunglückte der Junge im Jugendalter tödlich an einem Badesee. Nochmals traf diese Familie ein plötzlicher Todesfall schwer.

Klara war bereits seit ungefähr zehn Jahren als Hebamme im Sarntal tätig, als sie erneut zu einer Geburt gerufen wurde, die sie noch lange in Erinnerung behalten sollte. Die Geburt verlief ohne Komplikationen, sodass Klara bereits glaubte, alles sei gut verlaufen. Doch genau in dem Moment, in dem sie dachte, alles sei vorbei, und sie bereits mit der Versorgung des Neugeborenen begonnen hatte, während sie noch auf die Nachgeburt wartete, fiel ihr auf, wie sich der Körper der Frau verhärtete. Völlig unerwartet krampfte die Frau am ganzen Körper bis zur Bewusstlosigkeit. Klara legte das Kind beiseite und musste feststellen, dass alle bis zu jenem Zeitpunkt Anwesenden plötzlich das Zimmer verlassen hatten. Ohne überhaupt zu verstehen, was gerade geschah, wusste Klara, dass für die Frau nun die größte Gefahr darin bestand, dass ihre eigene Zunge die Atemwege verlegte. Kurzerhand steckte sie ihr ihren Finger in den Mund. Da biss die Frau aber plötzlich zu und Klara konnte ihren Finger nicht mehr befreien. Sie schrie laut um Hilfe, doch alle waren wie vom Erdboden verschluckt. Klara gab nicht auf – etwas anderes blieb ihr auch nicht übrig. Minuten kamen ihr wie Stunden vor und sie schrie immer lauter und verzweifelter.

Jemand musste sie doch hören! Zu allem Übel blutete die Frau immer stärker aus der Gebärmutter, denn die Plazenta konnte durch den krampfenden Zustand der Frau nicht geboren werden. Wegen der Ängste um die Frau bemerkte Klara nicht einmal, dass ihr Finger bereits blutig gebissen war. Nach einer unendlichen Viertelstunde kam ein Nachbar herbeigeeilt, der Klaras Rufe bis zu seinem Hof vernommen hatte. Klara befahl ihm sofort, einen Kochlöffel aus der Küche zu holen, damit sie endlich ihren Finger aus dem Mund der Frau befreien konnte.

In der Zwischenzeit hatten die Verwandten der Frau nach einem Arzt und nach dem Pfarrer rufen lassen und beide kamen gleichzeitig am Hof an. Der Pfarrer befahl allen Anwesenden, sofort das Zimmer zu verlassen, denn der Frau, die offensichtlich im Sterben lag, müsse noch die Beichte abgenommen werden. Sie dürfe ja nicht in Sünde sterben. Klara traute ihren Ohren nicht. Die Frau war bewusstlos, brauchte dringend ärztliche Hilfe, um ihr Leben zu retten, und der Priester wollte ihr die Beichte abnehmen! Energisch schickte auch der Arzt den Priester aus dem Zimmer. Klara führte die Anweisungen des Arztes aus, dem die Frau als Epileptikerin bereits bekannt war. Klara war nicht darüber informiert worden, dass die Frau seit Jahren Antiepileptika nahm. Der Arzt verabreichte der Frau Medikamente mit einer Spritze direkt in die Vene. Klara rief dabei die Frau immer wieder bei ihrem Namen und rüttelte sie. Nach einigen Minuten erkannte sie, dass der Körper wieder weicher wurde. Die Nachgeburt konnte endlich gelöst werden und mit dem Mutterkuchen löste sich auch gestocktes Blut, was Klara schon befürchtet hatte. Nach einiger Zeit war auch die Frau wieder bei Bewusstsein, sie konnte sich jedoch an nichts mehr erinnern. Auch als es ihr wieder besser ging, kam ihr Mann weder um nach ihr zu sehen, noch erkundigte er sich nach ihrem Wohlbefinden. Nachdem die Frau so im Stich gelassen worden war, verbrachte Klara die ganze Nacht bei ihr. Sie wurde nicht ins Krankenhaus verlegt.

Der Arzt vermutete, dass die Patientin ihre Medikamente nicht oder unregelmäßig eingenommen haben musste. Klara hatte schon

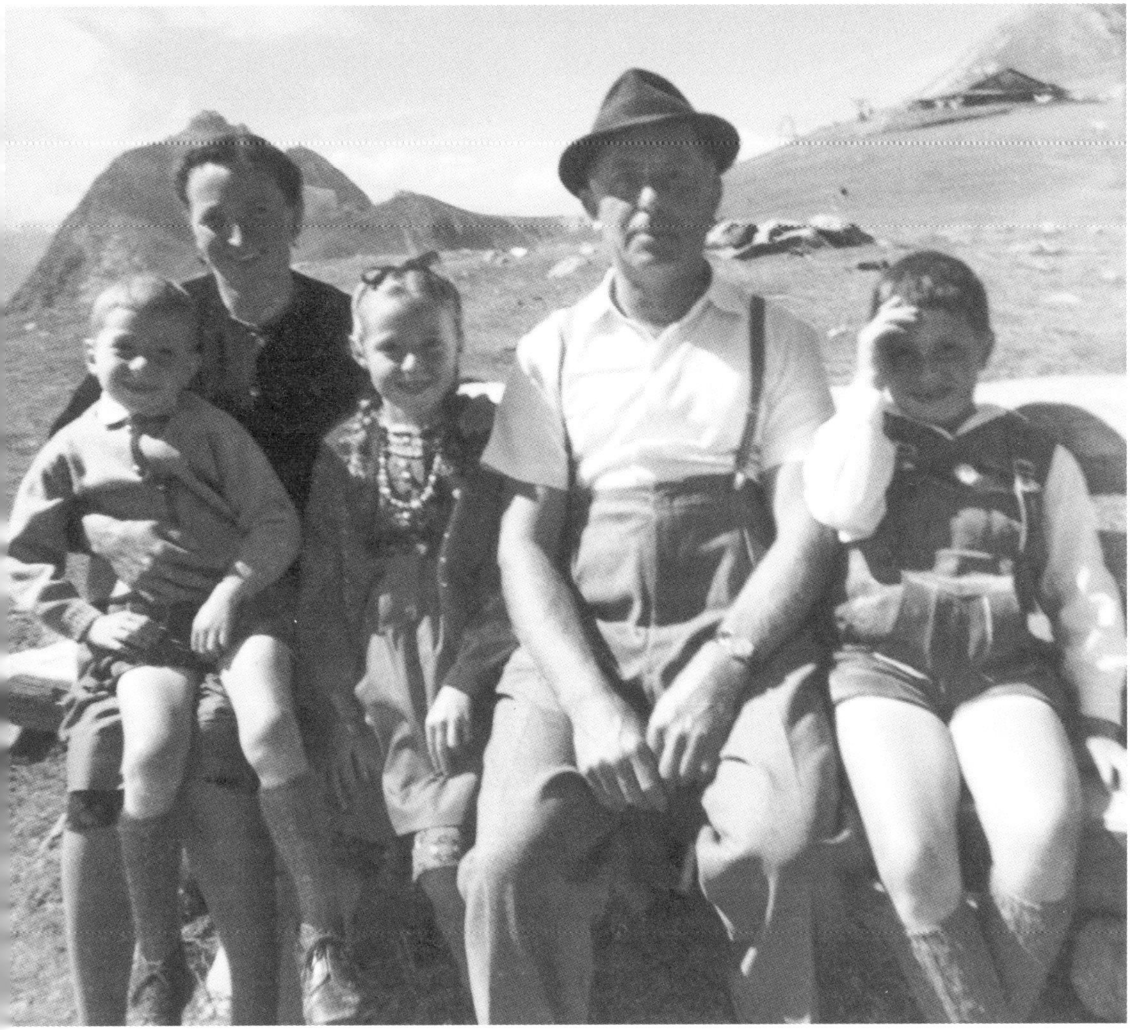

Klara mit Gottfried und ihren Kindern bei einem gemeinsamen Ausflug, um 1970

früher bei Geburten dieser Frau assistiert, bei denen es nie zu Komplikationen gekommen war. Nach dieser Geburt hatte Klara für längere Zeit immer Angst, wenn sie zu Geburten gerufen wurde, so sehr hatte es sie erschreckt, wie schnell sich das Blatt wenden kann. Es war das letzte Kind, das diese Frau zur Welt bringen sollte und darüber war Klara erleichtert, denn sie hätte sie auf keinen Fall mehr betreuen wollen, so tief saß ihr dieses Ereignis im Nacken.

Heutzutage würde Klara den Beruf der Hebamme nicht mehr wählen. Zu viele Entbehrungen, Ängste und das Hintanstellen der eigenen Familie und des eigenen Lebens hatten ihren Alltag viele

Jahre geprägt. Lernte man damals schon von klein auf zu verzichten, nur mit dem Lebensnotwendigen auszukommen und hart zu arbeiten, so war man es auch im späteren Leben gewohnt. Für heutige Verhältnisse ist es unvorstellbar, wie sehr Klara sich selbst und ihre Familie immer in den Hintergrund stellen musste. Zeitweise verlangte sie sich selbst alles ab. Sie konnte kaum etwas planen, denn meistens kam eine Geburt dazwischen. Die wenige Freizeit in ihrem Leben verbrachte sie mit ihrer Familie größtenteils in der Natur und bei Wanderungen.

Erst gegen Ende ihrer Tätigkeit meldeten sich die meisten Schwangeren bereits vor der Geburt bei ihr, um ihr mitzuteilen, dass sie bald ihre Dienste in Anspruch nehmen würden. So konnte Klara ungefähr ausrechnen, wie viele Frauen sie jeden Monat zu betreuen hatte. Als sie eines Tages unter furchtbaren Zahnschmerzen litt und ihr Zahnarzt ihr riet, elf Zähne gleichzeitig ziehen zu lassen, willigte sie ein, weil sie mit einer ruhigeren Phase rechnete – krankgeschrieben wurde sie nicht. In den ersten Tagen nach dem Eingriff meldete sich eines Nachts eine Frau bei ihr und riss Klara aus ihrem Schlaf. Die Frau klopfte energisch an ihre Haustür und schrie laut, sie möge sich beeilen. Sie war ganz außer sich und erklärte Klara, sie habe eine Frau in ihrem Auto vor dem Haus, die bereits geboren hätte. Das Kind sei nur notdürftig in eine Jacke eingewickelt und würde frieren und die Frau blute stark. Klara fühlte sich aufgrund ihrer Operation noch schwach und hatte starke Schmerzen, zögerte jedoch keinen Moment und verließ das Haus im Nachthemd, um zur Frau und ihrem Neugeborenen zu eilen. Das Geschrei der Frau an der Tür hatte sie so nervös gemacht, dass sie sich nicht einmal die Zeit zum Anziehen nahm und ihre Kleidung nur mitnahm. Zusammen fuhren sie ins Spital, wo Klara die Nachgeburt löste und das Kind versorgte. Dabei fühlte sie sich hundeelend, blieb jedoch die vorgesehenen drei Stunden des Wochenbetts, in denen die Frau von einer Hebamme engmaschig kontrolliert werden musste, noch im Spital. Nach den drei Stunden machte sich Klara auf den Heimweg und begab sich noch für einige Stunden ins Bett. Am Morgen erwachte sie jedoch mit hohem Fieber, ihre nächtliche Aktion in der kalten Winternacht war nicht ohne Folgen geblieben. Um von ihrem Beruf, dem Haushalt und der Familie Abstand zu bekommen und wieder völlig gesund zu werden, bat Klara um einen stationären Aufenthalt im Sarner Spital, denn nur dort hätte man sie nicht zu Geburten gerufen. Ihr Wunsch wurde jedoch mit der Begründung, man habe kein einziges Bett frei, abgelehnt. Der Hausarzt bot ihr an, einen Einweisungsbrief zu verfassen, damit sie in einer Privatklinik in Bozen aufgenommen werden könne. Klara lehnte das jedoch ab, sie konnte sich auch ohne seine Empfehlung sicher sein, aufgenommen zu werden – so gut kannte sie einige Ärzte in der Klinik. Sie entgegnete ihm nur: *„In Bozn wer i ibroll augnummin, lei net dou.“*[121] Die Enttäuschung saß tief, denn genau ihr, die viele Dienste im Spital geleistet hatte, wurde dieser einzige Wunsch abgelehnt. Klara wandte sich an eine Privatklinik in Bozen, die sie aufnahm und wo sie sich zwei Wochen lang vollständig erholen konnte. Die Tage im Krankenhaus waren für sie wie Urlaub, den sie in ihrem Berufsleben nur sehr selten genoss. Ihre zweiwöchige Abwesenheit sorgte im Sarntal natürlich wieder für Gesprächsstoff. Als sie in Sarnthein nach der Frühmesse noch einen Kaffee in einer Bar trank, kam plötzlich eine Frau zur Tür herein und stürzte geradewegs auf Klara zu, um ihr grob an den Kopf zu fassen. Sie stellte fest: *„I drgreif dou nichts!“*[122] Bevor Klara sie zur Rede stellen konnte, war die Frau auch schon wieder verschwunden. Die anderen Frauen, die bei Klara saßen, sahen die Verblüffung in Klaras Gesicht und eine meinte zu ihr: „Es hat das Gerücht die Runde gemacht, du hättest einen Kopftumor, seist operiert worden und könntest jetzt nicht mehr arbeiten.“ Klara musste immer wieder staunen, welche Gerüchte sich in einem Dorf oder Tal herumsprachen. Trotzdem war sie immer gern unter Menschen und fast jeder Sarner kannte sie, sodass sie immer wieder auch für Gesprächsstoff sorgte.

---

121 „In Bozen werde ich überall aufgenommen, nur hier nicht.“
122 „Ich kann da nichts fühlen!“

Perar Müettr
Rosa Marzoner Villgrattner

Rosa Marzoner, den Sarnern allen bestens bekannt als die Perar Müettr, traf ich im Mai 2011 mit fünfundachtzig Jahren zum Gespräch über ihre drei Hausgeburten. Inmitten ihrer Stube, umgeben von ihren Haustieren, kann man es sich bildlich vorstellen, wie es Jahrzehnte zuvor in derselben Stube gewesen sein muss, als Rosa ihre Kinder zur Welt brachte. Für Rosa war es so natürlich und selbstverständlich, zu Hause zu entbinden und alle Details rund um die Geburt schienen ihr so logisch, dass ihr erst nach mehrfachem Nachfragen Genaueres zu entlocken war. Sachverhalte, die in unseren Augen heutzutage nicht mehr vorstellbar wären. Rosas unbändiger Wille und Glaube an den eigenen Körper ermöglichten es ihr, trotz allen Abratens zu Hause zu gebären. Fasziniert von solcher Frauenstärke, die sie übrigens noch kein bisschen verloren hat, beginne ich ihre Schilderungen zu Papier zu bringen, damit

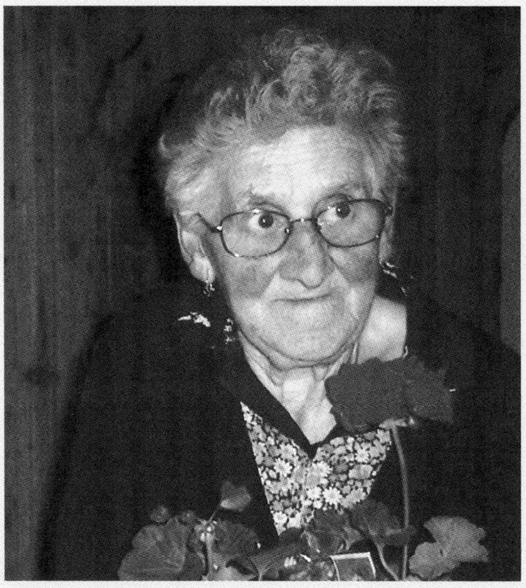

Rosa Marzoner Villgrattner, 2011

Geschehenes nicht vergessen wird und uns Jüngeren Einblick in eine Zeit gewährt wird, die für uns so fern scheint, obwohl sie zeitlich so nah ist.

Es war der 25. Dezember 1925, als Rosa als drittes von insgesamt fünf Kindern in einem Haus in Sarnthein zur Welt kam. Ihre Mutter, die durch den frühen Verlust ihres Ehemannes arbeiten musste, sah sich gezwungen, ihre Kinder schon von klein auf vor allem den Sommer über zu Bauern zu schicken. Sie versuchte ihre Familie über die Runden zu bringen, indem sie *Auworterin* war.

Bereits mit fünf Jahren musste auch Rosa ihr Elternhaus vom Frühling bis zu Allerheiligen verlassen, um bei einem Bauern als Arbeitskraft tätig zu sein. Sie war gezwungen, auf den verschiedenen Höfen Arbeiten zu verrichten, die für sie viel zu anstrengend waren. Es wurde dabei nicht Rücksicht genommen auf die Tatsache, dass sie eigentlich noch ein Kind in seiner Entwicklung war. Für Rosa war es eine harte, entbehrungsreiche Kindheit, die sie jedoch Zufriedenheit und Bescheidenheit lehrte.

Eine Begebenheit aus jener Zeit lässt Rosas eisernen Willen bereits in jungen Jahren deutlich spüren. Von einem der Bauern, für die sie arbeitete, wurde sie niemals mit ihrem Namen angesprochen. Es hieß dann immer nur: *„Kinn moch sell, ödr Kinn höl sell!“*[123] Rosa empfand diese Anrede als unangemessen. Eines Tages wurde es ihr zu viel und sie äußerte ihren Unmut: *„Die Müettr hat mir eigentlich koan Noamin gebn gibraucht, wenn i olm lei mit ‚Kinn‘ ougrett wer.“*[124] Aufgrund ihrer zum Teil schweren Kindheit schwor sie sich, später einmal nur so viele Kinder zu bekommen, wie sie selbst aufziehen könne, denn sie wollte ihren eigenen Kindern dieses Schicksal ersparen.

Rosa heiratete im Juni 1944 Josef Villgrattner. Die damals Achtzehnjährige brauchte dafür die Unterschrift ihrer Mutter. Im Februar desselben Jahres hatte sie bereits ihr erstes Kind zur Welt gebracht.

---

123 „Kind, tu dieses, Kind, hol jenes!“

124 „Meine Mutter hätte mir eigentlich gar keinen Namen geben müssen, wenn ich immer nur mit ‚Kind‘ angesprochen werde.“

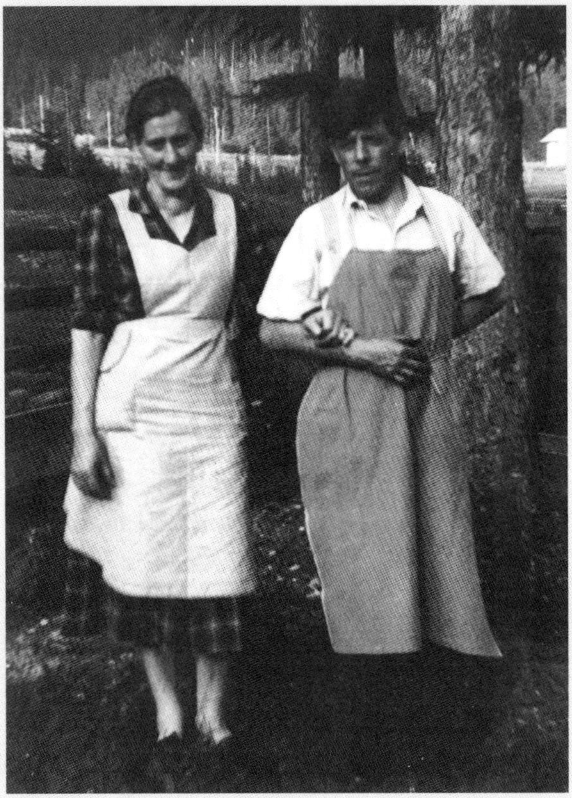

Rosa mit ihrem Mann Josef

Die Schwangerschaften waren für sie immer alles andere als angenehm, zu sehr plagte sie die schwangerschaftsbedingte Übelkeit und nicht selten ging auch Erbrechen damit einher. Allein das tägliche Zubereiten der Mahlzeiten war für Rosa eine Qual, denn schon der Geruch des Essens löste bei ihr Übelkeit aus. Es wurde mit dem Fortschreiten der Schwangerschaft zwar besser, hörte jedoch nie ganz auf. Rosa litt stark unter diesem alltäglichen Zustand und es war ihr höchst unangenehm, ihr wäre jedoch nie in den Sinn gekommen, deshalb eine Hebamme oder einen Arzt um Rat zu bitten. Für Rosa war klar: *„Des mües man in Kaf nemmin."*[125]

Das erste Anzeichen einer Schwangerschaft war das Ausbleiben der monatlichen Regelblutung. Ganz sicher war man sich damals jedoch erst, als man die ersten Kindsbewegungen verspürte. Gegen

125 „Das muss man in Kauf nehmen."

Ende der Schwangerschaft benachrichtigte sie die Hebamme, dass sie bald ihre Dienste in Anspruch nehmen würde. Rosa entschied sich für die Hebamme Fleckinger[126], obwohl ihr von anderen abgeraten wurde, da diese Probleme mit ihren Händen habe. Rosa hatte jedoch großes Vertrauen in sie. Auch der Hausarzt riet Rosa von einer Hausgeburt ab, weil er der Meinung war, sie habe ein viel zu enges Becken. Für Rosa kam jedoch nichts anderes infrage und sie ließ sich dadurch auch nicht verunsichern oder sogar Angst machen. Rosa war der Meinung: *„I hon koane Ongscht för dr Geburt kop, denn die Ongscht hilft dr jo net.“*[127]

Als bei ihr die Wehen einsetzten, ließ sie nach der Hebamme rufen. Die Hebamme äußerte auch leichte Bedenken hinsichtlich ihres Beckens, entschied sich jedoch dafür, vorerst einmal abzuwarten, um zu schauen, wie sich die Situation entwickle. Ins Spital könnten sie immer noch gehen, da Rosa gerade einmal fünf Minuten Fußweg entfernt davon wohnte. Solange es für Rosa noch irgendwie möglich war, verrichtete sie einige Arbeiten im Haus, denn auch ihr Mann war der Meinung: *„Tüe lei awie orbitn, sell isch bessar.“*[128] Rosa musste während der Wehen ständig in Bewegung sein. Die Hebamme, die immer bei ihr war, versuchte sie durch Erzählungen vom Wehenschmerz ein wenig abzulenken. Nach mehreren Stunden Wehen gebar sie ihr erstes Kind auf einem Hocker. Das Mädchen hatte bei der Geburt die Nabelschnur einmal um den Hals und kam einen Monat zu früh zur Welt. Erst nach dem ersten Lebensmonat wog das Mädchen zwei Kilogramm. Für Rosa war es eine schmerzhafte und schwierige Geburt gewesen, jedoch war sie froh, es zu Hause und aus eigener Kraft geschafft zu haben.

Anschließend hatte Rosa zwei Fehlgeburten, bei denen sie plötzlich viel Blut verlor, deswegen jedoch zu keinem Arzt ging.

Eine weitere Schwangerschaft ließ nicht lange auf sich warten. Diese verlief ohne größere Komplikationen und Rosa entschied sich erneut für eine Hausgeburt. Ihre Hebamme sollte dieses Mal

126 Katharina Brugger, Hebamme im Sarntal

127 „Ich habe keine Angst vor der Geburt gehabt, denn die Angst hilft dir ja nicht.“

128 „Arbeite ruhig ein wenig, das ist besser.“

die Zannantoni[129] sein. Erneut gestaltete sich die Geburt alles andere als einfach und schnell. Es dauerte Stunden, bis endlich ein Mädchen von ungefähr zwei Kilogramm das Licht der Welt erblickte. Das Mädchen kam am 8. Oktober zur Welt, im Meldeamt der Gemeinde wurde jedoch der 9. Oktober als Geburtsdatum eingetragen, der dann auch beibehalten wurde.

Nach diesen beiden schwierigen Geburten rechnete sie auch bei ihrer fünften Schwangerschaft fest mit einer längeren Geburt. Wie erstaunt war sie dann aber, als um 23 Uhr abends die Wehen bei ihr einsetzten und sie bereits um Mitternacht ihren Sohn in den Armen hielt. Für Rosa verlief diese letzte Geburt so schnell und unerwartet, dass ihr Sohn im Nachttopf zur Welt kam und die Hebamme noch gar nicht anwesend war. Zum Glück war ihre Schwester bei ihr, die die Aufgaben einer Hebamme ruhig und gelassen ausführte. Rosa erinnert sich noch, wie sie damals bei dieser Geburt viel Blut verlor, sodass ihr öfters in jener Nacht schwarz vor Augen wurde. Ihre Schwester und ihr Mann kümmerten sich die ganze Nacht um sie. Die Hebamme, die in den frühen Morgenstunden eintraf, wurde von Rosa mit den folgenden Worten begrüßt: *„Jetz asche a nimmar kemmin gibraucht.“*[130] Rosas Mann war ebenfalls erbost und die Hebamme musste sich auch dessen Unmut anhören. Rosa war davon überzeugt, dass diese Geburt so schnell und einfach gewesen war, da sie viel Fruchtwasser hatte. Auch dieses Kind wog etwas mehr als zwei Kilogramm. Rosa nahm die Hebamme immer nur für die Geburten in Anspruch, denn im Wochenbett kümmerte sich immer ihre Mutter um sie, die durch ihren Beruf viel Erfahrung im Umgang mit Wöchnerinnen und Neugeborenen mitbrachte.

Nach ihrem dritten Kind verließ Rosa das Bett bereits am zweiten Tag, um den anfallenden Arbeiten im Haus nachzugehen. Geburtsverletzungen hatte Rosa nach ihren Geburten keine und somit auch keine Schmerzen. Gestillt hat Rosa ihre Kinder jedoch nur wenige Wochen lang, denn sie hatte keine Milch. Ihren Kindern

129 Frieda Zannantoni, Hebamme im Sarntal
130 „Jetzt hättest du gar nicht mehr kommen brauchen.“

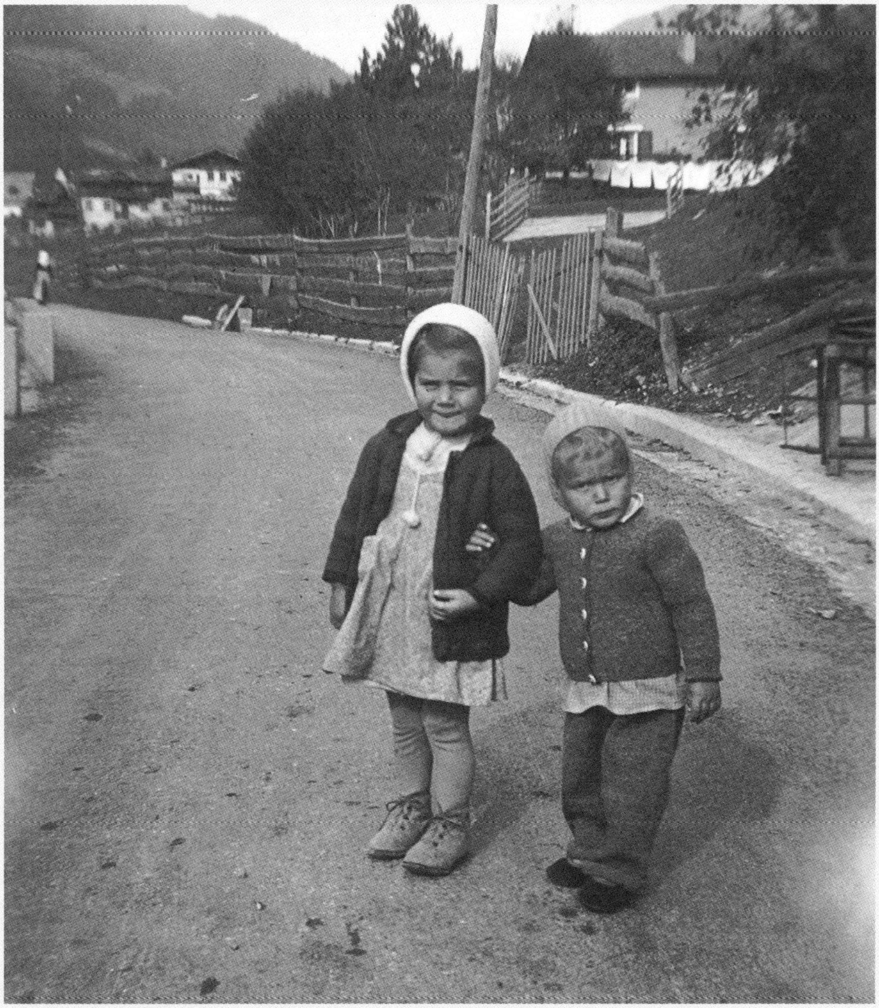

Die beiden jüngsten Kinder von Rosa vor dem Haus, um 1953

und später auch ihren Enkelkindern gab sie immer Reisschleim, warme Kuhmilch oder *a Woazes Miesl.* Künstliche Milch, die es damals auch schon zu kaufen gab, kam für Rosa keinesfalls infrage. Bezüglich des Stillens war Rosas Einstellung: „*Lebendiger loss i mi net fressn!*“[131]

Die Einstellung, die ihre Nachbarin zu ihren eigenen Geburten hatte, konnte Rosa nicht teilen und auch nicht verstehen: Diese

131 „Bei lebendigem Leibe lass ich mich nicht auffressen.“

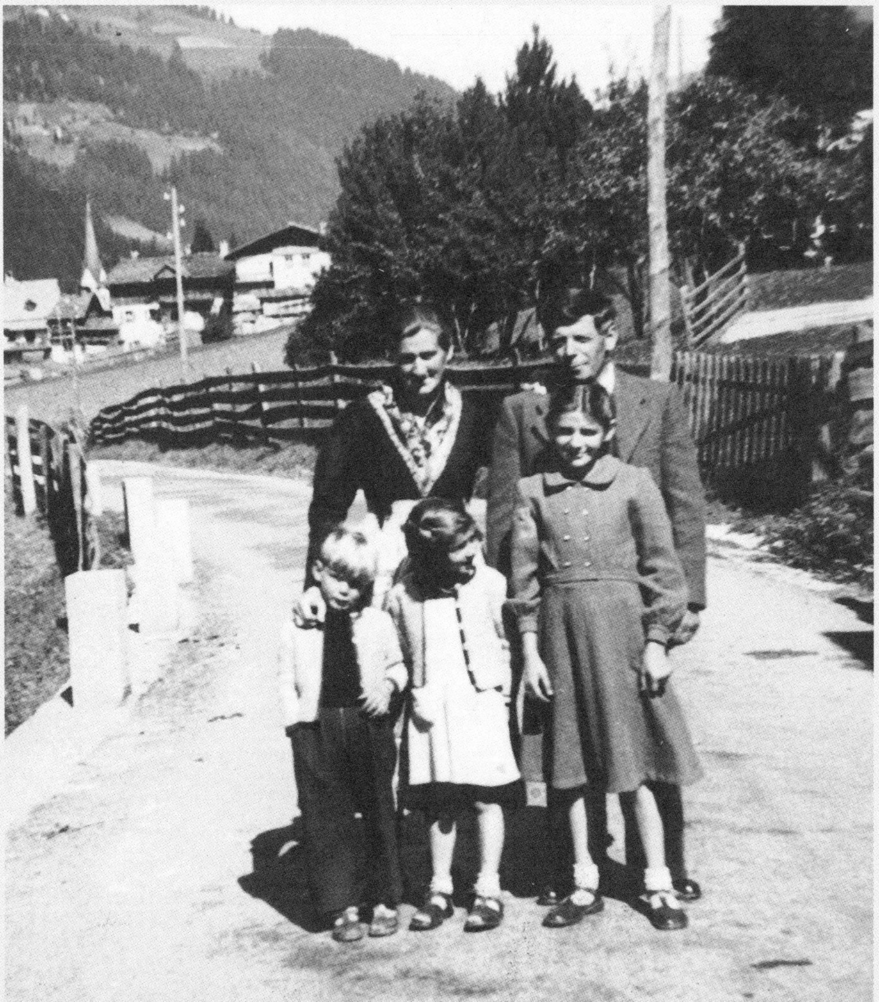

Die gesamte Familie Villgrattner, um 1955

meinte nämlich immer: „Für eine Zigarette hätte ich ein Kind bekommen." Rosas Antwort lautete dann nur: „Das hätte ich ganz sicher nicht in Kauf genommen, für eine Zigarette."

Die Begründung, wieso für Rosa immer nur eine Geburt zu Hause infrage kam, war folgende: *„In Spitol konsch net tien wie du willsch, asöi hobn sie holt olm gsog. Wissen tüe is jo net, weil i nie in Spitol wor."*[132]

---

132 „Im Krankenhaus kann man's nicht machen, wie man möchte, so wurde es zumindest immer erzählt. Ich weiß es ja nicht, ich war nie im Spital."

Geburten im Spital

Einige Handlungsweisen der damaligen Zeit waren für mich oft schwer zu verstehen und oft habe ich voreilig darüber geurteilt. In den vielen Gesprächen erfuhr ich erst die wahren Gründe für manche Entscheidungen und musste meine Meinung ändern. So war es mir zum Beispiel unerklärlich, wieso so viele Frauen ihre Kinder nur für kürzeste Zeit gestillt haben, war es doch das Natürlichste und Einfachste, wie ich dachte. Klara und meine fünf anderen Gesprächspartnerinnen gaben mir aber zu verstehen, dass äußere Umstände sie oft dazu gezwungen hatten. Wieder einmal wurde mir vor Augen geführt, wie schwierig es für uns heute ist, Vergangenes nachzuvollziehen.

Das Sarner Spital bestand bereits seit Jahrhunderten und immer wieder gingen Frauen auch dorthin, um ihre Kinder zu gebären. In den Sechziger- und Siebzigerjahren nahmen die Spitalsgeburten immer mehr zu. Es entstand eine kleine Geburtenstation mit einem Gebärzimmer mit Gebärstuhl und mit Zimmern für die Wöchnerinnen.

Klara wurde Ende der Sechzigerjahre immer öfter von Frauen gefragt, ob sie sie zum Gebären ins Sarner Spital begleite. Was der Grund für die zunehmenden Geburten im Spital war, kann sich Klara nicht erklären, wahrscheinlich trugen mehrere Gründe dazu bei. Zum einen war es immer schwieriger, *Auworterinnen* zu bekommen, da es nur noch einzelne ältere Frauen gab, die diesen Dienst anboten. Zum anderen sprach sich herum, wie die Geburt im Spital ablief, und manch eine Frau genoss die freien Tage nach der Geburt als einzigen Urlaub in ihrem Leben, in dem sie zudem rund um die Uhr versorgt wurde. In jenen Jahren änderten sich die Zeiten radikal und alle mussten sich dem Fortschritt anpassen.

Auch Klara, die zwar ein Fahrrad besaß, um vor allem im Sommer schneller zu den Frauen zu gelangen, war etwas müde von den weiten Wegen. Ins Spital benötigte sie mit dem Rad nur eine Viertelstunde. Die Tatsache, dass fast immer ein Hausarzt im Spital war, machte sich auch bezahlt, so brauchte man im Notfall nicht lange auf ihn zu warten. Obwohl sie immer gerne zu den Frauen gegangen war, zehrte der Hebammenberuf an ihr und sie genoss es nun auch, ein bisschen mehr bei ihren Kindern sein zu können. Die geregelteren Arbeitszeiten im Spital und die Hilfe durch die dort arbeitenden Klosterfrauen entlasteten sie zwar, trotzdem setzte sie sich aber nicht für die Spitalgeburt ein und überließ die Entscheidung ganz den Frauen. So wurde sie nach wie vor auch zu Hausgeburten gerufen. Um beides unter einen Hut zu bekommen, machte sie sich immer schon vor Tagesanbruch auf den Weg zu ihren Hausbesuchen, sodass sie am frühen Vormittag wieder zurück war und zu ihren Patientinnen ins Spital konnte. Am späten Nachmittag machte sie einen erneuten Besuch im Spital, war sie doch alleine für die Versorgung ihrer Wöchnerinnen und deren Kinder zuständig.

Drei Zimmer standen den Wöchnerinnen im Spital zur Verfügung: Eines war mit zwei Betten ausgestattet, in die anderen beiden Zimmer konnten auch bis zu vier Betten gestellt werden, was hin und wieder einmal notwendig war. Die Kinder verbrachten die Nächte nicht bei ihren Müttern, sondern unter der Aufsicht einer Nachtschwester, die sich um die Kinder kümmerte und ihnen Zuckerwasser gab, wenn sie Hunger hatten.

Das Gebärzimmer im Spital war sogar mit einem elektrischen Ofen ausgestattet, was in den kalten Wintermonaten sehr bequem war. In den Zimmern der Wöchnerinnen standen damals noch Holzherde, die von den Klosterfrauen tagtäglich angeheizt werden mussten – allein diese Arbeit nahm schon viel Zeit in Anspruch. Der stationäre Aufenthalt betrug damals nach einer Spontangeburt sieben bis acht Tage, Kaiserschnitte wurden nur in Bozen durchgeführt. In diesen Fällen musste die Patientin elf bis zwölf Tage im Spital bleiben. Klara erinnert sich aber auch an eine Frau, die nach der Geburt so sehr Heimweh hatte, dass sie die meiste Zeit nur

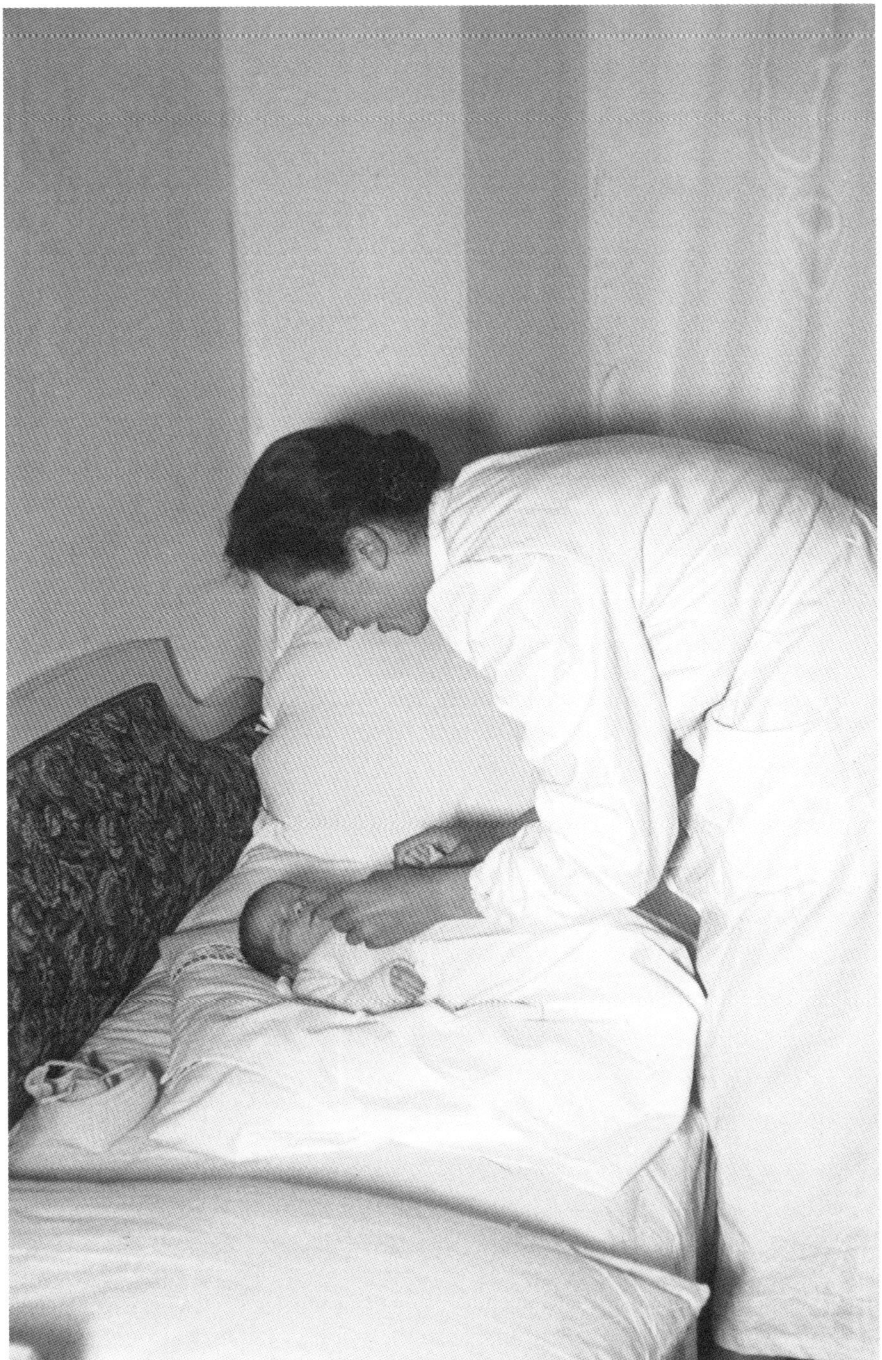

Klara beim Einkleiden eines Neugeborenen im Sarner Spital, 1959

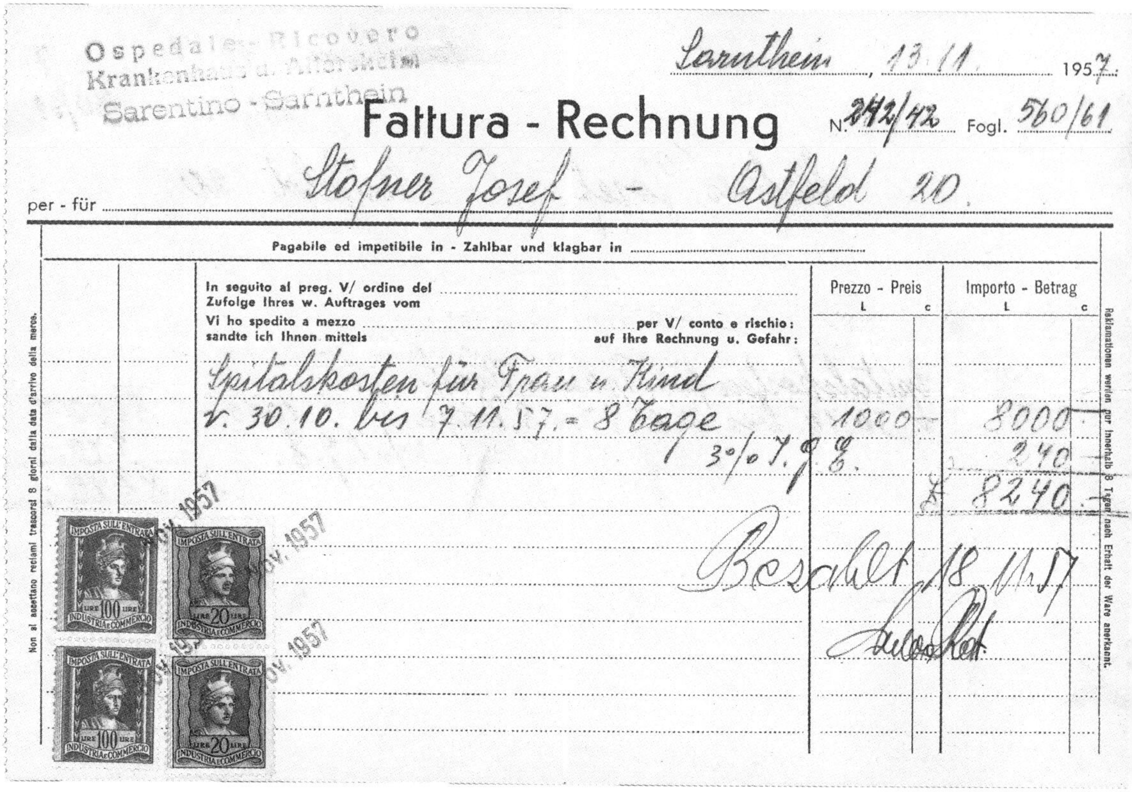

Ospedale - Ricovero
Krankenhaus u. Altersheim
Sarentino - Sarnthein

Sarnthein, 13.11. 1957.

Fattura - Rechnung N. 242/42 Fogl. 560/61

per - für Stofner Josef – Ostfeld 20.

Pagabile ed impetibile in - Zahlbar und klagbar in

Non si accettano reclami trascorsi 8 giorni dalla data d'arrivo della merce.

In seguito al preg. V/ ordine del
Zufolge Ihres w. Auftrages vom
Vi ho spedito a mezzo ... per V/ conto e rischio:
sandte ich Ihnen mittels ... auf Ihre Rechnung u. Gefahr:

	Prezzo - Preis L c	Importo - Betrag L c
Spitalskosten für Frau u. Kind		
v. 30.10. bis 7.11.57. = 8 Tage	1000.–	8000.–
3% T.G.E.		240.–
	L.	8240.–

Bezahlt 18.11.57

Reklamationen werden nur innerhalb 8 Tagen nach Erhalt der Ware anerkannt.

Rechnung des Sarner Spitals für eine Geburt und die Betreuung danach. Im Jahr 1957 kostete ein Aufenthalt von acht Tagen 8.240 Lire.

weinte und fast nichts aß. So sah man sich gezwungen, sie bereits am sechsten Tag wieder zu entlassen.

Allerdings war Klara auch einmal mit einer jungen Mutter konfrontiert, bei der genau das Gegenteil der Fall war. Die letzten Tage ihres Aufenthaltes weinte die Wöchnerin immer öfter. Klara blieb das nicht verborgen und sie wollte den Grund für das Weinen erfahren und hakte so lange nach, bis die Frau ihr schluchzend erklärte: *„I konns net sogn, sinscht wischt er mi, wenn i hoam kim."*[133] Erst als Klara hoch und heilig versprach, ihrem Mann gegenüber nichts zu erwähnen, vertraute ihr die Frau ihr Geheimnis an. Kaum zu Hause angekommen würde ihr Mann, wie er es auch die anderen Male schon getan hatte, wieder über sie herfallen und dazu fühlte sie sich noch nicht bereit. Die Frau bat Klara inständig, sie noch einige Tage im Spital zu behalten. Eigentlich hätte sie am achten Tag

133 „Ich kann es nicht verraten, sonst schlägt er mich, wenn ich nach Hause komme."

nach der Geburt problemlos entlassen werden können, denn sie hatte kein Fieber oder Schmerzen und die Pulvermilch für das Neugeborene, um die die Frau gebeten hatte, war auch schon vorbereitet. Klara konnte der Frau nur mit einem verlängerten Aufenthalt helfen, den ihr der Hausarzt gewährte. Noch ganze zwei Wochen durfte sie im Sarner Spital verbringen, was für sie ein langer Urlaub war, in dem sie auch die Zeit mit ihrem Kind ganz bewusst genießen konnte. Wochen später, als für die Frau wieder der Alltag eingekehrt war, erkundigte sich Klara nach ihrem Wohlbefinden. Sichtlich genesen, antwortete sie: „*Söile güet bine nöi nie hoam kemmin.*“[134]

Die meiste Zeit des Aufenthaltes verbrachten die Frauen in ihren Betten. Die ersten drei Tage über durften sie überhaupt nicht aufstehen und danach auch erst einmal nur in Begleitung. Als junge Hebamme hatte es Klara nicht immer leicht mit den Hausärzten und musste sich auch diesen gegenüber mehr als nur einmal behaupten und durchsetzen. So erteilte der bereits in die Jahre gekommene Hausarzt den Frauen die strikte Anweisung, nach der Geburt für mehrere Tage nur auf dem Rücken zu liegen ohne sich zu bewegen, starr wie ein Brett. Diese Anweisung war Klara völlig unerklärlich, denn auch ihr als Hebamme wurde untersagt, die Frauen zu bewegen oder zu berühren. Klara hatte in ihrer Ausbildung jedoch gelernt, wie wichtig es ist, gerade in den ersten Stunden und Tagen nach der Geburt regelmäßig den Höhenstand der Gebärmutter mit der Hand zu kontrollieren, um innere Blutungen auszuschließen. Die Frauen bekamen eine enge Bauchbinde und sogar wenn die Schwestern das Bett neu beziehen wollten, mussten sie die Frauen in ein anderes Bett heben. Urinieren durften die Patientinnen nur in die Bettschüssel. War Klara alleine bei den Frauen, hielt sie sie dazu an aufzustehen, denn es kostete sie viel Kraft, die gesunden Frauen hochzuheben. Gegen solche alteingesessene Praktiken anzukommen, war selbst für die sonst energische Klara schwierig. Erst langsam wurde von diesen Maßnahmen abgesehen, sodass die Frauen regelmäßig kontrolliert werden konnten. Bauchbinden

134 „So gesund bin ich noch nie heimgekommen.“

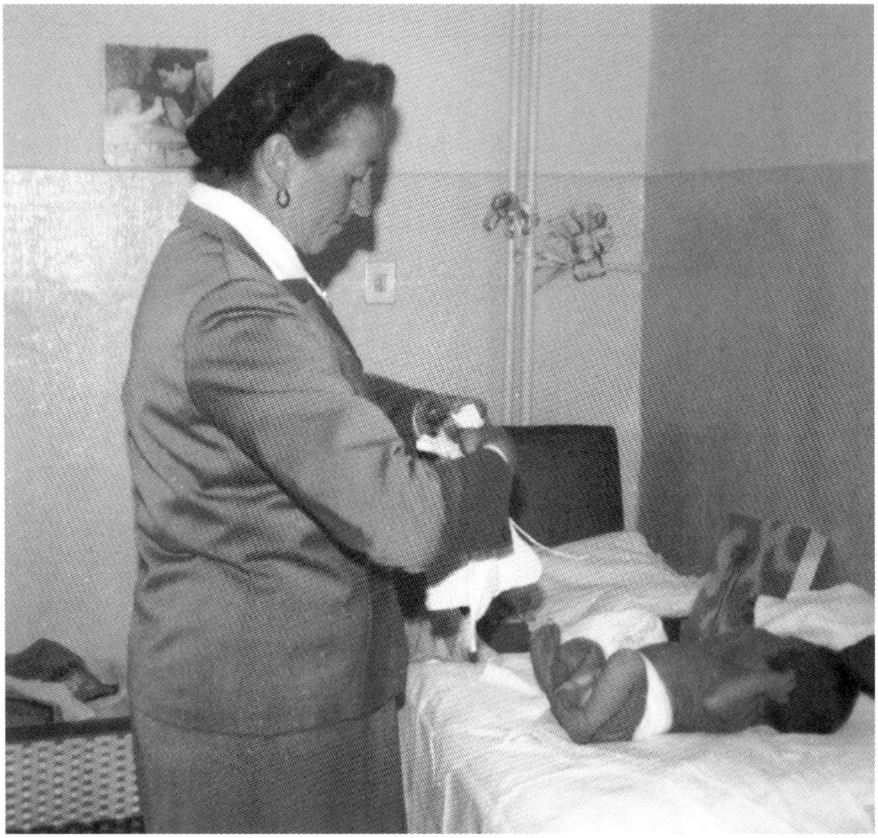

Klara bei der Vorbereitung eines Neugeborenen zur Taufe, 1970er-Jahre

erhielten nur noch jene, die durch die Schwangerschaft eine sehr ausgedehnte Bauchmuskulatur hatten.

Wenn Klara dank der Spitalsgeburten nicht mehr die mühsamen Wege auf sich nehmen musste, so waren es nun die Gebärenden, die sich trotz ihrer Wehen zu Fuß oder mit unbequemen Transportmitteln auf den Weg machen mussten. Die Bäuerin eines Hofes oberhalb von Astfeld etwa sollte von ihrem Mann mit der an eine Kuh angespannten *Penn* ins Spital transportiert werden. Als die Nachbarin das Fuhrwerk schon von Weitem sah, meinte sie entgeistert: „*Wertar wöll net die Olte in dr Penn drin hobn!*“[135] Beim Nachbarn

135 „Er wird ja wohl nicht seine Alte in die *Penn* gesetzt haben!“

angekommen, war aber bereits die Fruchtblase geplatzt und die Wehen kamen in immer kürzeren Abständen. So konnte die Frau unmöglich weitertransportiert werden und der Nachbar schlug vor, sie mit seinem Motorrad ins Dorf zu bringen. Ihr Mann kehrte vorerst nach Hause zurück, um später dann nachzukommen. In Astfeld angekommen, kam gerade der Linienbus und so verlegte man die Frau in den Bus, der für sie doch etwas bequemer war. In der Zwischenzeit war auch Klara, die ganz in der Nähe wohnte, hinzugezogen worden. Sie fuhr mit der werdenden Mutter nach Sarnthein und begleitete sie ins Spital. Dort angekommen, dauerte es nicht allzu lange, bis die Frau einen gesunden Knaben zur Welt brachte. Ihr Mann, der in der Zwischenzeit auch im Spital eingetroffen war, erkundigte sich bei der Hebamme nach seiner Frau: „Ist es schon bald vorbei?" Klara konnte ihm die Botschaft überbringen, dass seine Frau einen Jungen zur Welt gebracht hatte.

Wieder im Gebärzimmer, mussten Klara und der Arzt aber erneute Geburtswehen bei der Frau feststellen – alles deutete auf eine Zwillingsgeburt hin. Zur damaligen Zeit war dies keine Ausnahme, da die Frauen die ganze Schwangerschaft über keine Hebamme oder Arzt aufsuchten. Der Bauer, dem die Nachricht überbracht wurde, meinte entsetzt: *„Dou brauch nichts mehr zi kemmin, i hon mit oan gnüe!"*[136] Dem Knaben folgte kurze Zeit später ein Mädchen. Beide Eltern waren total überrascht und überfordert mit der neuen Situation. Die Unerfahrenheit der Eltern und die Vernachlässigung der Zwillinge zwangen Klara noch einige Male dazu, der Familie unter die Arme zu greifen. So dauerte es nicht lange, bis der Bauer mit seiner Tochter zu Klara kam, denn das Kind litt schon seit Tagen unter starkem Durchfall. Klara stellte sofort fest, dass das Kind viel zu wenig zugenommen hatte, seit es aus dem Spital entlassen worden war. Das Mädchen war völlig unterernährt und Klara erkundigte sich beim Bauern, was es denn zum Essen bekäme. Ganz ungeniert erklärte er ihr, dass sie für beide Kinder zu wenig Milch hatten und ihnen so noch zusätzlich die Pulvermilch gaben, mit

136 „Da braucht nichts mehr zu kommen, mir reicht eines völlig!"

der sie auch die Kälber fütterten. Wenn es die Kälber vertrugen, würden es die Kinder doch auch vertragen. Klara begleitete den Vater sofort ins Spital, wo das Mädchen acht Tage lang aufgenommen wurde. Bei der Entlassung wurde den Eltern nochmals genau der Umgang mit der künstlichen Milch erklärt. Aufgrund ihrer finanziellen Not wurde ihnen die Pulvermilch geschenkt.

Nach diesem Zwischenfall vergingen wiederum nur wenige Monate und der Bauer stand mit dem Zwillingsjungen vor ihrer Tür. Der wenige Monate alte Junge schrie aus Leibeskräften und als er sich nicht beruhigen ließ, wusste sich auch Klara keinen Rat. Schließlich versuchte sie noch den alten Stofffetzen, der als Stoffwindel diente, zu wechseln. Entsetzt musste sie feststellen, dass ein kleines Stoffstück sich auch durch kräftiges Ziehen nicht vom Gesäß des Jungen entfernen ließ. So etwas hatte Klara noch nie gesehen. Rasch machte sie sich mit dem Bauern wiederum auf ins Spital. Im Spital angekommen, musste auch der Hausarzt seinem Staunen Luft machen: *„Jo gibs denn des a nöi?!"*[137] Der Stofffetzen war ins Gesäß eingewachsen und musste vom Hausarzt operativ entfernt werden. Der Junge musste ganze drei Wochen im Spital aufgenommen werden, denn auch er war zusätzlich noch stark unterernährt wie seine Schwester.

Die Frau gebar später noch zwei Kinder. Bei einem machte ihr Mann Klara sogar den Vorschlag, ob nicht sie eines behalten wolle, da sie ja so gut mit Kindern umgehen könne. Eines Tages kam dann die Dirn der Bauersfamilie mit dem dritten Kind bei ihr vorbei. Sie wollte das Kind zum Impfen ins Dorf bringen, wollte Klara aber zuvor um saubere Kleidung für das Kleinkind bitten. Mit der völlig verschmutzten Kleidung, die es trug, schämte sie sich, sich zu zeigen. Von den eigenen Kindern, aber auch durch fremde Spenden, hatte Klara immer übrige Kleidung und Windeln im Haus und half gerne, wo sie nur konnte.

Die Erstgeborenen, die Zwillinge, konnten mit vier Jahren noch kein einziges Wort sprechen. Für Klara war dies ein weiteres Indiz

137 „Ja, gibt es denn sowas?!"

dafür, dass den Kindern zu wenig Beachtung geschenkt wurde. Auch die Schwiegermutter konnte nicht mehr mit ansehen, wie die Kinder vernachlässigt wurden. Der Bauer sollte die Kinder in ein Heim schicken, davon wollte er aber nichts wissen, denn dafür wollte er sein Erspartes nicht opfern. Seine Schwiegermutter erklärte sich schließlich bereit, die Kinder zu sich auf den Hof zu nehmen – unter der Bedingung, dass die Eltern für die Kost der Kinder aufkämen. Die Oma versuchte den Kindern immer mit Schokolade oder *Zuggurlar*[138] Wörter zu entlocken. Als die Zwillinge sechs Jahre alt waren, begegnete Klara der Oma mit den Kindern und das Mädchen kam auf sie zu und meinte voller Stolz: „*I konn redn und hoaß Moidele.*“[139]

Zur damaligen Zeit war es eine Seltenheit, Kinder zu stillen, vor allem über einen längeren Zeitraum. Darum musste man sich anderswertig behelfen. Viele Frauen stillten nur bis wenige Tage nach der Geburt, auch weil sie der Meinung waren, dass sich durch das Stillen die Brust verändern könnte. Um das Abstillen zu erleichtern, riet ihnen Klara, die Brust ganz eng an den Körper zu schnüren, kalte Umschläge zu machen und zusätzlich noch einen *Kreitle Tee*[140] zu trinken. Einige Bauern gaben den Kindern die künstliche Pulvermilch ihrer Kälber, mit Wasser verdünnte Kuhmilch oder schon festere Nahrung in Form von *Mieslen*. In einzelnen Fällen durften sich die Bauern, die es sich nicht leisten konnten, im Spital die künstliche Pulvermilch abholen. Klara besorgte diese regelmäßig mit einer Klosterfrau in einem Lager in Bozen, dessen Besitzer sich ihrer Situation annahm und ihnen immer einige Schachteln Pulvermilch schenkte. So konnten einige hilfsbedürftige Familien das Pulver im Sarner Spital holen und waren froh um diesen Dienst.

Eine junge Meranerin aus einer wohlhabenden Familie verbrachte ihre Sommerferien immer im Sarntal und lernte dort die Hebamme Klara kennen und schätzen. Die junge Frau äußerte eines Tages

---

138 Bonbons

139 „Ich kann sprechen und ich heiße Moidele (Kosename für Maria).“

140 Tee aus Petersilienblättern

Klara gegenüber den Wunsch, sie nach Meran zu holen, wenn sie ihr erstes Kind bekommen würde. Klara schenkte dem seltsamen Wunsch dieses jungen Mädchens keine Bedeutung, obgleich sie sich geschmeichelt fühlte. Wie erstaunt war sie dann, als sich die Frau Jahre später bei ihr meldete, da sie inzwischen mit ihrem ersten Kind schwanger war und Klara nicht vergessen hatte. Klara erklärte ihr, dass es für sie ganz und gar unmöglich war, nach Meran zu kommen. Die Frau gab sich damit aber nicht zufrieden und kam einige Zeit vor der Entbindung nach Sarnthein. So war es möglich, dass Klara ihr Kind entbinden konnte. Klara war ganz erstaunt, dass außer dem Mann der jungen Frau sonst keiner aus ihrer Verwandtschaft zu Besuch kam, doch genau das war die Absicht der jungen Mutter: Sie wollte die Zeit des Wochenbetts nur mit ihrem Kind und Mann verbringen. Ganze zwanzig Jahre später kam diese Frau Klara besuchen, um ihrer Tochter ihre Sarner Hebamme vorzustellen.

Anfang August 1957 war eine schwangere Bäuerin schon seit ungefähr zwei Wochen im Sarner Spital. Während der Schwangerschaft litt diese unter ausgedehnten Wasseransammlungen in den Beinen und allgemeinem Unwohlsein. Ihre Füße waren dermaßen geschwollen, dass Klara ihr *Sarner Toppar* gab, da sie in keinen anderen Schuh mehr hineinpasste. Sie wurde zur Beobachtung aufgenommen und man versuchte, die Geburt noch hinauszuziehen, bis sich die Wehen von alleine einstellen würden. Dem Hausarzt wäre eine Verlegung der Risikoschwangeren nach Bozen lieber gewesen, jedoch lehnte diese das energisch ab. Dennoch hätte sie für die Geburt nach Bozen verlegt werden müssen, sobald sich die ersten Wehen bemerkbar machen würden.

Es war an einem Augusttag und tagelang wüteten schon Sommergewitter, sodass die Sarntaler Straße Richtung Bozen bereits seit Tagen durch Steinmuren total versperrt war. Genau an jenem Tag, als es wie aus Kübeln regnete und hagelte, setzten bei der Schwangeren die Wehen ein. Es musste schnell gehandelt werden. Klara und Johanna, eine Krankenschwester aus Meran, die sich zur Sommerfrische im Sarntal aufhielt, wurden verständigt. Sie beide sollten die Gebärende begleiten und wurden mit einem Autofahrer auf den Weg geschickt. Es blieb ihnen nichts anderes übrig, als über das Penser Joch und den Jaufenpass durchs Passeiertal ins Krankenhaus von Meran zu fahren. Durch die enormen Regengüsse war an ein schnelles Weiterkommen überhaupt nicht zu denken. Alle Autos mussten über das Penser Joch ausweichen und so kam es immer wieder zu kleineren Staus, besonders vor Sterzing. Die Krankenschwester musste öfters das Auto verlassen, um den Autofahrern vor ihnen ihre Notsituation zu schildern, sodass sie sie passieren ließen. Einige zeigten sich hilfsbereit, bei anderen war die Geduld aber bereits so strapaziert, dass sie ausfallend wurden. Eine spanische Urlauberin herrschte Johanna an, sie möge mit der Frau hinauf unter die Felsen gehen, denn dort könne sie ihr Kind auch zur Welt bringen. Nur im Schneckentempo kamen sie voran und die immer stärker werdenden Wehen forderten der Frau und Klara, die die Gebärende im unbequemen Auto so gut wie möglich zu betreuen versuchte, alles ab. In regelmäßigen Abständen hörte sie mit ihrem Hörrohr die Herztöne des Kindes ab, um sich von dessen Wohlbefinden zu vergewissern und gab unterstützende Anweisungen. Vor Sankt Leonhard in Passeier zeichnete sich der nächste Stau ab, es hagelte in Strömen und das immer lauter werdende Stöhnen der Frau kündigte die baldige Geburt an. Das Platzen der Fruchtblase war dann ein eindeutiges Zeichen, dass die Geburt schnell fortschritt. Johanna wusste Rat, da eine ihrer Freundinnen in unmittelbarer Nähe wohnte. Sie fragte diese, ob sie die Frau nicht für die Geburt bei sich aufnehmen könnte. Durch die Hilfe mehrerer Personen konnte die Frau ins Haus getragen werden. Dort angekommen, war der kindliche Kopf bereits am Scheidenausgang sichtbar. Alle Beteiligten glaubten, nun das Schlimmste überstanden zu haben, dem war aber nicht so, denn plötzlich fiel die Gebärende in Ohnmacht und kam nicht mehr zu Bewusstsein. Alle Rufe und kräftiges Rütteln waren vergeblich. Johanna verständigte sofort den Notarzt von Meran, sie mussten jedoch schnell handeln, auf sein Eintreffen konnten sie nicht warten. Klara war bewusst, dass das Kind ohne mütterliche Hilfe nicht geboren werden konnte und sie hatte Angst um das Leben der Mutter und des ungeborenen Kindes. Der Krankenschwester kam die Idee, die Frau mit „Echt Kölnisch Wasser“ einzureiben, was sie es auch bei ihren Patienten oft tat. Das Schicksal meinte es wohl gut mit ihnen – im unteren Stockwerk betrieb Johannas Freundin nämlich ein kleines Geschäft und dort waren vier Flaschen Kölnischwasser schnell besorgt. Wie von Sinnen rieben die beiden die Frau von Kopf bis Fuß mit der stark riechenden Flüssigkeit ein und tatsächlich kam diese nach einigen Minuten wieder zu Bewusstsein, wenn sie auch noch schwach war. Durch leichtes Mitschieben der Frau konnte das Kind schließlich geboren werden. Klara dachte schon, dass zu viel Zeit vergangen sein musste, als dass das Kind noch leben hätte können. Wie durch ein Wunder war der fast vier Kilogramm schwere Knabe aber wohlauf. In dem Moment, in dem der Notarzt zur Tür hereinkam, war der Junge bereits geboren, und zum Glück war jetzt ein Arzt anwesend, denn die Frau wurde wieder ohnmächtig und fing an, stark zu bluten. Man entschied sich, die Frau so schnell wie möglich ins Krankenhaus von Meran zu verlegen. Ein Polizeiauto fuhr voran, damit sie schneller weiterkamen, der Notarzt mit der Frau und dem Kind hinterher und als Letzte fuhren Klara und Johanna. Aufgrund der starken Blutung entschied man sich, die Frau in die nähergelegene Klinik Martinsbrunn zu fahren, wo sie sofort mehreren Ärzten übergeben wurde.

An eine Heimkehr war wegen des Unwetters noch nicht zu denken. Außerdem war Klara noch in großer Sorge um die Frau und wurde von den Krankenschwestern in Martinsbrunn gebeten, bei der wieder bewusstlosen Patientin zu bleiben. Also entschied sich Klara, die Nacht in Meran zu verbringen. Erst am nächsten Morgen erwachte die Frau, ohne sich an irgendwas erinnern zu können und erkundigte sich bei Klara und Johanna, die die ganze Nacht an ihrem Bett verbracht hatten: „*Isch die Geburt ollm nöi net vorbei?*“[141] Erleichtert konnte Klara die Heimfahrt antreten, der Wöchnerin und ihrem Jungen ging es den Umständen entsprechend gut. Heilfroh,

141 „Ist die Geburt immer noch nicht vorbei?“

dass die Fahrt kein schlimmes Ende genommen hat, kam sie nach Hause. Die Bäuerin musste noch ungefähr zwei Wochen in Meran verbringen, bis sie mit ihrem Sohn auf ihren Hof zurückkehren konnte.

Weder Johanna noch Klara bekamen eine Entlohnung für ihren Einsatz, obwohl sie sich sicher waren, dass sie der Frau und dem Kind sehr geholfen hatten. Mindestens ein Dankeschön oder sogar eine Kleinigkeit als Anerkennung hatten sie sich für ihre Hilfe erwartet. Es vergingen jedoch Wochen, bis der Bauer sich bei Klara zu Hause blicken ließ. In der Meinung, er käme, um sich bei ihr zu bedanken, öffnete sie ihm die Tür, wurde jedoch eines Besseren belehrt. Der Bauer beschimpfte sie, was sie sich dabei gedacht hätte. Nun müsse er eine ganze Kuh verkaufen, um den Krankenhausaufenthalt seiner Frau und die vier Flaschen Kölnischwasser bezahlen zu können. Völlig verblüfft ließ Klara die Beschimpfungen erst einmal über sich ergehen, bis es ihr endgültig zu viel wurde und sie ihm laut entgegnete: „Wir haben nur geholfen. Sei froh, dass alle gesund sind!“ Die Beschimpfungen hörten zwar auf, dennoch ging der Bauer, ohne sich bedankt zu haben. Als Klara der Krankenschwester Johanna entsetzt von dieser Begegnung erzählte, meinte diese nur ruhig: *„Donn hobn mirs holt Gött zi lieb getoun.“*[142] Klara hingegen hegte nach dieser Geduldsprobe wiederum Zweifel an dem von ihr erwählten Beruf.

Es war nicht immer ganz leicht von Frauen oder deren Männern die volle Wahrheit zu erfahren, doch Klara blieb oft stur und bevor sie nicht alles wusste, ließ sie nicht locker. Klara hielt sich gerade im Sarner Spital auf, um sich um ihre Wöchnerinnen und deren Neugeborene zu kümmern, als plötzlich ganz aufgeregt ein Mann mit seiner Frau kam, die stark aus der Scheide blutete. Der Arzt rief Klara sofort zu sich und beiden war gleich klar, dass die Frau geboren hatte und sich die Nachgeburt nicht gelöst hatte. Der Arzt erkundigte sich: „Wo ist denn das Kind? Habt ihr es weggeworfen?“

142 „Dann haben wir es eben Gott zuliebe getan.“

Der Mann gab sich unschuldig, verneinte die Frage und behauptete, er wisse nicht, wovon der Arzt spreche. Der Arzt, der sich um die nicht abgegangene Nachgeburt kümmern musste, schickte den Mann zusammen mit Klara in das Wohnung des Paares mit den Worten: „Ihr beide holt den Rest, sonst sehe ich mich gezwungen, dich anzuzeigen." Die Wohnung des Ehepaares war klein und bescheiden. Aufgrund der vielen Kinder und der geringen Entlohnung des Mannes, der ein einfacher Arbeiter war, war die finanzielle Not überall sichtbar. Im Schlafzimmer, wo noch Blutspuren auf die kurze Zeit vorher stattgefundene Geburt deuteten, wollte Klara nochmals wissen, wo sie denn das Kind hingetan hätten. Aber erst als auch sie mit einer Anzeige drohte, öffnete der Mann eine der drei Schubladen der Kommode neben seinem Bett. Dort lag der Fötus, der notdürftig in eine Windel gewickelt worden war. Das Kind entsprach in seiner Entwicklung etwa dem vierten oder fünften Schwangerschaftsmonat und war somit nicht lebensfähig gewesen. Klara informierte sich dennoch, ob das Kind bei der Geburt noch gelebt hatte und wieso er es weggelegt hatte. Der Mann gab zu, mit der Situation überfordert gewesen zu sein. Ob das Kind noch gelebt hat, habe er nicht feststellen können – geschrien habe es nicht. Klara nahm das tote Kind mit und übergab es im Krankenhaus dem Arzt.

Als Klara in Pension ging, wurde der Brauch des Aussegnens der Wöchnerinnen schon seit vielen Jahren nicht mehr praktiziert. Als der Dekan eines Tages ins Spital kam, um den Wöchnerinnen den Segen zu erteilen, war Klara bei dem Ritual wie so oft anwesend, weil sie gerade bei den Frauen zu tun hatte. Sie musste beobachten, wie der Dekan allen verheirateten Frauen den Segen Gottes erteilte, eine ledige Mutter aber keines einzigen Blickes würdigte. Die ledige, junge Mutter lag weinend in ihrem Bett und wurde nicht ausgesegnet. Klara war das unverständlich, denn in ihren Augen hätte genau jene junge Mutter dringend den Segen Gottes gebraucht. Sie hatte den Brauch des Aussegnens wohl immer falsch verstanden, denn sie war der Meinung, dass es den verheirateten

Frauen ja erlaubt war, Kinder zur Welt zu bringen und diese also nicht unrein seien. Sie wollte der Sache auf den Grund gehen und sich erkundigen, ob das Handeln des Dekans begründet war. Die Gelegenheit dafür hatte sie, als sie, wie des Öfteren, einige Geistliche aus Österreich und Deutschland bei sich zu Hause zum Essen eingeladen hatte. Sie schilderte ihnen nach dem Essen den Vorfall und wollte wissen, warum der ledigen Mutter der Segen Gottes verwehrt wurde. Einer der Geistlichen antwortete ihr, dass jede Frau das Recht auf den Segen hätte. Er erklärte ihr, dass das Ritual des Aussegnens eigentlich nur aus der Armut der Priester heraus entstanden sei, denn in früherer Zeit mussten die Wöchnerinnen in Form von Naturalien bezahlen. Er belegte seine Antwort auch mit einem schriftlichen Beweis, wo das Aussegnen in lateinischer und deutscher Sprache festgehalten war und als ein Segen für Frau und Kind beschrieben wird, ganz egal ob die Frauen verheiratet oder ledig seien.

Klara war mit der Antwort zufrieden und als sich einmal die Gelegenheit ergab, sprach sie unter vier Augen mit dem Dekan darüber und zeigte auch ihm den Auszug. Von da an erhielten alle Frauen im Sarner Spital den Segen.

Pöltar Mariele
Maria Stuefer Mair

Marias ruhige und warme Stimme hieß mich bei meinen Besuchen immer herzlich willkommen. Ihre Mütterlichkeit und Herzlichkeit werde ich wohl nie vergessen und ich war tief getroffen, als ich von ihrem Tod im Sommer 2013 erfuhr. Umso wichtiger erscheint es mir nun, ihre Erzählungen zu Papier zu bringen und sie für immer unvergessen zu machen. Wie allen Frauen hörte ich auch Marias Schilderungen mit großer Faszination zu. Maria erzählte voller Freude, meinte jedoch auch immer, mir mit ihren Erlebniserzählungen wertvolle Zeit zu rauben. Sie wollte sich selbst nicht in den Vordergrund stellen und wusste nicht, dass die Zeit mit ihr für mich eine sehr wertvolle war und mir unheimlich gut tat. Ich fühlte mich wie in Omas Stube, und in dieser Geborgenheit lauschte ich ihren Erlebnissen als Ehefrau und Mutter.

Maria war im Sommer 1923 am 4. Juli als zweites von fünf Kindern zur Welt gekommen. Ihre Eltern waren aus finanzieller Not beide gezwungen, arbeiten zu gehen. Ihre Mutter verdiente sich ein wenig Geld mit dem Austragen von Brot. Zu Fuß brachte sie Brot zu den entlegensten Bauernhöfen im ganzen Tal, sogar bis ins weit entfernte Durnholzer Tal. Ihr Vater hat wie so viele damals *gitschandrt*[143]. Er ging von Bauernhof zu Bauernhof mit brauchbaren Dingen, die er zum Verkauf anbot oder mit den Bauersleuten um Gleichwertiges tauschte.

Maria verbrachte, wie all ihre Geschwister, ihre gesamte Kindheit nicht bei ihrer leiblichen Familie. Bereits mit zwei Monaten wurde sie bei dem Bauern Mesnar zum Pfoltan oberhalb von Astfeld in Obhut gegeben. Sie hatte nur liebevolle Kindheitserinnerungen an

143 Ein *Tschandrar* war ein Fuhrmann, der Waren aus dem Tal in die Stadt brachte und andere aus der Stadt ins Tal.

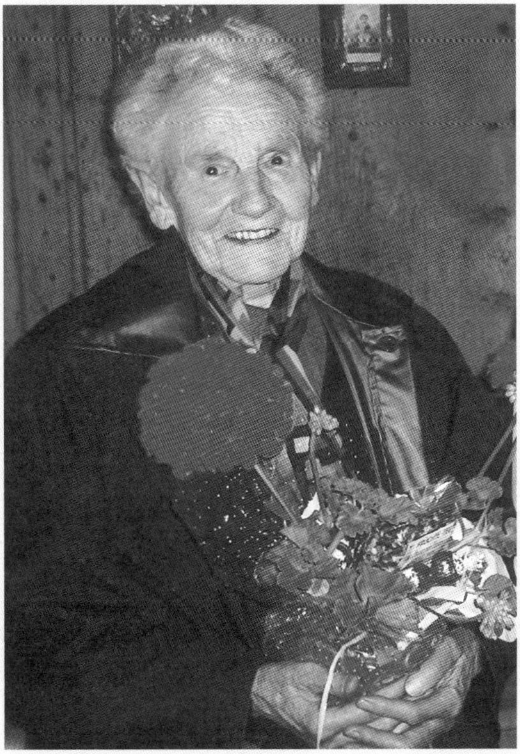

Maria Stuefer Mair, 2011

jene Zeit, denn sie wurde in der Ziehfamilie immer wie eine leibliche Tochter behandelt. Ein Unglück in ihrer frühsten Kindheit begleitet Maria dann aber ein Leben lang. Maria, nur wenige Monate alt, wurde von ihrer Ziehschwester mit einem Kinderwagen spazieren gefahren. Ihre Ziehschwester brachte den Kinderwagen so sehr ins Schaukeln, dass Maria plötzlich herausfiel. Niemand vermutete damals, dass sich Maria dabei Verletzungen zugezogen hatte. Als sie aber größer wurde und sich anderen gegenüber mitteilen konnte, klagte sie öfters über Kreuzschmerzen. Maria nahm mit dem Verstreichen der Jahre immer mehr eine gebückte Haltung an, was auch anderen nicht unbemerkt blieb. Auch Marias leibliche Mutter, die sie hie und da besuchen kam, nahm Marias falsche Haltung wahr. Im Alter von sieben Jahren suchte ihre Mutter deshalb mit ihr zusammen das erste Mal einen Arzt auf. Der Hausarzt veranlasste eine Einweisung Marias für mehrere Monate in eine Spezialklinik nach Venedig. Die Zeit bei ihren Zieheltern war damit

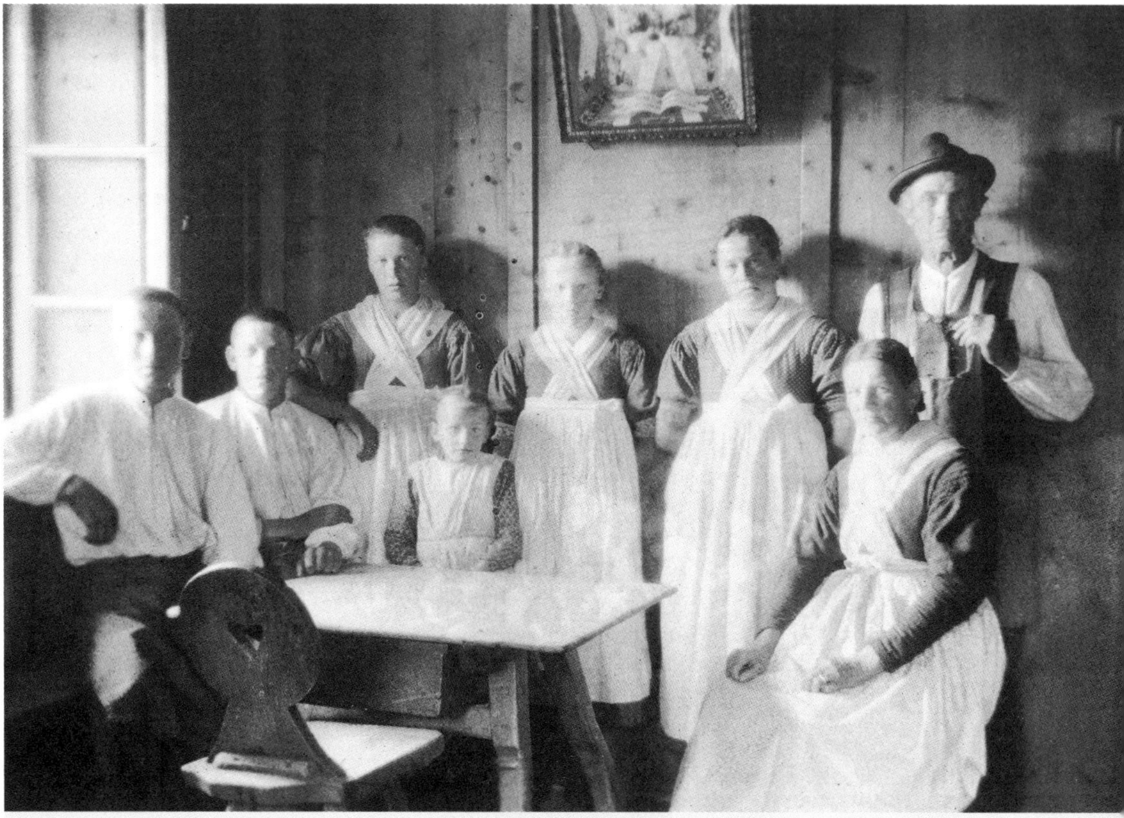

Ziehfamilie von Maria, 1930. Sie ist die Kleinste auf der Fotografie.

beendet und ohne jemals irgendwo anders gewesen zu sein, wurde sie ganz alleine nach Venedig geschickt. Erinnerungen an jenen ersten Tag in einer ihr völlig neuen Welt zauberten Maria während unseres Gesprächs ein Lächeln ins Gesicht. Ihre beiden langen Zöpfe, die Jahre gebraucht hatten, um diese Länge zu erreichen, wurden am ersten Tag von einer Frau, die in einer ihr unverständlichen Sprache auf sie einredete, abgeschnitten. Die gesamten vierzehn Monate in Venedig hatte sie jedoch durchwegs in positiver Erinnerung. Zusammen mit Gleichaltrigen hatte sie eine lustige Zeit. Sie durften am Strand spielen und im Meer baden – in Venedig bot sich ihr eine völlig andere Umgebung, als sie es von ihrer Heimat her gewohnt war. Als ein Mädchen, das nur den Sarner Dialekt beherrschte, war sie in Venedig angekommen und als eines, das nur mehr Italienisch sprach, kehrte sie in ihre Heimat zurück.

Zurück im Sarntal wurde die Familie durch den Tod des Vaters, der mit nur 33 Jahren im Jahre 1931 starb, vom Schicksal schwer

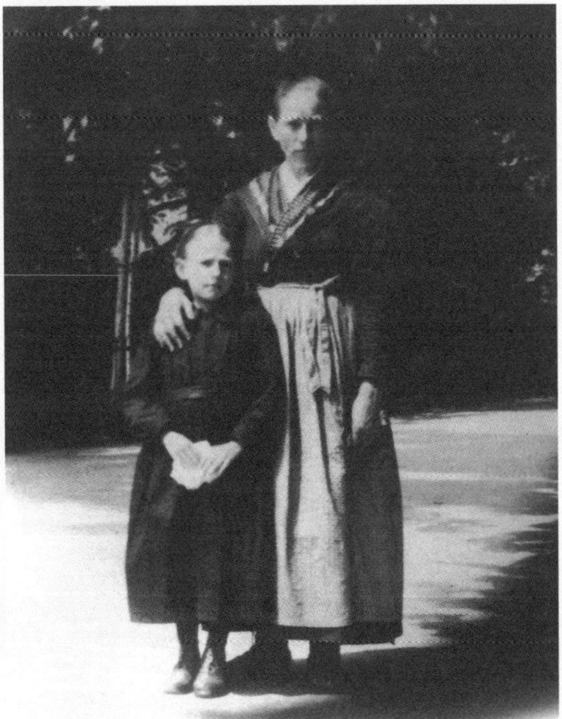

Maria und ihre Mutter in Bozen, kurz nach dem Tod des Vaters, 1931

getroffen. Die Mutter musste nun schauen, wo sie als Alleinversorgerin ihre Kinder am besten unterbrachte. Wieder war es Maria also verwehrt, in ihrer leiblichen Familie aufgenommen zu werden. Sie kam bei ihrer Tante und ihrem Onkel, die ein Gemischtwarengeschäft in Sarnthein besaßen, unter. Sie wurde wie eine eigene Tochter behandelt, denn der Kindersegen war dem Ehepaar verwehrt geblieben. Maria wurde in die anfallenden Arbeiten des Geschäftes eingewiesen und sie half auch überall tatkräftig mit, wo sie gebraucht wurde. Allzu gerne hätten ihre Tante und ihr Onkel sie adoptiert. Der Weg, den man für die bürokratische Abwicklung auf sich nehmen musste – damals bis nach Trient –, war dem Ehepaar jedoch zu weit, sodass Maria nach ihrem Tod als Erbin nicht infrage kam, obwohl sie für die beiden die Tochter war, die sie selbst nie gehabt hatten.

Mit Marias Heirat im Jahre 1949 mit dem Pöltar Franz, Schneider von Beruf, fand Maria endlich ihr eigenes Zuhause. Ein Jahr später brachte sie schon ihren ersten Sohn zur Welt. Maria wählte als ihre Hebamme die Zannantoni, die sie am Ende der Schwangerschaft einmal besuchen kam. Damals äußerte die Hebamme Bedenken bezüglich einer Hausgeburt, was Maria sich jedoch wünschte. Die Zannantoni meinte zu ihr, sie solle einen Arzt aufsuchen, um abzuklären, ob ihre Wirbelsäulenverletzung bei der Geburt zu Problemen führen könnte. Maria, die der Hebamme vollstes Vertrauen schenkte, ging zu ihrem Hausarzt, der sie zu einem Gynäkologen nach Bozen verwies. Der Facharzt äußerte keine Bedenken bezüglich ihrer Wirbelsäulenkrümmung, gab ihr jedoch zu verstehen, dass die Geburt noch auf sich warten ließe, da der vaginale Befund sehr unreif war.

Zwei Wochen später setzten bei ihr am Nachmittag die ersten Wehen ein, die sich anfangs nur mit einem leichten Ziehen bemerkbar machten. Der Wehenschmerz steigerte sich jedoch von Stunde zu Stunde, sodass am späten Nachmittag die Hebamme hinzugezogen wurde. Immer wieder redete diese auf sie ein, sie müsse Geduld haben und erklärte ihr den weiteren Geburtsvorgang. Maria verbrachte die meiste Zeit in liegender Position, denn nur so waren die Wehen einigermaßen erträglich. Am Abend gegen 22 Uhr kam auch ihr Hausarzt zu ihr nach Hause. Es dauerte dann noch volle vier Stunden, bis Maria endlich unter Mithilfe des Arztes, der auf ihren Bauch drückte, ihren Sohn gebar. Sie war unendlich erleichtert, denn die Geburt war für sie alles andere als einfach gewesen. Ihr Hausarzt erinnerte sich noch Jahre später daran, was Maria sofort nach der Geburt gesagt haben soll: *„Jetz wars mir gleich wenn nöi oans kam.“*[144] Dadurch hätte sie sich einmal den Geburtsschmerz ersparen können. Nach all der Anstrengung wurde ihr ihr Sohn nicht sofort in die Arme gelegt, was sie sich sehnlichst gewünscht hätte, sondern musste vorerst einmal von der Hebamme gewaschen und angekleidet werden. Obwohl Maria eine schwierige erste Geburt hinter sich hatte, war sie froh, zu Hause geblieben zu sein.

144 „Jetzt wäre mir egal, wenn noch eins käme.“

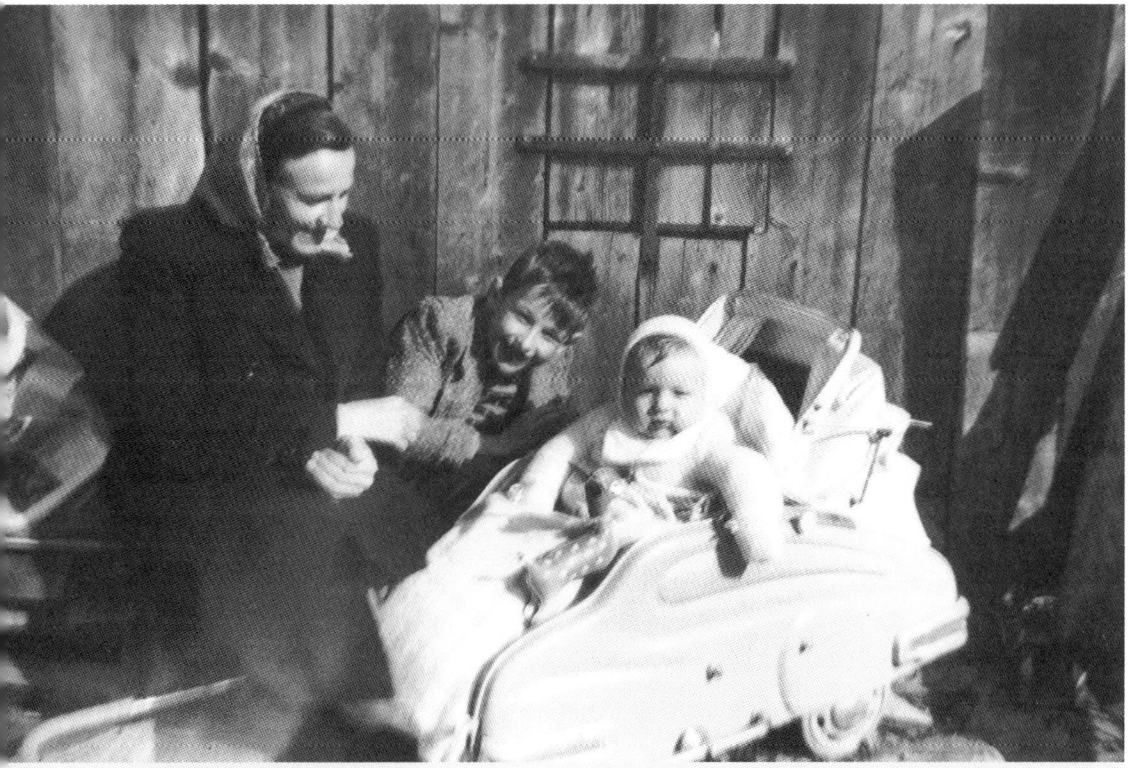

Maria mit ihren ersten beiden Söhnen, 1958

Ihr Mann war während der Geburt anwesend, hielt sich jedoch vollkommen im Hintergrund. Gestillt hat Maria ihre Kinder nur ungefähr einen Monat lang, denn Milch hatte sie fast keine. Danach wurde den Kindern mit Wasser verdünnte Kuhmilch mit der Flasche verabreicht.

Es dauerte sieben Jahre, bis Maria erneut schwanger wurde. Im Sommer 1957 sollte ihr zweites Kind zur Welt kommen und sie glaubte fest daran, erneut zu Hause gebären zu können, doch mit ihrer Schwägerin hatte sie nicht gerechnet. Marias Schwägerin aus Bozen, die sich den Sommer über mit ihren Kindern immer bei Maria in der Sommerfrische aufhielt, konnte Marias Wunsch zu Hause zu gebären überhaupt nicht verstehen. Schließlich gab Maria nach, so sehr hatte ihre Schwägerin auf sie eingeredet, wie gefährlich es doch sei, zu Hause zu bleiben. So entschied sie sich wider Willen ins nahe gelegene Sarner Spital zu gehen. Maria war davon überzeugt, dass ihre Schwägerin sie nur deshalb ins Spital schicken wollte, damit sie sich nicht im Wochenbett um sie kümmern musste.

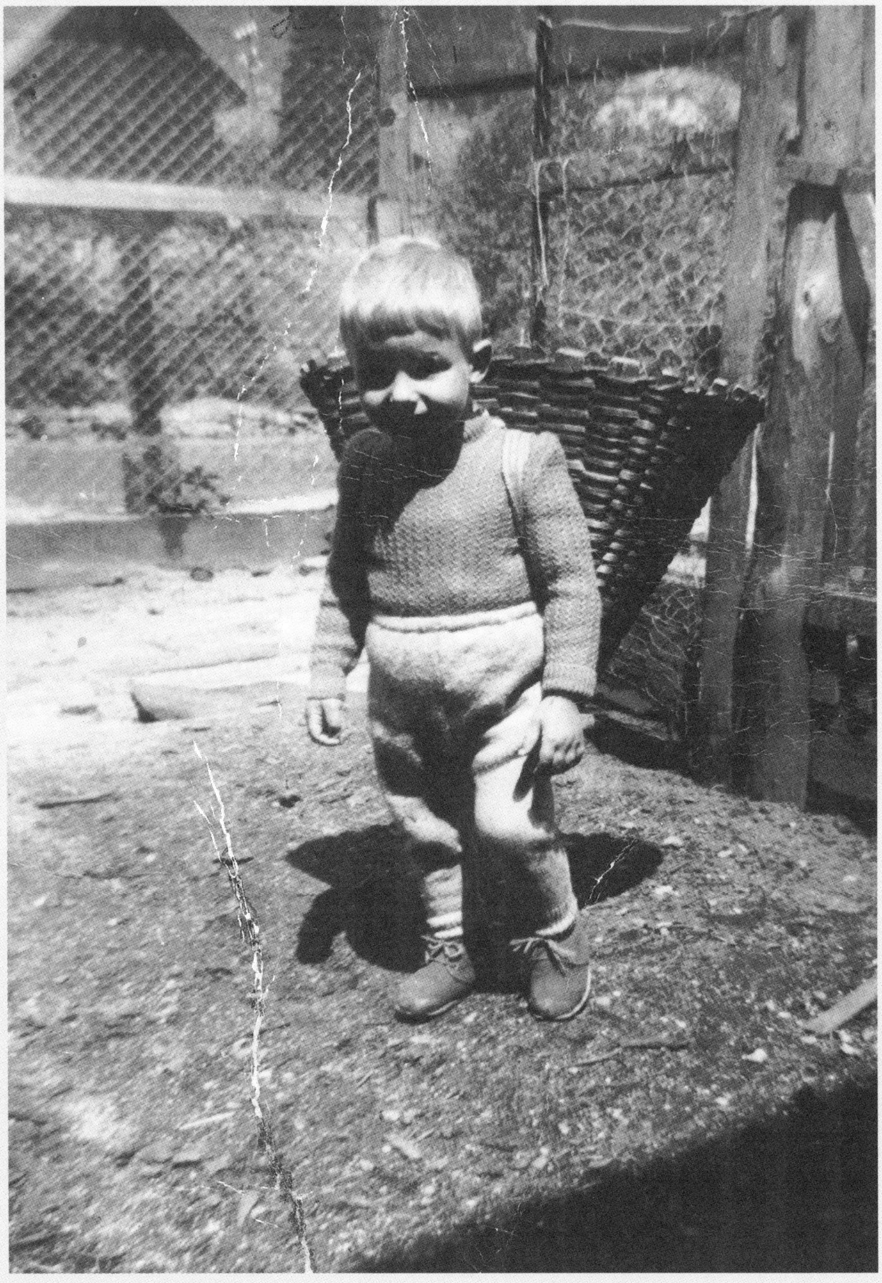

Marias Zweitgeborener im Jahr 1960

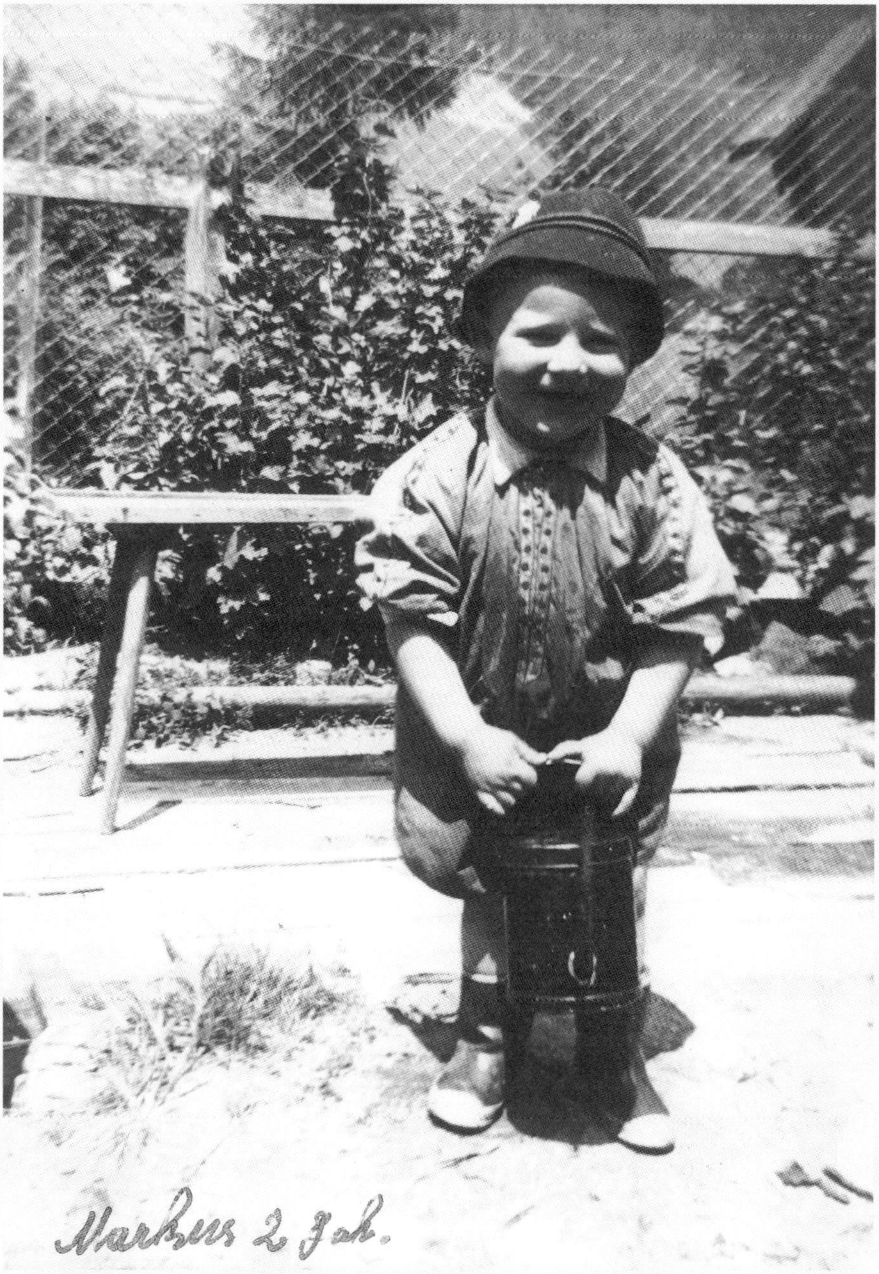

Marias dritter Sohn als Zweijähriger, im Jahr 1961

Maria fragte die noch junge und unerfahrene Hebamme Burgl, ob sie sie im Spital betreuen würde. Die Unerfahrenheit der Hebamme beunruhigte sie nicht, denn auch diese müsse schließlich lernen. Es war an einem Sommertag gegen 17 Uhr, als bei Maria die ersten Wehen einsetzten. Der Wehenschmerz steigerte sich schnell, sodass sich Maria und ihr Mann zu Fuß ins Spital aufmachten. Mehrere Male mussten sie stehenbleiben, damit Maria die immer schneller und stärker werdenden Wehen veratmen konnte. Als sie im Spital ankamen, ließ man sofort nach der Hebamme Burgl rufen, doch die hatte ausgerechnet an jenem Nachmittag Erledigungen in Bozen zu machen. Die Hebamme Klara, die bereits eine Frau im Spital betreute, musste plötzlich zwei Frauen betreuen. Maria war die meiste Zeit allein und als die Geburt unmittelbar bevorstand, kam Klara in ihr Zimmer und assistierte bei der Geburt. Gegen 20 Uhr erblickte ihr zweiter Sohn das Licht der Welt. Im Wochenbett kümmerte sich dann wieder die Hebamme Burgl um sie.

Die prägendste Erinnerung an die Zeit im Spital waren für Maria die Nächte, die sie, obwohl den Frauen die Kinder die ganze Nacht abgenommen wurden, keineswegs schlafend verbrachte. Das Schreien der Neugeborenen war in jedem Zimmer hörbar und auch ihren eigenen Sohn hörte sie schreien. Viel lieber hätte sie ihren Sohn selbst beruhigt, wenn sie ihn in die Arme nehmen hätte dürfen, denn an Schlaf war so nicht zu denken. Acht ganze Tage lang durfte sie nicht aufstehen und zu Hause hatte sie nach ihrem ersten Sohn bereits nach dem zweiten Tag das Bett verlassen.

Im Jahr 1959 gebar Maria ihren letzten Sohn. Für sie war klar, dieses Mal wieder zu Hause zu bleiben. Unter Wehen bereitete Maria noch das Mittagessen zu, musste sich dann aber ins Schlafzimmer zurückziehen. Die Hebamme Burgl wurde von ihrem Mann zur Geburt gerufen. Nach nur zwei Stunden Wehen gebar Maria einen gesunden Knaben.

Da ihr Mann Schneider von Beruf war, hatten sie fast immer ein Schneiderlehrmädchen. Dieses ging Maria nach ihrer dritten Geburt im Haushalt und mit den beiden anderen Kindern tüchtig zur Hand und kochte auch für alle. Maria ließ ihre Kinder nicht immer

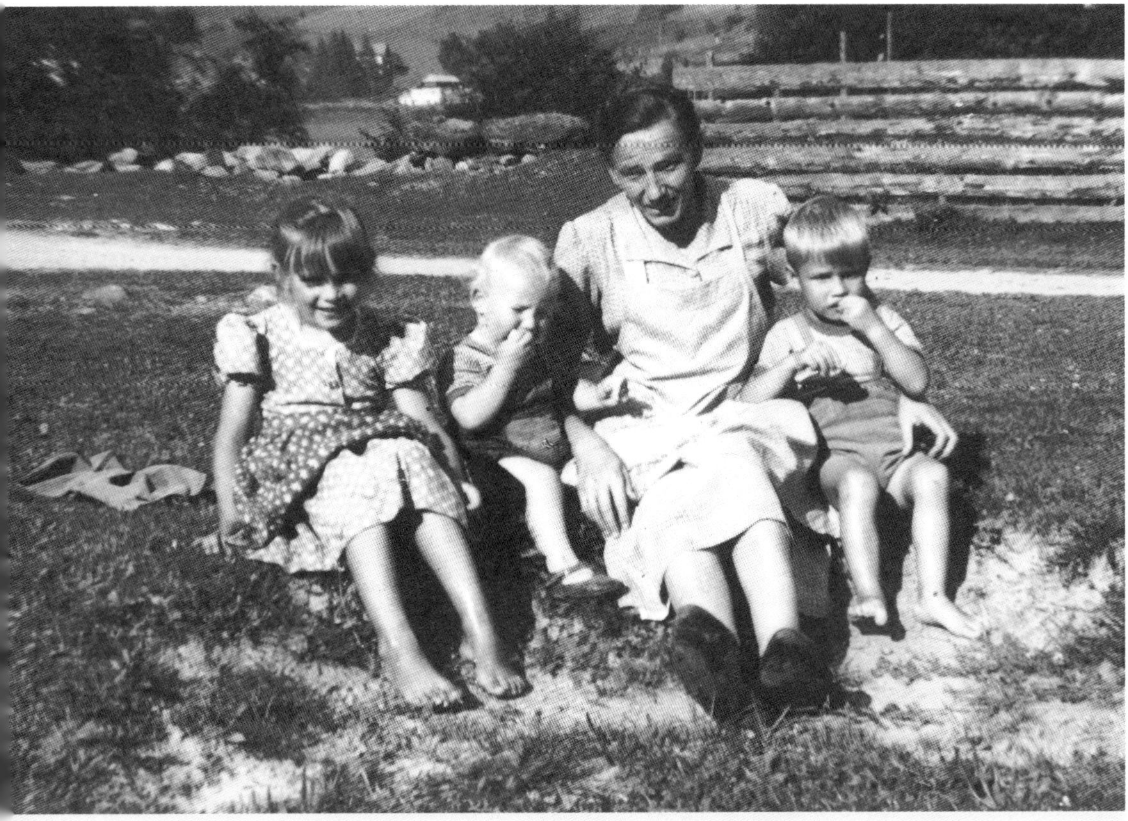

Maria mit ihren beiden jüngeren Söhnen und einem Mädchen aus Bozen, 1962

sofort nach der Geburt taufen, wie es damals eigentlich der Brauch war. Einmal war zum Beispiel die Taufpatin krankheitshalber verhindert, sodass erst zu einem späteren Zeitpunkt getauft wurde. Obwohl die Taufen später stattfanden, war Maria nie anwesend. Nach den Tauffeiern gab es dann immer eine bessere *Mrenn,* bevor alle wieder ihrer gewohnten Arbeit nachgingen.

Das Aussegnen wurde bei Marias beiden ersten Kindern vollzogen, beim dritten Kind jedoch nicht mehr. Maria betrat jedoch auch schon vor dem Aussegnen wieder die Kirche, obwohl das eigentlich verboten war.

Auf die Frage, wo Maria sich am wohlsten gefühlt hatte, bei den zwei Hausgeburten oder bei der Geburt im Spital, antwortete sie: *„Drhoam hots mir bessar gepasst, do hon i tien gekinnt wie i gwellt hon.“*[145]

---

145 „Daheim war ich lieber, da konnte ich tun, was ich wollte.“

Nicht nur Hebamme

Ihre Arbeit als Hebamme nahm Klara schon ziemlich in Anspruch, aber voll ausgelastet hat sie wohl die Tatsache, dass sie für das gesamte Tal noch viel mehr war als nur eine Hebamme. Ist heute eine Hebamme nur noch für Schwangere, Geburten, das Wochenbett und in einem kleinen Umfang für die Neugeborenen zuständig, so waren die Hebammen damals sogenannte Familienhebammen. Klara betreute die Frauen und deren Kinder ein ganzes Leben lang und wurde auch bei Kinderkrankheiten hinzugezogen. Die Hebamme war damals neben dem Pfarrer und dem Bürgmeister die wichtigste Person in einem Dorf oder in einem Tal. So war sie also nicht nur Hebamme, sondern oft auch Arzt. Klara kam damals ihre vielfältige Erfahrung von den verschiedensten Abteilungen in Padua sehr zugute. War zum Beispiel der Hausarzt verhindert, wurde kurzerhand nach Klara gerufen und sie musste sich an seiner Stelle zu den Bauernhöfen aufmachen.

Der Arzt, der sich selbst nicht auf den Weg machen konnte, gab Klara eines Tages den Auftrag, sich nach Durnholz aufzumachen, da dort bei einer Frau, die nicht schwanger war, plötzlich eine starke vaginale Blutung aufgetreten war. Klara verstand nicht, wieso sie denn den weiten Weg auf sich nehmen musste, obwohl sie als Hebamme nichts machen konnte, wenn die Frau nicht schwanger sei. Sie hätte es sinnvoller gefunden, die Frau sofort ins Spital zu bringen. Widerwillig gehorchte sie dem Arzt und nahm sicherheitshalber auch ihre Hebammentasche mit, die sie eigentlich fast immer bei sich hatte – man wusste ja nie. Auf dem Hof angekommen, war es sofort augenscheinlich, dass man ihr etwas verheimlichen wollte und auch mit ihrem Erscheinen nicht gerechnet hatte. Die Frau war nämlich sehr wohl schwanger gewesen, denn Klara sah noch eine dünne Nabelschnur aus der Scheide hängen. Die Nachgeburt hatte sich aber nicht vollständig gelöst und deshalb war es zu einer vaginalen Blutung gekommen. Klaras Fragen nach dem Verbleib des Kindes, das viel zu früh gekommen sein musste und nicht überlebensfähig gewesen sein konnte, wurde keine Beachtung geschenkt. Eine Schwangerschaft wurde von allen Beteiligten strikt abgestritten – auch von einer weiteren anwesenden Frau. Die Frau habe lediglich einen Klumpen Blut im Plumpsklo verloren, jedoch sei sie nicht schwanger gewesen. Klara veranlasste die sofortige Verlegung der Frau ins Bozner Krankenhaus, wo sie einer Ausschabung der Gebärmutter unterzogen wurde. Die Wahrheit wurde Klara in diesem Fall eindeutig verschwiegen und man gab ihr klar zu verstehen, dass sie nicht weiter nachfragen möge.

Im Tal erzählte man sich, dass es eine Frau gab, die ungewollt Schwangeren half und ihnen Mittel gab, die eine Abtreibung begünstigten. Klara vermutete, dass dies die zweite anwesende Frau gewesen sein könnte. Ungewollt Schwangere gab es viele, doch wandten sie sich nicht an Klara, denn sie wussten, dass diese ihnen dabei nicht weitergeholfen hätte. So mussten sie sich anderswo Hilfe suchen und das war nicht immer ungefährlich. Allgemein hüllte sich aber großes Schweigen um dieses Thema und Abtreibung galt als schwere Sünde.

Klaras Rat war den Sarnern in vielen Lebensphasen sehr wichtig und sie schätzten ihre Ehrlichkeit und Genauigkeit. So kam es auch vor, dass sie zusammen mit dem Hausarzt oder sogar an seiner Stelle gerufen wurde und auch auf ihre Meinung viel Wert gelegt wurde. Eines Nachts gegen 23 Uhr wurde sie mit dem erst jungen Hausarzt zu einem jungen Paar gerufen, dessen erstes Kind sie erst einige Monate zuvor entbunden hatte. Das Kleinkind schrie nun immerzu und war durch nichts zu beruhigen, sodass es für Arzt und Hebamme schwierig war, eine Diagnose zu stellen. Der Arzt stellte fest, dass beide Ohren entzündet waren und verabreichte dem Kind Ohrentropfen. Zuversichtlich, dem Kleinen geholfen zu haben, verabschiedeten sich Klara und der Arzt. Nach einigen

Stunden Schlaf wurde Klara aber gegen vier Uhr morgens erneut zum Ehepaar gerufen, weil das Kind immer noch erbärmlich weinte. Widerwillig, jedoch ohne ein Wort darüber zu verlieren, machte sie sich auf den Weg, obwohl sie nicht verstand, wieso ihre Hilfe vonnöten war, wenn eigentlich der Arzt dafür zuständig war. Klara versuchte dem Kind zuerst einmal Zuckerwasser zu geben um auszuschließen, dass es nur Hunger hatte, musste jedoch feststellen, dass es immer noch die Ohrenschmerzen plagten. Das Ehepaar war mit der Situation vollkommen überfordert und hatte auch Klaras Ratschlag, dem Kind ein *Kappele*[146] aufzusetzen, nicht befolgt. Da Klara nichts ausrichten konnte, veranlasste sie, dass erneut nach dem Arzt gerufen wurde, der dem Kind nochmals die Ohrentropfen verabreichte. Die Eltern beklagten sich, dass sie bei Tag arbeiten müssten und in der Nacht dringend ihren Schlaf bräuchten. Sie könnten nicht die halbe Nacht über mit dem Kind wach bleiben. Der Arzt gab dem Paar zu verstehen, dass auch er und Klara am Tag arbeiten müssten und nicht beide gerufen werden können, nur weil ein Kind unruhig war. Sonst müsste das Kind ins Krankenhaus gebracht und stationär aufgenommen werden. Klara besuchte die junge Familie öfters und kümmerte sich für einige Zeit um das Kind, damit die Eltern ihrer Arbeit nachgehen konnten und um sie zu entlasten. Sie versuchte ihnen zu zeigen, wie sie mit dem Kind umzugehen hatten, denn sie wirkten in jeder Hinsicht etwas unbeholfen.

Die Hausärzte beauftragten Klara auch damit, Frauen und Männern Spritzen zu machen und so musste sie unzählige zusätzliche Fußmärsche auf sich nehmen. Ein Bauer, der nicht weit von Klara wohnte, war unheilbar krank und starke Schmerzen machten sein Krebsleiden schier unerträglich. Klara wurde deshalb von den Angehörigen des noch jungen Mannes oft zweimal an einem Tag und einige Male auch nachts gerufen. Die starken Schmerzmittel nahmen ihm dann für einige Stunden den großen Schmerz. Manchmal konnte Klara seine Schreie aber schon auf dem Weg zum Hof hören.

146 Mütze

Insgesamt verabreichte sie ihm über hundert Spritzen, bis er eines Tages endlich von seinem Leiden erlöst wurde und sterben konnte.

Es war für Klara schwierig, zeitlich alles unter einen Hut zu bekommen und so wurden im Sarner Spital auch Laien von den Klosterfrauen darin unterrichtet, Spritzen zu geben. Sie sollten Klara entlasten, doch waren nicht alle eine Hilfe. Ein junges Mädchen etwa sollte Klara Arbeit abnehmen, schon nach dem ersten Hausbesuch sah man aber wieder davon ab – ihr war nicht nur der Weg zu anstrengend, sondern sie hatte auch noch das Antibiotikum, das sie verabreichen sollte, im Krankenhaus vergessen.

Einige Male musste Klara sogar nicht nur Menschen, sondern auch Tieren Spritzen geben. Als sich einmal ein Rehkitz im Gartenzaun einer ledigen älteren Dame verfangen und verletzt hatte, baten zwei Jäger die Frau darum, das Kitz bei sich aufzunehmen. Sie baute dem Kitz also ein Gehege und fütterte es. Nach einiger Zeit wandte sich die Frau jedoch an Klara, denn das Kitz brauchte eine Spritze. Klara gab ihr zu verstehen, dass sie das noch nie getan hatte und dass das nicht in ihren Zuständigkeitsbereich falle. Doch die Frau hatte sich nicht grundlos an Klara gewandt: Nur sie und die beiden Jäger wussten von dem Kitz und sie hatte Angst, dass ein Tierarzt ihr das Rehkitz, das ihr mittlerweile sehr ans Herz gewachsen war, wegnehmen könnte. Die alte Frau tat Klara leid und sie konnte sich in sie einfühlen – in ihrer Einsamkeit tat ihr das Kitz gut und sie konnte sich um jemanden kümmern. Also kam Klara ihrer Bitte nach und verabreichte dem Rehkitz die Spritze, das sich danach sichtlich erholte und noch eine lange Zeit im Gehege verbrachte.

Klaras Einsatz für das kleine Reh muss sich wohl herumgesprochen haben, denn es dauerte nicht lange und ein alter Hirte klopfte an ihre Tür. Klara schaute ganz erstaunt, als er aus seinem Rucksack ein kleines schwaches Geißlein herausholte. Der Apotheker habe ihn zu Klara geschickt, denn dem Kitz müsse eine Spritze verabreicht werden. Das Kitz sei schwach und kränklich, aber da es ein so schönes sei, wolle er es nicht einfach zugrunde gehen lassen oder sogar schlachten müssen. Klara nahm sich auch seiner an, denn das

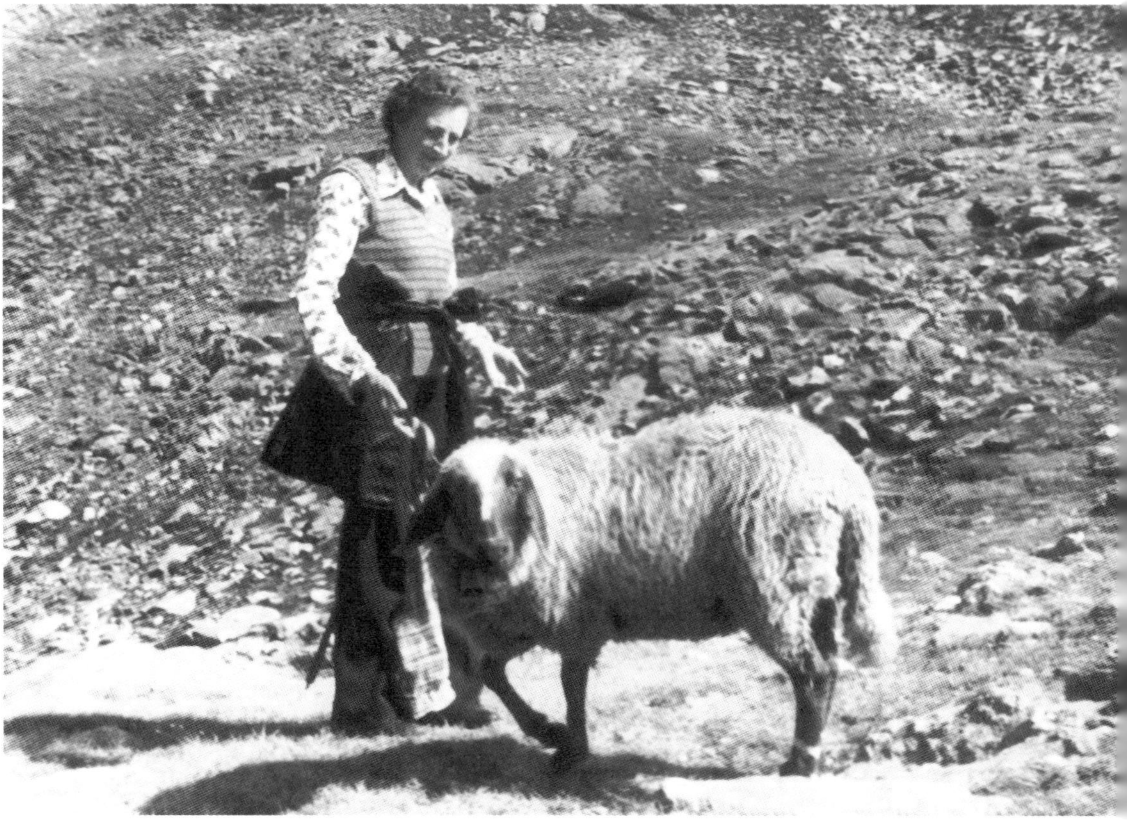

Klara bei einer ihrer vielen Wanderungen in den Sarner Bergen

kleine Kitz tat ihr leid und sie war froh, dass sie helfen konnte. Tags darauf machte sich Klara allerdings auf zum Apotheker und gab ihm zu verstehen, dass er sie nicht noch einmal weiterempfehlen möge – sie sei schließlich keine Tierärztin und habe selbst Arbeit genug. Es wollte jedoch nicht aufhören und als kurze Zeit später eine Bäuerin kam und Klara bat, ihren kleinen Schweinchen Spritzen zu verabreichen, entgegnete sie ihr: *„Du müesch di Fockn ounmeldn, donn kimp dr Tierorzt."*[147] Damit traf sie genau ins Schwarze, denn es war die Absicht der Bäuerin gewesen, die Schweine nicht anmelden zu müssen. Als die Bäuerin nicht nachgab, meinte Klara, sie habe die großen Glasspritzen, die sie benötigen würde, alle weggeworfen. Damit zog sie einen Schlussstrich und wurde von jenem Tag an von niemandem mehr belästigt.

---

147 „Du musst deine Schweine anmelden, dann kommt der Tierarzt vorbei."

Klaras Hebammentasche

Ihre alte Hebammentasche mitsamt ihren Instrumenten, dem Hörrohr, den Glasspritzen und was sie sonst noch alles für die Geburten brauchte, bewahrt Klara heute noch säuberlich auf. Ihre Gewissenhaftigkeit lässt sich auch in der Aufbewahrungsweise erkennen, denn es ist alles so verpackt, als wäre es erst gestern noch gebraucht worden. Bestimmte Instrumente sind dieselben, wie sie heute noch verwendet werden, Glasspritzen und Katheter aus Eisen waren mir jedoch unbekannt und ich konnte mir nur schwer vorstellen, dass sie tatsächlich verwendet wurden. Klara war damals für die Besorgung und Sterilisation der Instrumente und der von ihr verwendeten Medikamente und das Waschen ihrer Schürze selbst zuständig, was heutzutage unvorstellbar ist. Weil Klara zu ihrem Arbeitsbeginn nicht wie einige andere Hebammen von der Gemeinde eine mit den wichtigsten Sachen gefüllte Tasche bekam, fertigte ihr einer ihrer Brüder eine Tasche aus Leder an. Klaras Freude über die aufwendig verarbeitete Tasche war groß. Das Stöbern in ihren bestens aufbewahrten Utensilien war für mich wie ein Besuch in einem geburtshilflichen Museum. Zusammen begutachteten wir jedes einzelne Stück und Klara erklärte mir, zu welchem Zweck sie die verschiedensten Dinge verwendet hatte. Schon allein die schweren Glasspritzen und die alten Nadeln aus Eisen in den Händen zu halten war für mich überwältigend. Die Vorstellung, dass die Nadeln und Spritzen vor noch nicht einmal so langer Zeit nur ausgekocht und immer wieder verwendet wurden, weckte in mir großes Interesse, zu erfahren, wie das Arbeiten als Hebamme damals war. Die Spritzen benutzte Klara eigentlich nur, wenn der Arzt anwesend war, dann verabreichte sie den Frauen die Medikamente nach seinen Anweisungen. Für die Sterilisation, das Auskochen der Instrumente und Spritzen, war Klara zuständig und es war ihr oft nur recht, wenn noch auf

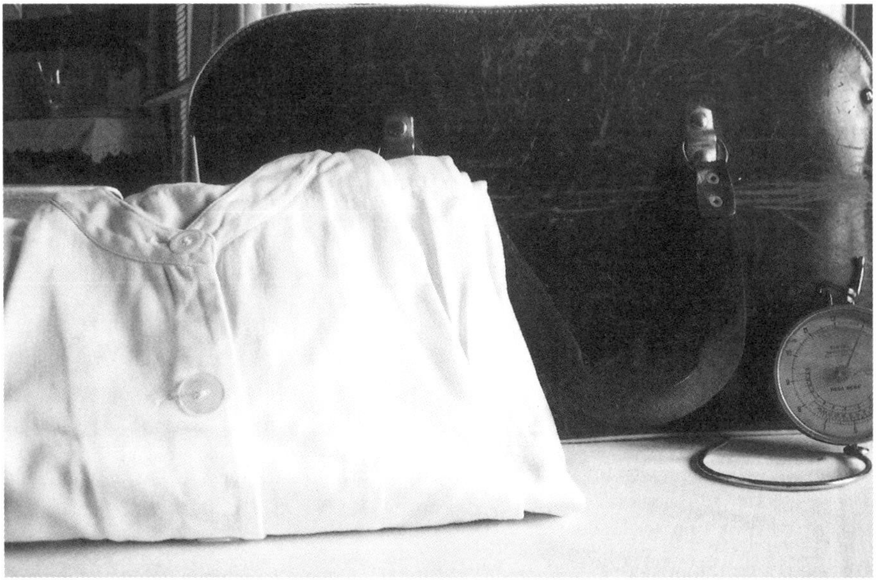

Klaras Hebammentasche, ihre Schürze und eine alte Waage

den Höfen die Möglichkeit bestand, dies zu erledigen. Selbst wenn sie todmüde von einer Geburt oder den Wochenbettbesuchen nach Hause kam, füllte Klara ihre Tasche wieder auf, da sie jeden Moment erneut für eine Geburt gerufen werden konnte.

Was Klara immer als Erstes brauchte, wenn sie zu einer Hausgeburt gerufen wurde, war alles, was sie bei einer Intimrasur und einem Einlauf verwendete. Sofort wenn sie angekommen war und sich kurz von den Strapazen des Weges erholt hatte, fing sie an, die Frau im Intimbereich zu waschen, sie zu rasieren und einen Einlauf durchzuführen. Rasiert wurde die Frau mit einem Eisenrasierer, dessen Klingen Klara immer wechselte. Kam es zu Dammrissen, so konnte ohne die Schambehaarung besser genäht werden und ein besseres Sauberhalten der Wunde gewährleistet werden. Sinn des Einlaufs war eine komplette Darmentleerung, damit der Stuhl nicht später bei der Geburt abging, was für die Frau, sowie für Arzt und Hebamme sehr unangenehm war. Er diente nur als Reinigungseinlauf, vermied jedoch keine Infektionen noch verkürzte er, wie früher oft geglaubt wurde, die Geburtsdauer. Während der Wehen wurde der Einlauf von den Frauen als sehr unangenehm bis

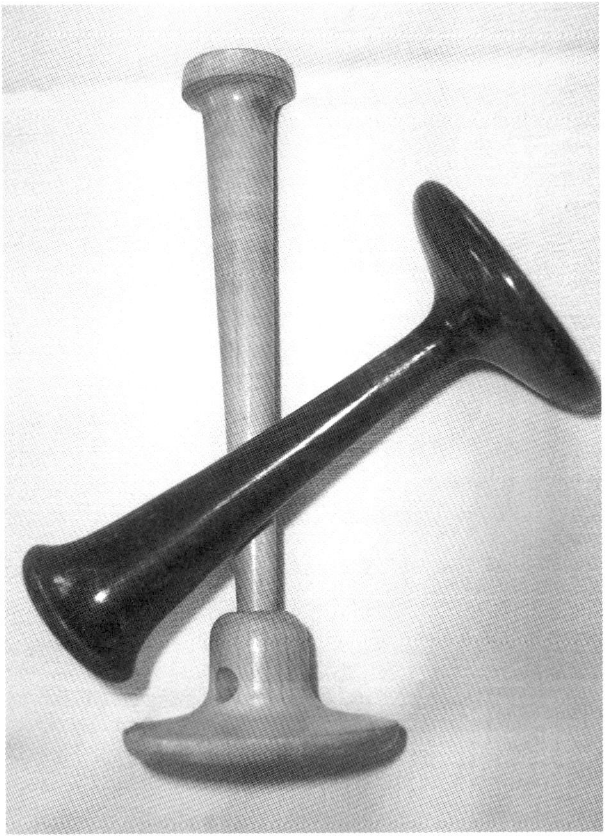

Klaras Hörrohre nach Pinard

schmerzhaft empfunden. Es kam auch vor, dass Klara bei ihrem Eintreffen für diese Vorbereitung der Frau keine Zeit mehr hatte, da die Geburt bereits so weit fortgeschritten war.

War sie mit der Vorbereitung der Frau fertig, so galt ihre größte Aufmerksamkeit dem kindlichen Wohlbefinden, dessen sie sich mit ihrem Hörrohr nach Pinard vergewisserte. Sie setzte es auf dem Bauch der Frau an, drückte es mit dem Ohr leicht an und ließ es während des Hörens los, um Störgeräusche zu vermeiden. Während der Eröffnungswehen zählte Klara den Herzschlag des Kindes für eine ganze Minute. Sie wiederholte diesen Vorgang jede halbe Stunde. Während der Presswehen, wenn der kindliche Kopf am Scheideneingang bereits sichtbar war, hörte sie die Herztöne nicht mehr ab, da sie mit dem Dammschutz, dem Halten der Beine der Frau und anderen Vorbereitungen alle Hände voll zu tun hatte.

Kamen die Frauen am Ende der Schwangerschaft zu Klara, so riet sie ihnen Himbeerblättertee zu trinken. Himbeere ist nämlich die bewährte Dammschnittprophylaxe und wirkt geburtserleichternd, da sie den Muttermund öffnet. Der Tee half auch während der Geburt, wenn der Muttermund straff war und sich die Geburt deshalb in die Länge zog. Dafür wird heutzutage zum Beispiel ein krampflösendes Medikament verwendet. Ein solches hatte Klara in Zäpfchenform auch immer bei sich, gab es den Frauen jedoch nicht vor der Geburt, sondern gegen die starken Nachwehen, unter denen vor allem Mehrgebärende litten. Auf die Frage hin, was sie den Frauen gegen den Geburtsschmerz verabreichte, antwortete sie nur: „Nichts". Danach wurde auch nicht gefragt, die Frauen wussten, dass es nichts gab, was dagegen geholfen hätte. Klara versuchte, die Frauen durch Anleitung der Atmung und Bewegung und durch Gespräche vom Geburtsschmerz abzulenken. Bei Geburten, die sich am Ende noch in die Länge zogen, da der kindliche Kopf nur sehr zögerlich durchs mütterliche Becken kam, half Klara schon mal mit ihrer Hand durch Druck auf den Bauch der Frau mit. Sie legte ihre Hand auf den höchsten Punkt der Gebärmutter und schob nur während der Wehe mit. Mit beiden Händen drückte sie nie auf den Bauch und auch nicht mit dem Unterarm, wie sie es des Öfteren bei den Ärzten sah.

Um Geburten zu beschleunigen, wenn eine Frau nicht mehr genug Kraft hatte oder der kindliche Kopf sich auch durch kräftiges Mitschieben der Frau nicht mehr bewegte, behalfen sich die Ärzte in Padua zu Klaras Ausbildungszeiten immer der Geburtszange. Doch als Hebamme war Klara die Verwendung derselben nicht erlaubt. Sie erinnert sich an einige Geburten im Sarner Spital, bei denen der Hausarzt die Geburtszange verwendete. Erst Jahre später, als sie einige Frauen nach Bozen begleitete, sah sie, wie das ein oder andere Mal noch auf vaginalem Weg mithilfe der Saugglocke entbunden wurde und lernte so auch noch diese Methode der operativen Geburt kennen.

Ein *Wixleimit* durfte in ihrer Tasche nie fehlen, das ihr immer als Unterlage diente, damit das Bett nicht mit Blut beschmutzt wurde. Klara besorgte es immer in Bozen und wechselte es nach jeder Geburt. Als Matratze diente den Frauen damals ein Strohsack, der sich zum Gebären jedoch nicht gut eignete, denn in der Mitte des Strohsacks bildete sich immer eine Mulde. Das Becken der Frau war somit in keiner optimalen Position für die Geburt und auch Klara konnte so nicht gut arbeiten oder den Dammschutz durchführen. Mit den Jahren wusste sich Klara zu helfen, indem sie den Frauen immer ein *Toogbrett*[148] unter das Gesäß schob. So wurde das Becken angehoben, der Geburtsweg optimiert und Klara hatte besseren Zugriff. Damit das Liegen für die Frau angenehmer war, kamen auf das *Toogbrett* immer eine Decke und dann das *Wixleimit.* Ein *Toogbrett* war auf jedem Hof zu finden und später wurde es vom *Grilln*[149] ersetzt, dem sogenannten Nudelbrett.

Der bloße Anblick des Einmalkatheters aus Eisen mit großem Durchmesser genügte, um mir vorstellen zu können, wie schmerzhaft das für die Frauen gewesen sein musste. Der erst später verwendete Katheter aus Gummi wurde von Klara genauso wenig verwendet wie sein Vorgänger. Sie setzte ihn nur ein, wenn die Geburt aufgrund einer voller Harnblase nicht mehr voranschritt und die Frau nicht mehr spontan urinieren konnte.

Die Waage, die sie zum Wiegen der Kinder verwendete, unterscheidet sich nicht viel von der noch heute bei Hausgeburten eingesetzten. Klara musste immer darauf achten, dass sie die Kinder vorsichtig in die grüne Folie legte und dass sie sich nicht zu sehr bewegten, denn die Gefahr, dass sie herausrutschten, war groß. Für das Neugeborene hatte Klara auch immer einiges in ihrer Tasche verstaut, vom Seidenfaden, mit dem sie die Nabelschnur abband, bis hin zu einem Absauger aus Gummi, einem Stethoskop und Bekleidung, falls keine vorhanden sein sollte sowie Fläschchen, Puder und so weiter.

Was ich jedoch in ihrer Tasche nicht finden konnte, war die Schere für den Dammschnitt. Auf meine Frage hin, ob sie denn niemals einen Dammschnitt durchgeführt hätte, antwortete Klara

148 Teigbrett
149 Nudelbrett

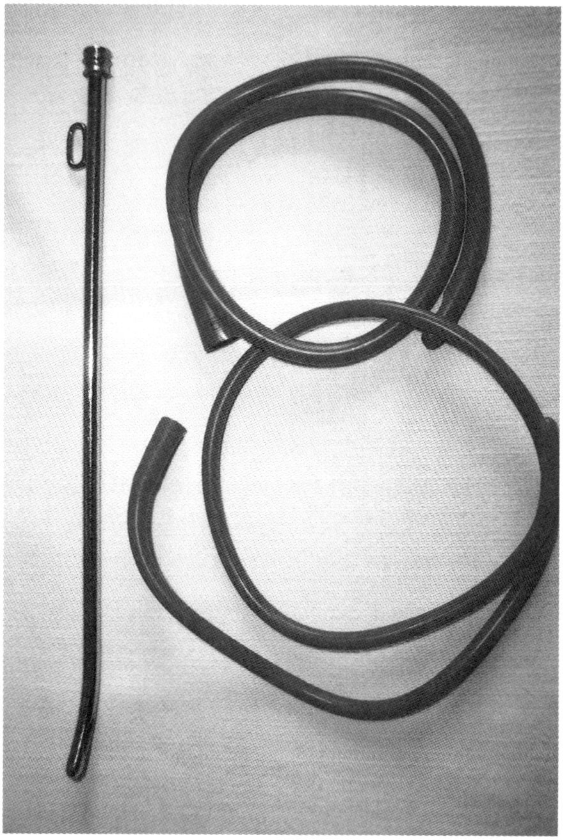

Katheter aus Eisen und Gummi aus Klaras Hebammentasche

stolz mit einem Nein. Ich war total verblüfft, war ich doch der Meinung gewesen, dass es zu jener Zeit sogar üblich gewesen sei, doch Klara belehrte mich eines Besseren. Lediglich als sie die Gebärenden im Spital betreute, sah sie die Ärzte Dammschnitte durchführen, in Situationen, in denen sie selbst niemals geschnitten hätte. Für sie lag das Hauptaugenmerk auf einer guten Durchführung des Dammschutzes, was die Ärzte völlig außer Acht ließen. Bereits in ihrer Ausbildung in Padua war darauf größter Wert gelegt worden. Sie hielt den Damm mit ihren Händen, die sie durch Handschuhe schützte. Sie versuchte den Durchtritt des kindlichen Kopfes mit einer Hand zu bremsen und den Kopf so dammwärts zu leiten. Mit der anderen Hand versuchte sie den Damm zu halten, damit er nicht zu viel einreißen konnte. Klara verwendete immer nur ihre Hände und kein Tuch, wie es heutzutage verwendet wird, um ein Abrutschen vom Damm durch Blut und Schleim zu verhindern. Ein Grund, warum Klara nie einen Dammschnitt gemacht hat, war wohl auch der, dass sie dann für die Versorgung der Naht einen Arzt hinzuziehen hätte müssen. Natürlich kam es immer wieder zu Dammrissen, die Klara jedoch stets selbst versorgen konnte. Wie sie die Wunden versorgte, war mir völlig neu. Sie nähte die Wunden nicht mit Nadel und Faden, sondern verwendete Eisenklammern. Mit einer Pinzette führte sie die Wundränder aneinander und setzte dann die Klammern. Klara setzte immer nur maximal drei Klammern und entfernte sie einige Tage nach der Geburt wieder mit einer eigenen Schere. Laut Klara gab es nie größere Probleme mit der Wundheilung, denn die Klammern sorgten nur dafür, dass die Wunde nicht zu weit auseinanderklaffte. Klara versorgte die Dammverletzungen auch im Spital immer selbst, wenn kein Arzt zur Geburt hinzugezogen wurde. Dieser benutzte hingegen Nadel und Faden aus Seidengarn.

Was ich ebenfalls vergeblich in ihrer Tasche suchte, war ein Blutdruckmessgerät. Für mich war es unerklärlich, dass Klara keiner Schwangeren, Gebärenden oder Wöchnerin den Blutdruck gemessen hat. Das Blutdruckmessen hatte sie in ihrer Ausbildung in Padua gelernt und auch im Spital angewandt, doch für die Hausgeburten hatte sie sich selbst keines besorgt und somit nie den Blutdruck der Frauen kontrolliert.

Klaras Tasche war immer bis oben hin gefüllt und genauestens sortiert, schließlich durfte ihr auf den entlegensten Höfen nicht plötzlich etwas Wichtiges fehlen. Ihre Tasche, ihre treue Begleiterin in all den Jahren, bewahrt Klara heute noch sorgfältig auf und man merkt, wie viele Erinnerungen sie mit ihr verbindet.

Ruhigere Tage

Obwohl Klara die Frauen und deren Kinder immer sehr gern hatte und ihren Beruf gerne ausführte, empfand sie am Ende ihrer Hebammentätigkeit sichtliche Erleichterung, in ihren wohlverdienten Ruhestand gehen zu können. Klara hatte sich in all ihren Berufsjahren ganz ihrer Tätigkeit als Hebamme gewidmet und ihre Familie und sich selbst in den Hintergrund gestellt. In meinen Augen hat sie Großartiges geleistet – als Frau, als Hebamme und als Mutter. Mir war es wichtig, Klaras Einsatz für die Sarner Bevölkerung nochmals hervorzuheben, denn sie selbst gibt sich sehr bescheiden. Eine Anerkennung für seine Leistung bekommt jedoch jeder Mensch gerne und Klara hat sie sich wohl mehr als nur verdient.

Anfang der Achtzigerjahre war es schon lange nicht mehr üblich, sein Kind zu Hause zur Welt zu bringen. Die Geburtenabteilung im Sarner Spital wurde aufgelöst, da der Hausarzt sonst alle Hände voll zu tun gehabt hätte und die jüngeren Ärzte nicht mehr die Fertigkeiten eines Gynäkologen besaßen. Klara, die noch als Hebamme angestellt war, begleitete einige Frauen ins Krankenhaus nach Bozen oder in die Privatkliniken und übernahm die Pflege während des Wochenbettes dann wieder zu Hause. Für einzelne Wochen half sie im Kreißsaal des Bozner Krankenhauses aus, wenn dringend eine Hebamme gebraucht wurde. Weiters war Klara für die Impfungen zuständig, weil es an Personal mangelte. Ihre Kollegin war schon einige Jahre vor ihr in Pension gegangen und auch Klaras Tage als Hebamme waren gezählt.

An ihre letzte Geburt erinnert sich Klara nur allzu gut. Es war auch die letzte Geburt, die im Sarner Spital stattfand. Eine Frau, die unweit von Klara wohnte, bekam damals ihr letztes Kind. Als sie an Klaras Tür klopfte, erkannte diese sofort, dass das Kind nicht mehr lange auf sich warten lassen würde, nahm ihre Tasche und begleitete die Frau ins Sarner Spital. Dort angekommen, wurde der Hausarzt um Erlaubnis gebeten, dass die Frau im Spital entbinden könnte. Auch er stellte fest, dass es sich um eine Notsituation handelte, und so gebar die Frau mit Klaras Hilfe ohne Komplikationen. An jenem Tag gab der Arzt nochmals öffentlich bekannt, dass sich Gebärende nicht mehr ans Sarner Spital wenden sollten, sondern auf direktem Wege nach Bozen fahren mussten.

Als die Geburtenabteilung im Sarner Spital endgültig geschlossen wurde, machte man Klara den Vorschlag, in einer Privatklinik in Bozen zu arbeiten. Mit ihren sechzig Jahren wollte sie jedoch nicht wieder wie eine junge Hebamme in einem fremden Spital von vorne anfangen müssen. Sie hatte auch nicht die Kraft, jeden Tag nach Bozen zu pendeln, und wollte sich nun mehr um ihre Familie kümmern. Sie entschied, in Pension zu gehen, denn sie wollte auch nicht wie viele ihrer Vorgängerinnen noch als alte Hebamme arbeiten und nicht mehr mit der Zeit gehen können.

Insgesamt wurde Klara 1.447 Mal zu Geburten gerufen. Bedenkt man, dass einige dieser Geburten Zwillingsgeburten waren, so brachte sie sogar noch mehr Kinder auf die Welt. Nach dreiunddreißig Arbeitsjahren ging sie im August 1986 in den wohlverdienten Ruhestand. Rückblickend beschreibt Klara das als ein ganz normales Abschließen eines Kapitels ihres Lebens und meint nur: *„I hon olls gnumin und afn Dochbödn aue getoun und bis jetz nimmar our getoun.“*[150] Sie war froh, dass ihre Zeit als Hebamme vorbei war und es wirkt fast so, als hätte sie an jenem Tag aufgehört Hebamme zu sein. Sie konzentrierte sich nun voll und ganz auf ihre Rolle als Mutter, Ehefrau und Hausfrau und genoss es, nicht mehr ständig für alle erreichbar sein zu müssen.

Einige Jahre lang pflegte sie noch Spritzen zu machen, wenn sie jemand darum bat. Sie war noch im Berufsverzeichnis der Hebammen eingetragen und durfte diese Tätigkeit darum ausüben. Vier Jahre nach ihrer Pension hörte sie jedoch auch damit auf, als eine

150 „Ich habe alles genommen und auf den Dachboden geräumt und bis jetzt nicht mehr runter geholt.“

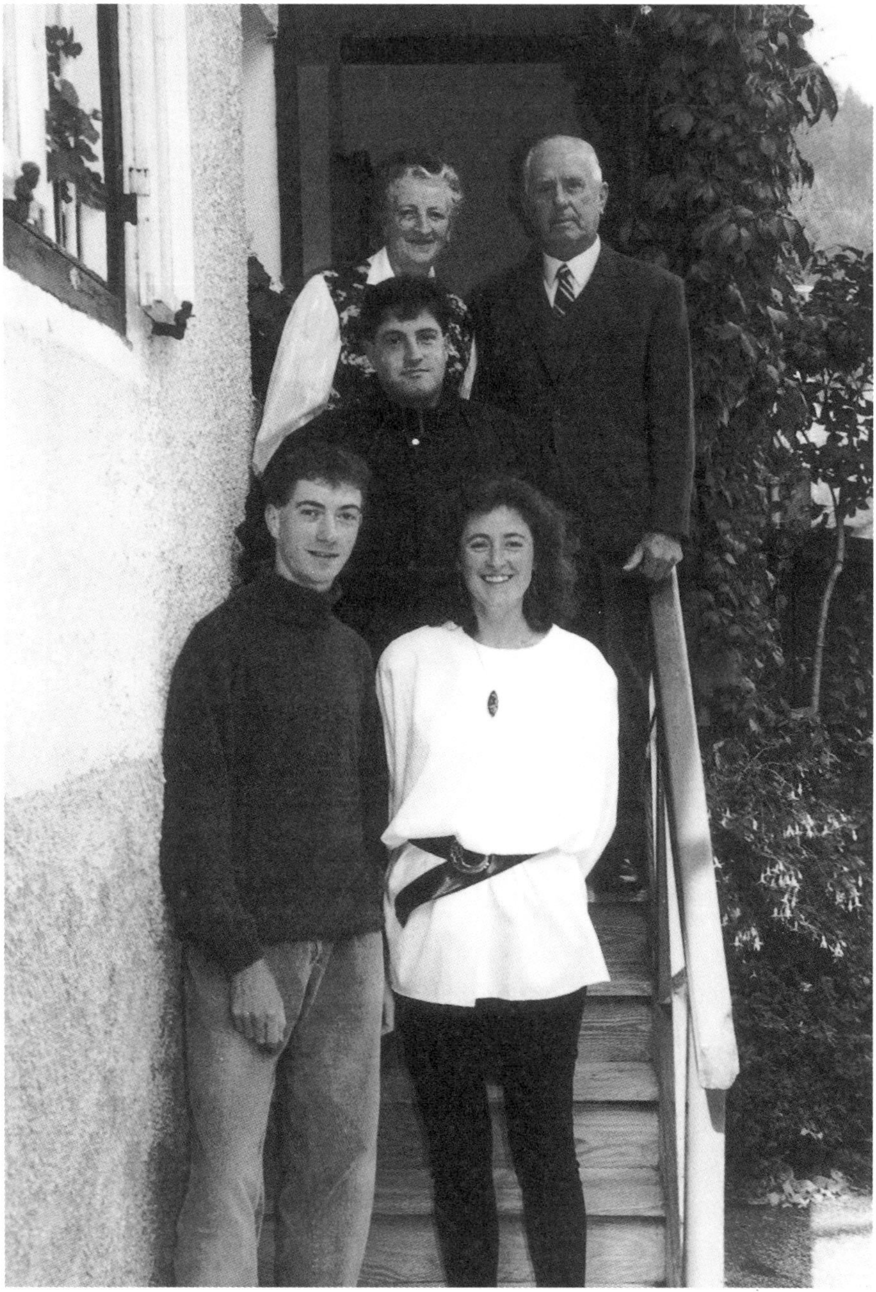

Familie Stuefer, 1993

Frau Anzeige gegen sie erstattete. Der Grund für die Anzeige war, dass Klara über kein eigens dafür eingerichtetes Zimmer verfügte, sondern die Spritzen immer in ihrer Stube verabreichte. Klara, die den Menschen damit einen Gefallen tun wollte und nur selten eine Gegenleistung für ihre Dienste erhielt, hörte nach diesem Vorfall endgültig damit auf.

War Klaras Bezahlung während ihrer Arbeitsjahre schon alles andere als rosig gewesen, so fiel auch ihre Pension nicht gerade groß aus. Für das Wichtigste reichte es jedoch. Als Hebamme war Klara des Öfteren mit Naturalien wie Speck, Butter, Brot oder auch Feuerholz bezahlt worden. Zu Beginn ihrer Tätigkeit als Hebamme wurde den Frauen ein Teil der Spesen für die Hausgeburt zurückerstattet. Dann kam aber eine Zeit, in der sie für die gesamte Geburt selbst aufkommen mussten. Klara erhielt von der Gemeinde immer einen Teil als Lohn und den Rest sollte sie von den Frauen bekommen. Viel war es aber nie – es hätte sie sicherlich nicht reich gemacht. Als im Jahr 1982 alle Gesundheitsangelegenheiten in die Zuständigkeit der Sanitätseinheit fielen, wurden die Hebammen höher eingestuft und der Lohn fiel dementsprechend höher aus. Das wirkte sich auf Klaras Pension später positiv aus. Viele Familien konnten es sich jedoch nicht leisten, die Hebamme zu bezahlen und hatten bei Klara Schulden. Klara schrieb alles auf, warf diese Schuldenblätter aber Jahre später weg, denn auf ein Begleichen der Schuld konnte sie nicht mehr hoffen. So hat sie etwa drei Geburten einer Frau betreut, die für ihre Dienste nie bezahlt hat. Die Frau selbst besaß kein Geld und ihr Mann versoff das wenige, das er hatte. Also verzichtete Klara der Frau zuliebe auf die Bezahlung.

Klara wurde aber auch einmal eine andere Form der Bezahlung angeboten. Eine ihrer Nachbarinnen stellte für gute Freundinnen ein Zimmer in ihrer Wohnung zur Verfügung, in dem diese gebären konnten und wo sie gegen Bezahlung auch das Wochenbett verbringen durften. So kamen die Frauen zu Klara und gingen mit ihr zusammen zur Nachbarin. Klara kam diese Möglichkeit gelegen, denn so sparte sie sich den oft mühsamen Weg zu den Frauen.

Als wieder einmal eine Frau im Haus von Klaras Nachbarin entbunden hatte, meinte deren Mann zu Klara: „Ich komme dann zu dir, um zu zahlen!“ Klara war natürlich erfreut, weil sie damit rechnete, rasch bezahlt zu werden. Als der Mann einige Tage später vor Klaras Tür stand, erkundigte er sich vorerst, ob denn ihr Mann im Haus sei. Klara kam die Frage höchst skurril vor – was hatte das denn mit ihrer Bezahlung zu tun? Doch schon bald wurde ihr klar, was der Mann wollte. Er gab ihr zu verstehen, dass er mit ihr schlafen wolle, und verstand nicht, wieso sie diesen Dienst nicht annehmen wollte. Schließlich hatte er bisher immer so bezahlen können. Klara war schockiert und meinte: „Das mache ich ganz bestimmt nicht!“ Sie rief nach ihrem Mann, der gar nicht zu Hause war, und plötzlich hatte es der Mann ganz eilig wegzukommen.

Klara wurde auch in ihrem Ruhestand noch mit Erlebnissen aus ihrer aktiven Tätigkeit als Hebamme konfrontiert. So erinnert sie sich an ein junges Paar, das bei ihr an die Tür klopfte. Der Mann erklärte, dass sie als seine Taufpatin eingetragen sei und er sie darum zu seiner Hochzeit einlud, wie es im Sarntal Brauch war. Klara war erstaunt und entgegnete dem Paar: *„Donn hat i wöll Hochzeitn zi gien!“*[151] Als Taufpatin hatte Klara nämlich oft einspringen müssen. Die auserwählte Taufpatin hatte nicht immer Zeit, bei der Taufe dabei zu sein, und vor allem von ledigen Müttern wurde Klara zur Taufpatin ernannt. Eigentlich wurde fast immer erstmal Klaras Name eingetragen und erst zu einem späteren Zeitpunkt durch den Namen der richtigen Taufpatin ersetzt. Manchmal war Klara Taufpatin, Hebamme und im Falle einer Nottaufe auch noch Taufspenderin in einer Person. Es war üblich, dass sie als Hebamme das Neugeborene immer zur Taufe begleitete. War das am Anfang ihrer Hebammentätigkeit oft noch am Tag der Geburt selbst, so verschob es sich im Laufe der Zeit auf einige Tage nach der Geburt. Klara war froh darüber, denn das Kind noch am selben Tag nach den vielen Stunden der Betreuung der Frau zur Taufe zu bringen, war für sie eine zusätzliche Belastung. Als der Mesner, der stets alles

151 „Da müsste ich aber zu vielen Hochzeiten gehen!“

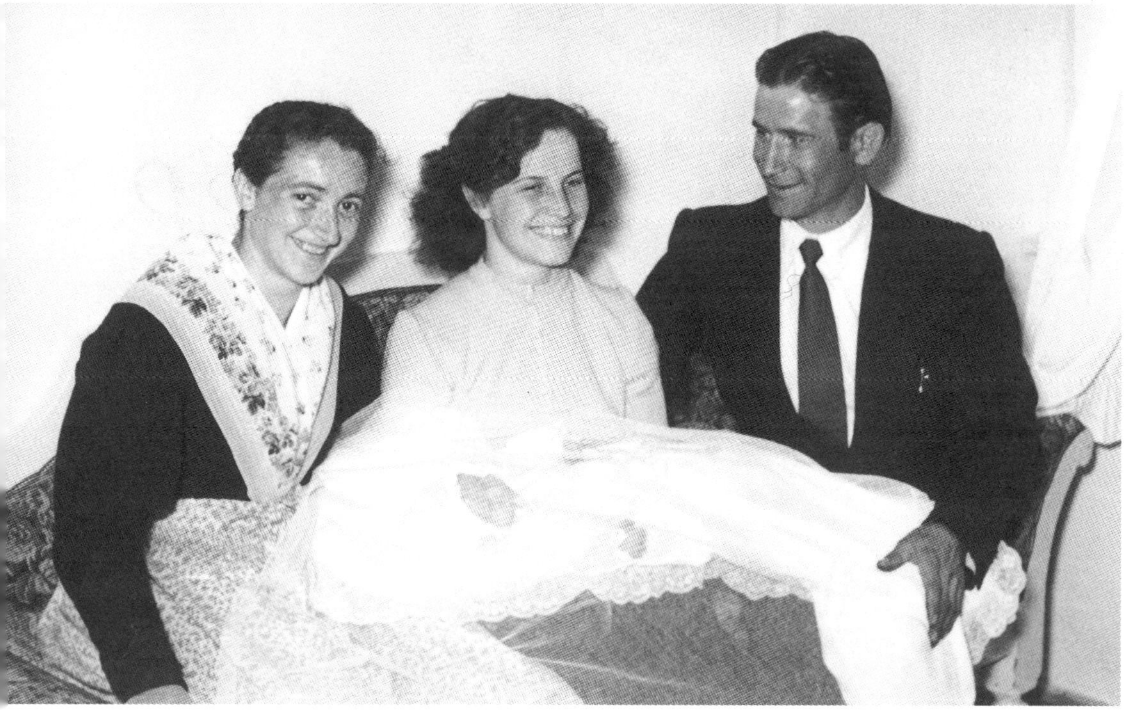

Klara mit einem jungen Elternpaar kurz vor der Taufe ihres Kindes, 1959

vorbereitete, immer älter wurde, ging Klara auch ihm noch zur Hand und half etwa beim Ankleiden des Neugeborenen. Dem jungen Bräutigam konnte sie seine Bitte dennoch nicht abschlagen und besuchte seine Hochzeit.

Klara war nicht nur zu den Taufen der Kinder geladen, sondern auch immer zum anschließenden *Taafmahlele*[152]. Klara ging nicht immer dorthin, denn es wartete ja noch genügend Arbeit und ihre Familie auf sie. Ein *Taafmahlele* blieb ihr aber besonders gut in Erinnerung: Der Geistliche, der die Taufe vollzogen hatte, hielt eine kleine Rede und meinte zu den Gästen, dass es immer besser sei, wenn bei einer Geburt die Frau stirbt und nicht das Kind. So hätte das junge Leben immer Vorrang vor dem alten und eine Frau sei leichter zu ersetzen. Klara war erbost über eine solche Aussage, zeugte sie doch wieder einmal davon, wie wenig Wert einer Frau damals beigemessen wurde und wie weit man von einer Gleichstellung von Mann und Frau entfernt war. Sofort kamen ihr die Worte

152 Feier nach der Taufe

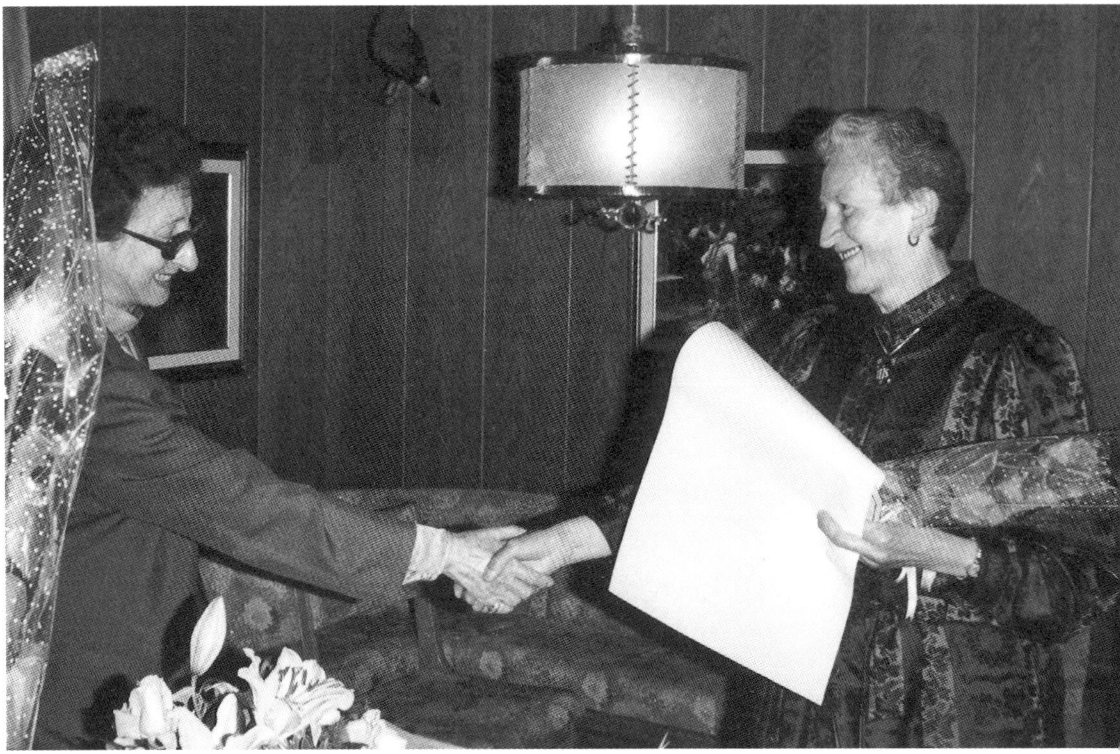

Klara bei ihrem 40-jährigen Hebammenjubiläum 1992. Dem Hebammenkollegium blieb sie noch etliche Jahre nach ihrer Pensionierung treu.

des Pfarrers, der sie und ihren Mann getraut hatte, wieder in den Sinn. Bei der Hochzeit musste sie nämlich seine Frage, ob sie als Frau ihrem Mann Untertan sein würde, mit einem Ja beantworten, obwohl sie damit nicht einverstanden war. Sie war es nicht gewohnt, sich unterzuordnen, hatte sie doch für ihr Glück ein Leben lang hart arbeiten müssen.

Am Ende ihrer Hebammentätigkeit informierte sich Klara schon im Vornhinein, wie viel Rente sie denn beziehen würde. Ihr wurde mitgeteilt, dass sie insgesamt elf Jahre als Putzfrau angemeldet gewesen war und der Betrag deshalb eher niedrig ausfiel. Klara wandte sich an die Provinzialhebamme, die mit ihr zusammen Rat suchte. Tatsächlich stellte sich heraus, dass Klara in allen Büchern als Putzfrau eingetragen worden war und ihre Entlohnung entsprechend niedrig ausfallen sollte. Erst als sie sich vehement zur Wehr setzte, wurde ihr die Rente einer Hebamme gewährt. Im August 1986 ging sie also in Pension und erhielt bereits im Dezember desselben Jahres ihre erste Rente.

Obwohl Klara mit ihrem Beruf weitgehend abgeschlossen hatte, blieb sie natürlich für viele Sarner die letzte noch lebende Hausgeburtshebamme im Tal. Den einen oder anderen Ratschlag gab sie den Schwangeren und Frauen auch später noch. Je älter Klara aber wurde, desto öfter gab sie den Frauen den Rat, sich an jüngere Hebammen zu wenden: *„Heint isch des, wos i glernt hon, olls vroltet. Miesst es di jungn Hebommin frogn."*[153]

Klara genoss ihre Pension und hatte alle Hände voll zu tun, sodass sie fast keine Gedanken mehr an ihren Beruf verlor. Eines Tages kam ihre bereits erwachsene Tochter zu ihr und meinte: „Eigentlich hätte ich auch Hebamme werden wollen". Klara war davon sehr gerührt, wollte das ihrer Tochter jedoch nicht zeigen. Es hätte sie aber mit Stolz erfüllt, ihrer Tochter die Ausbildung zu finanzieren und ihr weiterzuhelfen. Weil sie aber auch wusste, worauf sie alles verzichten hätte müssen, antwortete sie ihr nur: *„Donn hasche ollm schnell gien gmiet, wenne die Glögg kehrt hasch."*[154] Nur allzu gut erinnerten sich wohl Mutter und Tochter daran, wie schwer es für sie war, als Klara ihre Kindern immer wieder alleine lassen musste, und an die Worte *„Mame, doubleibn"*[155], die ihr ihre Kinder oft nachriefen, wenn sie zur Tür hinaus verschwand. So konnte sie in ihren Jahren als Hebamme auch immer wieder bei wichtigen Ereignissen im Leben ihrer Kinder nicht anwesend sein, wie etwa bei dem Erstkommunionsessen von einem ihrer Kinder oder natürlich auch des Öfteren an Weihnachten oder Ostern. Klara wusste, dass sie das für ihren Beruf in Kauf zu nehmen hatte und auch ihre Kinder hatten mit der Zeit gelernt, auf ihre Mutter zu verzichten. Dadurch war Klara auch immer auf Mithilfe im Haushalt angewiesen, vor allem solange die Kinder noch klein waren. Jahrelang gingen ihr ihre Nichten als Kindermädchen und im Haushalt zur Hand. Und auch jene Nachbarin, die ihre Wohnung für Geburten zur Verfügung stellte, nahm immer wieder Klaras Kinder zu sich – vor allem wenn

---

153 „Heutzutage ist das, was ich gelernt habe, alles veraltet. Da müsst ihr schon die jungen Hebammen fragen."

154 „Dann hättest du immer schnell weg müssen, wenn du die Klingel gehört hättest."

155 „Mama, hierbleiben"

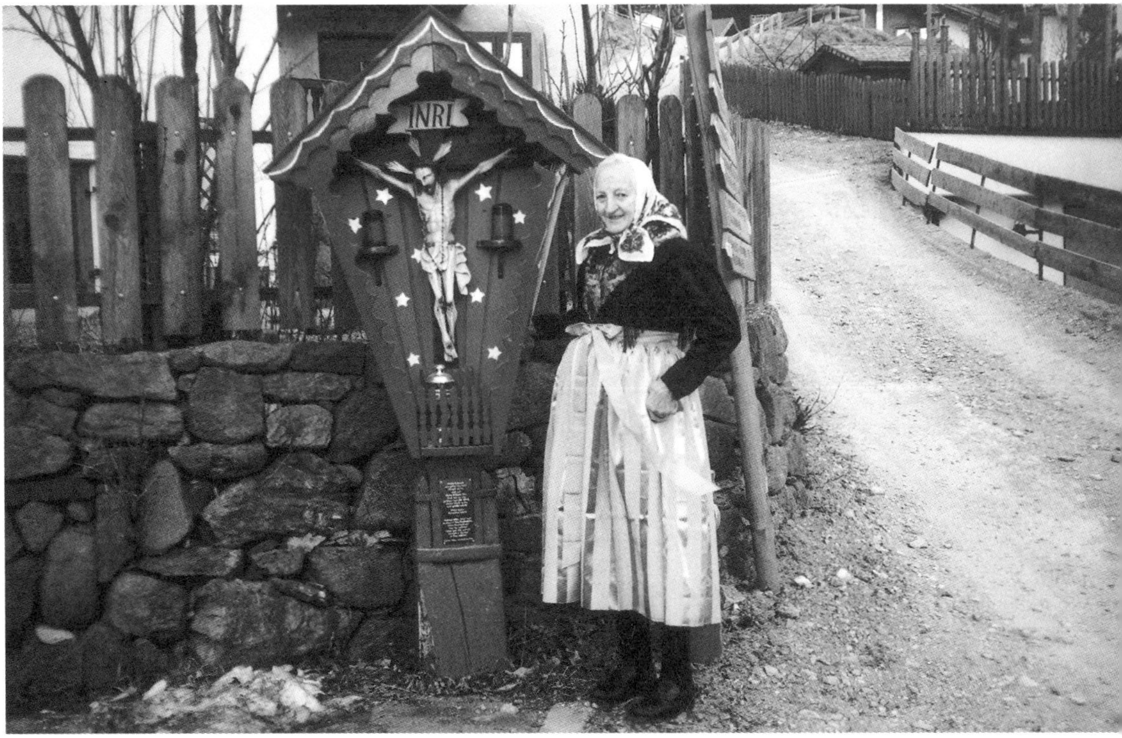

Klara beim Bildstock neben ihrem Haus, 2008

Klara für längere Zeit außer Haus war. Klaras Mann war nämlich, nachdem er den Schusterberuf aufgrund mangelnder Nachfrage aufgeben hatte müssen, auch nicht mehr zu Hause, sondern musste zum Arbeiten nach Bozen pendeln. Nur von Klaras Lohn zu leben und das Kindermädchen zu bezahlen, war nicht möglich, vor allem da Klara ja nicht immer mit Geld rechnen konnte.

Klara, die mit ihren sechzig Jahren noch vollkommen fit war, nutzte nun ihre freie Zeit, um mit ihrem Mann viel in den Sarner Bergen zu wandern und Almen zu besuchen. Bereits früher hatten sie mit ihren Kindern immer wieder Ausflüge in die Natur unternommen. Vor allem wenn Klara in ihrem Beruf Sorgen hatte, suchte sie Trost in den Bergen und bei den Tieren – die Tiere schienen ihr eben oft gescheiter als manche Menschen. Mehr oder weniger blieb Klara immer im Sarntal. Nur vereinzelte Male unternahmen sie mit dem *Pöschtauto*[156] Familienausflüge außerhalb des Sarntals.

156 Bus wörtl. „Postauto“

In all ihren Jahren als Hebamme war Klaras tiefer Glaube ihr eine große Stütze und sie ist davon überzeugt, dass ihr ihre vielen Schutzengel in vielen schwierigen Situationen geholfen haben und viel Unheil abgewendet haben. Außerdem glaubt sie, ihretwegen auch so alt geworden zu sein. Besonders wichtig war ihr immer ein Bildstock vor ihrem Haus. Als es zum Bau der Straße kam, wurde dieser so stark beschädigt, dass er für mehrere Monate im Dreck lag. Klara konnte das nicht mit ansehen und veranlasste eine Restaurierung. Anfangs übernahm sie dafür die gesamten Kosten, später beteiligte sich dann aber auch eine Nachbarin.

Klara würde, wenn sie die Zeit nochmals zurückdrehen könnte, den Entschluss Hebamme zu werden, nicht mehr fassen: Zu lange Fußmärsche und die verlorene Zeit mit ihrer Familie prägen ihre Erinnerungen. Vor allem aber ist sie davon überzeugt, dass es Hebammen heute in der Ausbildung viel leichter haben. „Ich würde nie wieder unter solchen Umständen Hebamme werden. Zuerst musste ich die dreijährige Mittelschule in einem Jahr nachholen. Ich hatte vorher noch nie eine deutsche Schule besucht und nur ganz wenig italienische Schule. Die musste man auch bezahlen und so habe ich immer Geld geliehen von der Sparkasse. Auch in Padua musste man zahlen. Die Italiener haben uns immer *Crucchi* genannt, sie mochten uns Deutschsprachige nicht. Doch am Ende ist alles gut gegangen. Als ich endlich den Beruf anfangen konnte, hatte ich viele Schulden. Nach sechs Jahren hatte ich sie abbezahlt, durch die Arbeit. Der Hebammenberuf war schön, oft auch hart. Doch jedes Kind war auch für mich eine Freude. Ich liebe noch heute Kinder und alte Menschen."

Die Hebamme Klara hätte noch einige Lebens- und Leidensgeschichten zu erzählen. Über viele möchte sie aber aufgrund ihres Berufsgeheimnisses nicht sprechen. Einiges wurde ihr von den Gebärenden in den vielen Stunden der Wehen anvertraut, oft nur unter dem Versprechen, es keinem weiterzuerzählen – und daran hält sich Klara bis heute. Hatte Klara einen aufopfernden Beruf gewählt, in dem sie viele Jahre lang Tag und Nacht für die Frauen und deren Kinder da war und ihre eigene Familie oft in den Hintergrund stellen musste, so ist sie auch heute noch davon überzeugt, dass nicht sie es ist, die es schwer hatte oder die Großartiges geleistet hat, sondern eigentlich die Frauen. Ihnen allein hätte mehr Anerkennung gebührt.

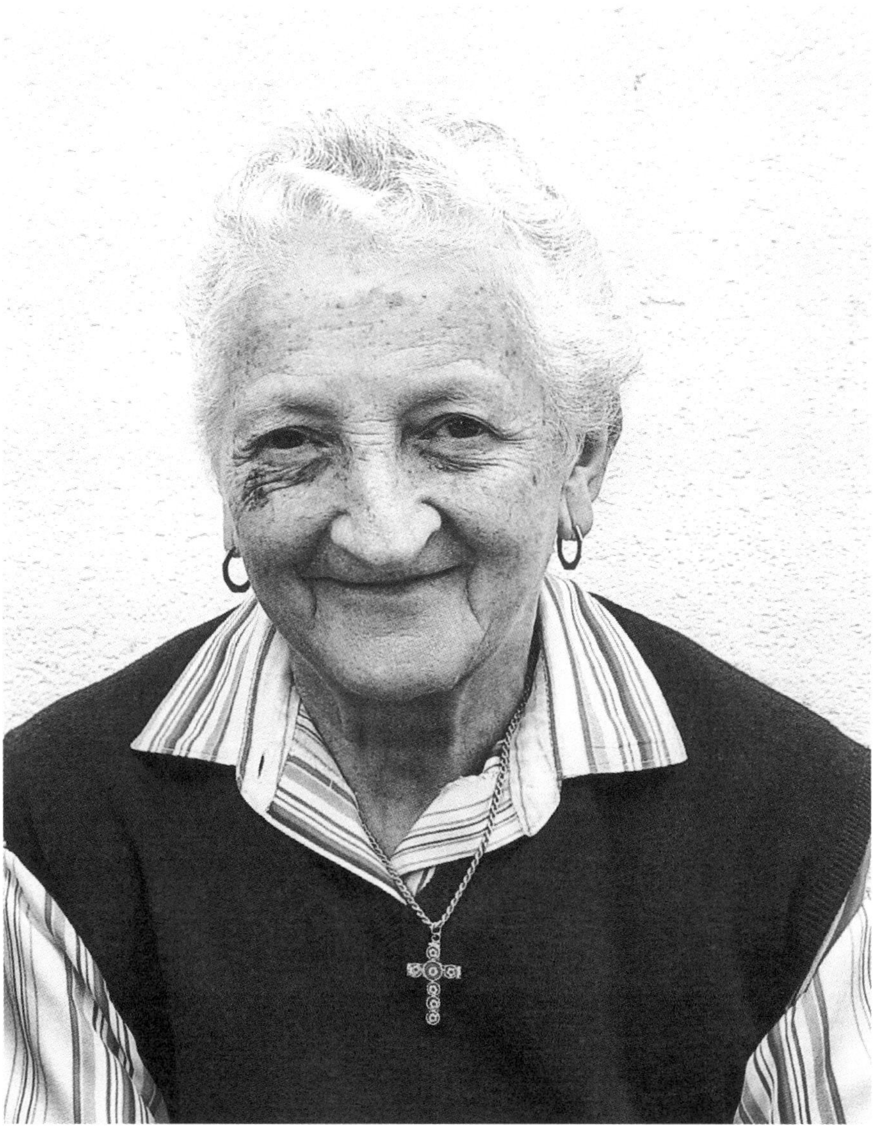

Klara im Jahr 2014

Bildnachweis

Sämtliche Bilder und Dokumente stammen aus dem Privatbesitz der genannten Sarntaler Familien.
Etwaige Rechtsinhaber, die nicht ausfindig gemacht werden konnten, werden gebeten, sich mit dem Verlag in Verbindung zu setzen.

Die Autorin

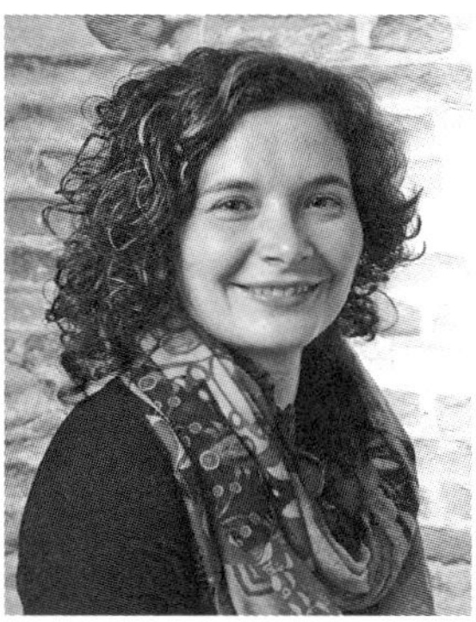

Anita Runggaldier, geboren 1981 in Bozen, lebt im Sarntal und ist Mutter von zwei Kindern. Nach der Matura besuchte sie die dreijährige Landesfachhochschule für Gesundheitsberufe Claudiana in Bozen. Seit 2004 arbeitet sie als Hebamme im Gesundheitsbezirk Meran. Sie war zwei Jahre lang in der Hebammenausbildung tätig und ist ausgebildete Kursleiterin für Schwangerenschwimmen, Beckenbodengymnastik und Babymassage. Die Sommer verbringt sie gerne auf der Alm, um in der Natur einen Ausgleich zu ihrem Beruf zu finden.

Inhalt